食管癌防治与康复

主 编 高社干 贾瑞诺

科学出版社

北 京

内 容 简 介

本书共分为4篇，第一篇为概述，介绍了食管癌的流行病学、高危因素与健康筛查；第二篇诊断篇详细阐述了食管癌的临床特征、胃镜和影像学检查及病理诊断；第三篇治疗篇从多学科协作模式、内科治疗、外科治疗、内镜治疗、放疗、中医药防治及姑息治疗等方面介绍了食管癌的临床诊疗过程和要点；第四篇康复篇重点介绍食管癌患者的营养管理、心理困扰管理、机体功能康复、护理，以及对食管癌患者的随访与监测。

本书为食管癌诊疗康复领域的从业人员提供了一个全面的临床诊疗和康复视角，可供肿瘤专业青年医师、非肿瘤专业医师及医学生阅读。

图书在版编目（CIP）数据

食管癌防治与康复 / 高社干，贾瑞诺主编 . -- 北京：科学出版社，2024.
11. -- ISBN 978-7-03-079666-0

Ⅰ. R735. 1

中国国家版本馆 CIP 数据核字第 2024N9F589 号

责任编辑：杨小玲　张艺璇 / 责任校对：张小霞
责任印制：肖　兴 / 封面设计：吴朝洪

科 学 出 版 社 出版
北京东黄城根北街 16 号
邮政编码：100717
http://www.sciencep.com

北京建宏印刷有限公司印刷
科学出版社发行　各地新华书店经销
*
2024 年 11 月第 一 版　开本：720×1000　1/16
2024 年 11 月第一次印刷　印张：20 1/4
字数：390 000

定价：158.00 元
（如有印装质量问题，我社负责调换）

《食管癌防治与康复》
编写人员

主　编　高社干　贾瑞诺
副主编　石林林　李新瑜　尤爱民　鲁智豪
编　者（按姓氏拼音排序）

董彩红	范俊利	付　桢	高　薇	高社干
谷变利	郭双双	郝　静	黄　诚	贾瑞诺
孔金玉	李　洁	李柳燕	李泉江	李硕果
李婉莹	李新瑜	刘　彪	刘　漫	刘晓艺
鲁智豪	罗路平	毛秋粉	倪　蕾	强　军
单探幽	邵永春	石林林	孙怡瑶	王　培
王　莹	王晓娟	王子琪	吴晓鹏	杨丹妮
杨宁波	尤爱民	张海鸽	张军千	张梦曦
周晓艳	朱晶晶			

序

  癌症是严重威胁我国人民健康的重大疾病，世界上每 4 个肿瘤患者中就有 1 个是中国人，每 3 个死亡肿瘤患者中就有 1 个是中国人。在中国排名前六的肿瘤中，有 5 种是消化道肿瘤，其中食管癌的 5 年生存率仅 30%，严重影响患者的生命健康。面对食管癌，我们至今没有理想的治疗手段，缺乏临床研究数据，大部分治疗方案参考西方国家的治疗指南。但是众所周知，我国食管癌患者 95% 以上是鳞状细胞癌，而欧美国家的患者 75% 以上是腺癌，一味地参照欧美国家的治疗指南治疗我国患者，肯定达不到理想的效果。因此，我们必须要有自己的临床研究、我国患者的数据，才会找到适合我国的"本土方案"。

  《食管癌防治与康复》的主编高社干教授一直潜心食管癌临床诊疗与防治研究，首次提出口腔牙龈卟啉单胞菌是食管癌的高危因素，以及安全有效的单药卡培他滨同步放化疗根治性治疗局部进展期食管癌，在国际食管癌学术领域引起极大的关注。此次汇集食管癌诊疗相关专业团队编写这部著作，用简洁的语言全面介绍了食管癌的流行病学、诊断、治疗和康复，帮助肿瘤专业青年医师、非肿瘤专业医师、医学生了解食管癌诊疗基础知识，传播食管癌科学防治与整合康复理念，符合肿瘤诊治的核心理念，"防筛诊治康，评扶控护生"，值得推荐。

樊代明

2024 年 9 月

前　　言

食管癌是严重威胁人类生命健康的恶性肿瘤，根据国际癌症研究机构（International Agency for Research on Cancer，IARC）统计数据，2020年世界新发食管癌病例60.4万例，全球新增食管癌死亡人数54.4万，其中我国食管癌新发和死亡病例分别占全球食管癌新发和死亡病例的53.7%和55.3%，疾病负担严重。我国食管癌90%以上是鳞状细胞癌，农村发病率高于城市，与口腔卫生、喜食滚烫食物和腌菜、核黄素缺乏、家族史等因素相关，并且呈现显著的地域差异；而欧美国家75%以上是腺癌，与肥胖、胃食管反流、Barrett食管明显相关。虽然中西方食管癌在病因学、病理类型方面存在着典型差异，但在过去数十年，由于我国缺乏自己的研究数据和指南规范，很多方面仍参考西方国家的资料。鉴于此，我们团队几十年来潜心钻研食管癌病因学与临床防治，在国家科技重大专项、国家自然科学基金、省重大科技专项等项目的资助下，利用大队列流行病学调查、超十万例生物样本库、多中心云端数据库、多项全国多中心临床研究等，在国内外首次明确了口腔牙龈卟啉单胞菌感染是导致食管癌发生的主要高危因素；成功分离培养了原代牙龈卟啉单胞菌，并绘制了其基因组图谱，完成了一系列相关基础与临床转化研究，形成了食管癌病因学领域的原创性成果；在食管癌早期筛查、局部进展期根治性治疗、晚期食管癌靶向治疗基础与转化研究方面均取得突破性成果。历经十年辛苦，协同多家医院研究中心，我们得到了创新性的发现：对于我国局部进展期食管鳞状细胞癌患者，单一卡培他滨的根治性同步放化疗，不仅疗效肯定，而且毒副作用小、价格低廉，能够使患者的生活质量得到良好保障。

《食管癌防治与康复》编写团队由食管癌基础医学科研人员及肿瘤外科、肿瘤内科、放疗科、病理科、影像科、康复科、心理科、临床营养科、重症医学科、姑息医学科和护理学科人员组成，旨在用通俗的语言分享食管癌防治与康复的专业知识和科研进展。本书从食管癌的发生发展、高危因素、诊断要素、检查方法、治疗手段、康复、护理、营养、心理等诸多方面，面向肿瘤专业青年医师、非肿瘤专业医师及医学生，帮助大家认识食管癌发生发展的理论基础，辨识其高危因素，了解其规范诊疗的过程和要点，掌握食管癌的康复与护理技能，认识肿瘤患者的营养需求和对心理卫生问题的防范，从而提高临床诊疗能力，以及指导食管癌患者进行日常自我管理。另外，书中介绍了姑息治疗的理念和实施方法，帮助读者了解在诊治恶性肿瘤的同时，如何维护优质的生活质量。寄望于读者通过阅读本书，对食管癌有初步认知，在未来能够产生更深入探索食管癌临床诊疗和科学研究的兴趣，最终通过共同努力为患者提供更安全、有效、经济、先进的诊疗服务。

衷心感谢中国工程院院士樊代明在本书编写过程中给予的鼓励、指导和帮助，衷心感谢在本书创作过程中态度严谨、不辞辛苦的共同主编贾瑞诺，副主编石林林、李新瑜、尤爱民、鲁智豪，以及其他编者，愿我们在食管癌的探索之旅继续努力，共勉！

高社干

目　　录

第一篇　概　　述

第二篇　诊　断　篇

第三篇　治　疗　篇

第四篇　康　复　篇

第一篇

概　述

第一章　食管癌的流行病学

食管癌是一种常见的消化道肿瘤。根据国际癌症研究机构（International Agency for Research on Cancer，IARC）统计数据，2020年全球新发食管癌病例60.4万，居世界恶性肿瘤发病谱第8位，食管癌世界人口标化（以下简称"世标"）发病率为6.3/10万；全球新增食管癌死亡人数54.4万，居世界恶性肿瘤死亡谱第6位，食管癌世标死亡率为5.6/10万。确诊食管癌的男性多于女性（年龄标准化发病率9.3/10万 vs 3.6/10万）。2020年，全球男性新发食管癌病例41.8万，占男性新发癌症病例的4.2%，排名第7，男性新增食管癌死亡人数为37万，占男性癌症死亡人数的6.8%，排名第6；而全球女性新发食管癌病例18.6万，排在十名以外，女性新增食管癌死亡人数17万，占全部女性癌症死亡人数的3.8%，排名第9。

食管癌流行特征如下：不同国家和地区、不同种族和性别、不同时期的食管癌发病率和死亡率有明显的差异。总体来说，全球食管癌高发区主要集中在亚洲和部分非洲国家及地区，欧洲、美洲和大洋洲发病率偏低；高发区（东亚、非洲南部、东非）与低发区（西非、中美洲和北非）的发病率水平差别在20倍以上。男性食管癌发病率高于女性；食管癌的发病率、死亡率因地区发展程度不同而异，食管癌仅在少数国家高发，且发展中国家的死亡率普遍较高。基于2020年全球流行病学数据，按照食管癌世标发病率6.3/10万这一参考值，食管癌发病率较高的国家依次为中国（13.8/10万）、肯尼亚（12.7/10万）、日本（7.2/10万）、荷兰（6.8/10万）及南非（6.8/10万），而挪威（3.0/10万）、澳大利亚（3.0/10万）、加拿大（3.0/10万）、美国（2.8/10万）、新加坡（2.1/10万）、埃及（1.9/10万）及墨西哥（0.9/10万）等地食管癌发病率则较低；按照食管癌世标死亡率5.6/10万这一参考值，食管癌死亡率较高的仅有中国和肯尼亚，分别达到了12.7/10万和12.0/10万，其次是南非（6.5/10万），其余国家和地区食管癌的世标死亡率均低于5.0/10万。

我国是世界上食管癌高发地区之一，2020年我国食管癌新发和死亡病例分别为32.44万和30.11万，分别占全球食管癌新发和死亡病例数的53.70%和55.35%，疾病负担严重。深入研究食管癌的流行病学特征，对探讨病因及制订预防和治疗措施有重要意义。

　　20世纪50年代末，中国医学科学院组织华北四省一市食管癌防治协作研究，首次在河南、河北、山西、山东和北京开展了食管癌患病率和死亡率的现场调查研究，总结了我国华北地区食管癌发病情况的调查研究报告，首次向国外公布了我国食管癌的患病率和死亡率数据，我国的食管癌高发区引起世界肿瘤界的关注。20世纪70年代在全国开展恶性肿瘤死亡回顾调查研究的基础上，不少省市开始建立肿瘤登记系统或开展回顾性死亡调查，进行肿瘤流行动态研究。林县（自1994年更名为林州市）高发区自1959年开始，在全县建立了发病和死亡登记报告系统，积累了完整的食管癌发病率和死亡率资料。根据国家癌症登记中心（National Central Cancer Registry of China，NCCR）2000～2016年的数据，我国男性食管癌新发和死亡病例约为女性的3倍，农村地区食管癌发病率和死亡率约为城市的2倍。从病理类型方面看，食管鳞状细胞癌仍为我国最常见的型别（占比达85.8%），且农村地区鳞状细胞癌比例高于城市地区，而城市地区的腺癌比例高于农村。

　　此外，食管癌发病随年龄增长呈逐步上升趋势，中老年人群食管癌发病率更高，说明食管癌的致癌因素和促癌因素的作用要经过一个长期慢性的积累过程。高发区人群发病年龄比低发区提前10岁左右，说明高发区有较强的致癌因素。而且可以见到高中低发区发病趋势相似，发病率随年龄增长逐渐增加，提示危险因素造成的风险随年龄增长不断增加。男性食管癌年龄特异性发病率和死亡率通常高于女性。在40岁之前，男性和女性食管癌年龄特异性发生率和死亡率相对均较低。男性食管癌年龄特异性发病率和死亡率高峰集中于80～84岁，而女性食管癌年龄特异性死亡率高峰集中于85岁及以上。

　　经过半个世纪的努力及长年坚持开展的人群防治行动，我国食管癌防治取得了一定成效。根据《中国肿瘤登记年报》发布的食管癌数据及相关研究，以2010年为转折点，2006～2016年的十年间我国食管癌发病率呈先上升后下降趋势，且死亡率逐年下降，到2016年，高发区食管癌死亡率多数已下降至8.46/10万。我国中部地区食管癌的发病率和死亡率均高于东部和西部地区，北京、天津、上海、广东大部分地区的发病例数相对较少。食管癌的高发地区为河北、河南、山西，以及江苏、安徽、四川、广东汕头、福建闽南等，高发区特有的地理环境因素（如土壤成分、饮用水、环境微生物菌群等）及居民饮食习惯等，可能与食管癌高发密切相关。十年间，多数高发区食管癌死亡率呈下降趋势，尤以河北磁县、山西阳城等地下降明显，但四川盐亭、山西阳泉两地食管癌死亡率却有所升高。

　　总之，食管癌的流行病学特征既表现出普遍性，又呈现出一定的特殊性，即地区、人群之间分布差别很大。充分认识这些特殊性和普遍性，有助于最终认识人类食管癌病因。已有的流行病学资料提示，环境因素是引起食管癌的最重要因素，且与饮食生活习惯密切相关，但还需要通过分析流行病学和实验流行病学研究进一步阐明。

第二章

食管癌的高危因素与健康筛查

食管癌的发生与内源性和外源性刺激因素持续作用紧密相关。正常的食管上皮细胞在频繁的刺激下，经历了反复损伤和修复的过程，进而出现食管鳞状上皮增生和柱状上皮化生。鳞状细胞逐渐失去正常增殖特性，柱状上皮细胞异常增殖可能进一步发展成癌细胞。导致食管癌的病因异常复杂，食管癌与以下因素密切相关。

一、吸烟与饮酒

流行病学研究表明，吸烟和大量饮酒是导致食管鳞状细胞癌的重要因素。研究显示，吸烟者患食管鳞状细胞癌的风险比不吸烟者高3～8倍，并且随着吸烟量增加，食管癌的发病率也显著增加。这可能是因为烟雾中含有多环芳烃、尼古丁、苯并芘、亚硝基化合物等致癌物质和氧化剂，这些物质可以刺激食管上皮细胞，导致细胞发生癌变。饮酒者，特别是过量饮酒者，患食管鳞状细胞癌的风险比不饮酒者高7～50倍，其机制可能是酒精作为促癌剂，促进多环芳烃等致癌物质溶解，加速食管上皮细胞DNA损伤，从而致癌。此外，酒精刺激易导致食管黏膜损伤，长期大量饮酒可以直接引起食管黏膜反复损伤，增生、变性和坏死，最终可能导致癌变。先前研究报道，与不吸烟者相比，吸烟者和曾经吸烟者患食管癌的风险显著增加。荟萃分析结果显示，男性戒烟可以显著降低食管鳞状细胞癌的发病风险，戒烟满5年、10年、20年分别可降低41%、58%、66%的食管鳞状细胞癌发病风险。吸烟与食管鳞状细胞癌的关联强度高于食管腺癌，每天吸烟量和吸烟年数与食管癌的发病存在剂量-反应关系。

二、不良饮食习惯

人们常说"民以食为天"，饮食问题是一个备受关注的话题。不同的文化背景、地理位置和生态环境导致不同的饮食习惯。良好的饮食习惯，如每天适量摄入新鲜水果、蔬菜，能够降低食管癌的发生风险。有限的证据表明，食用加工肉类、热饮热食和食用腌制蔬菜等不良饮食习惯可能增加食管癌的发生风险。随着经济水平提高，我国食管癌高发地区的饮食认知与习惯发生了较大变化。研究表明，在四川盐亭县的农村居民中，仍有部分居民具有喜欢食用较硬的米饭（14.5%）、高盐蔬菜（17.2%）、温度较高的食物（46.5%）及进食速度较快（32.4%）等不良饮食习惯。河南林县（自1994年更名为林州市）的居民食用酸菜、腌菜的频率较低，但食用有益食物如西兰花的频率也较低，同时食用烟熏制品的频率较高。调查显示，新疆哈萨克族食管癌高发地区居民每天摄入的谷类、薯类、肉类、奶类高于膳食指南建议量，而蛋类、豆类、水果类、鱼虾类食物摄入量均低于膳食指南建议量。另外一项研究发现，盐亭县居民对健康饮食知识的了解程度高于某一食管癌低发地区，但与低发地区相比，盐亭县居民仍然存在较多的不良饮食习惯。这些研究结果显示，我国食管癌高发地区的防治工作已经取得明显成效，但当地居民的不良饮食习惯依然存在，因此有必要进一步加强良好饮食习惯与食管癌一级预防的联系，以降低食管癌的风险。

三、营养素缺乏

不良饮食习惯直接影响人体多种营养素摄入的均衡性，从而导致疾病发生。多项研究已揭示维生素如核黄素及矿物质如锌、硒、钼等缺乏与食管癌的发生关系。另外有报道指出，叶酸摄入不足会导致DNA低甲基化，在DNA甲基化水平改变时，细胞增殖、异常凋亡和合成修复能力降低，增加了食管癌的发病风险。而核黄素是构成体内致癌物质代谢酶的重要成分，缺乏核黄素会导致体内还原性物质合成不足，如谷胱甘肽等，使机体抗氧化能力减弱，最终可导致癌变。在我国的食管癌高发区，由于地质环境和不良饮食习惯等原因，存在着不同程度的微量营养素缺乏。在这些营养素缺乏地区，营养素补充剂可以在短期内迅速有效提高人群体内营养物质的含量，从而降低食管癌的发病率和死亡率。

一项针对林县的营养干预研究结果显示，在15年的随访中，服用β-胡萝卜素、维生素E和硒复合胶囊的人群中，基线年龄小于55岁的个体，其食管癌的死亡率下降了17%。然而，30年后的随访显示，这类营养素补充对食管癌死亡率的影响不再显著。另一项在四川盐亭进行的核黄素强化碘盐干预试验的10年随访结果显示，试验组的食管癌发病率显著低于对照组，其中男性食管癌的发病率下降了30.2%，女性下降了35.9%。这些研究结果表明，营养素补充能够降低食管癌的风险，但由于其消耗性特质，需要长期持续补充，且越早进行营养素补充，效果可能越显著。

四、家族史及遗传因素

　　食管癌是遗传因素和环境因素共同作用的多基因遗传性疾病。许多流行病学研究结果显示，食管癌具有明显的家族聚集性，符合多基因遗传模式，在高发区家族聚集性更加明显。这种家族聚集性反映了易患癌家族的遗传易感性，再加上外界致癌因素的长期作用，最终导致肿瘤发生。研究发现，河南林州市上消化道肿瘤家族史阳性个体的食管癌发病率和死亡风险明显高于无家族史者，且在一级亲属患食管癌的个体中，这种有害效应更加显著。在另一项针对河南滑县的食管癌筛查随机对照试验中，发现食管癌家族史是食管重度增生及病变的独立危险因素。对于多基因遗传性疾病，可利用遗传度量化环境因素与遗传因素对疾病的贡献大小，疾病受遗传因素影响越大，遗传度越趋近于100%。研究表明，我国林州市的遗传度（53.4%）明显高于非食管癌高发区，提示在高发区居民中遗传因素的贡献更大。

　　食管癌分子流行病学研究表明，致癌物代谢基因、叶酸生物转化基因、细胞周期控制基因的遗传变异及DNA修复基因涉及食管癌的发生或发展。全基因组关联分析研究已经探索了影响细胞增殖或侵袭的信号、表观遗传调控及RNA、蛋白质和通路的基因组变异。目前研究较为成熟的食管癌相关癌基因主要包括*Ras*、*C-myc*、*MDM-2*等基因，抑癌基因主要包括*p53*、*p16*、*FHIT*、*PTEN*、*NMES*等。近年来，我国在食管癌基因组研究方面取得了重大突破。结合基因组学、生物信息学、分子生物学、临床病理学理论和技术，我国在食管鳞状细胞癌患者样本和临床信息中发现了包括*FAM135B*基因在内的8个与食管鳞状细胞癌发生相关的重要基因，同时获得了食管鳞状细胞癌拷贝数变异的重要数据，发现位于染色体11q13.3—13.4扩增区域的*MIR548K*参与食管鳞状细胞癌的恶性表型形成。表观遗传学介导的非典型WNT/β-catenin/MMP信号通路激活和YY1/lncRNA ESCCAL-1/核糖体蛋白网络可能为食管鳞状细胞癌发病机制。研究发现，相比于高加索食管鳞状细胞癌患者，亚裔人种食管鳞状细胞癌患者中*NFE2L2*基因的"胚系突变"明显更高。研究团队表示，这种*NFE2L2*基因可保护细胞免受氧化损伤，而我国人群由于营养物质摄入不足，加之*NFE2L2*基因的"胚系突变"，食管黏膜更易受损，进而增加食管癌的发病风险。我国食管癌多组学研究为揭示食管鳞状细胞癌的发病机制、寻找食管鳞状细胞癌诊断的分子标志物、确定和研发临床治疗的药物靶点及制订有效的治疗方案提供了理论和试验依据。

五、感染因素

食管癌患者与健康者的食管黏膜菌群存在显著差异。健康者的食管微生物环境主要由革兰氏阳性菌如链球菌组成，而食管病变和食管癌患者的病变组织中则主要存在革兰氏阴性菌。目前的食管菌群研究表明，食管鳞状细胞癌患者常见的优势菌种包括变形菌门、拟杆菌门、放线菌门、厚壁菌门及梭杆菌门细菌。

近年来，随着宏基因组学研究和基因测序技术的发展，食管微生态的研究已成为一个新兴领域。食管的正常功能离不开食管内的定植菌群，而食管定植菌群的变化可能直接或间接导致食管疾病发展。虽然我们目前对人体微生态在食管癌发病机制方面的了解仍较有限，但多项研究已证实微生态菌群失调在食管癌的发展中具有独特的作用。其中，最常见的是牙龈卟啉单胞菌（*Porphyromonas gingivalis*）和具核梭形杆菌（*Fusobacterium nucleatum*）感染。多项研究显示，与健康对照组相比，食管癌患者中感染这两种菌的比例较高。具核梭形杆菌通过激活趋化因子CCL20促进肿瘤细胞增殖和转移，而牙龈卟啉单胞菌则选择性感染食管鳞状细胞癌黏膜和邻近组织，而不易感染正常对照组的食管黏膜。牙龈卟啉单胞菌可通过调控多种信号通路促进食管鳞状细胞癌细胞增殖和迁移，其感染还可激活细胞自噬及诱导炎症因子如IL-6表达，并通过STAT3通路促进肿瘤进展。另一项研究还发现牙龈卟啉单胞菌感染与食管上皮癌变密切相关，且食管鳞状细胞癌的TNM分期越高，该菌属的感染量越高。

真菌毒素也是一类长期以来危害人类健康的感染因素。其中，黄曲霉毒素B1（AFB1）被世界卫生组织列为1类致癌物质。一项针对延安的病例对照研究发现，玉米粉的摄入量与血清AFB1-alb（黄曲霉毒素与白蛋白结合物）水平、食物中AFB1的暴露量及食管癌前病变的风险相关。有证据表明，幽门螺杆菌（*Helicobacter pylori*，*HP*）和人乳头状瘤病毒（human papilloma virus，HPV）等微生物感染可能与巴雷特食管或食管癌的发生存在关联，但相关发病机制尚不完全清楚。研究显示，*HP*感染可以改变食管上皮细胞的miRNA特征，导致miR-212-3p和miR-361-3p异常沉默，从而通过调节CDX2和COX2蛋白表达促使食管癌发生。中国和亚洲乃至全球的研究都显示，HPV感染与食管癌密切相关，综合比值比（OR）为1.62（95% CI 1.33～1.98）。

参 考 文 献

党李梅, 刘思晴, 袁嘉, 等, 2023. 1990—2019年中国食管癌疾病负担变化趋势及其危险因素
    分析. 社区医学杂志, 21（1）: 1-9.
冯瑞梅, 苏庆玲, 黄晓殷, 等, 2023. 中国的恶性肿瘤: 从第1次全国死亡调查到最新的国家

癌症登记，中国癌症地图变迁带来的启示. 癌症，42（7）：359-370.

赫捷，2016. 临床肿瘤学. 北京：人民卫生出版社.

刘宇英，魏君丽，江柔，等，2022. 食管癌的流行病学及筛查研究进展. 中华疾病控制杂志，8（7）：839-844.

王贵齐，魏文强，2019. 上消化道癌筛查和早诊早治项目的新转变：机会性筛查. 中华预防医学杂志，53（11）：1084-1087.

徐慧芳，陈琼，刘茵，等，2021. 2017年河南省食管癌流行现况及2010—2017年变化趋势分析. 中国肿瘤，30（11）：848-854.

杨欢，孙宛怡，王建炳，等，2022. 中国食管癌病因学、筛查及早期诊断研究进展. 肿瘤防治研究，49（3）：169-175.

郑荣寿，张思维，孙可欣，等，2023. 2016年中国恶性肿瘤流行情况分析. 中华肿瘤杂志，9（3）：212-220.

周家琛，郑荣寿，王少明，等，2021. 2020年中国和世界部分国家主要消化道肿瘤负担比较. 肿瘤综合治疗电子杂志，7（2）：26-32.

Chen R，Liu Y，Song G，et al.，2021. Effectiveness of one-time endoscopic screening programme in prevention of upper gastrointestinal cancer in China：a multicentre population-based cohort study. Gut，70（2）：251-260.

Chen R，Zheng R S，Zhang S W，et al.，2023. Patterns and trends in esophageal cancer incidence and mortality in China：an analysis based on cancer registry data. J Natl Cancer Cent，3（1）：21-27.

Chen X，Winckler B，Lu M，et al.，2015. Oral microbiota and risk for esophageal squamous cell carcinoma in a high-risk area of China. PLoS One，10（12）：e0143603.

Dar N A，Islami F，Bhat G A，et al.，2013. Poor oral hygiene and risk of esophageal squamous cell carcinoma in Kashmir. Br J Cancer，109：1367-1372.

Gao S，Li S，Ma Z，et al.，2016. Presence of *Porphyromonas* gingivalis in esophagus and its association with the clinicopathological characteristics and survival in patients with esophageal cancer. Infect Agent Cancer，11：3.

Gao S，Yang J，Ma Z，et al.，2018. Preoperative serum immunoglobulin G and A antibodies to *Porphyromonas gingivalis* are potential serum biomarkers for the diagnosis and prognosis of esophageal squamous cell carcinoma. BMC Cancer，18（1）：17.

Global Burden of Disease 2019 Cancer Collaboration，Kocarnik J M，Compton K，et al.，2022. Cancer incidence，mortality，years of life lost，years lived with disability，and disability-adjusted life years for 29 cancer groups from 2010 to 2019：a systematic analysis for the global burden of disease study. JAMA Oncol，8（3）：420-444.

He F，Wang J，Liu L，et al.，2021. Esophageal cancer：trends in incidence and mortality in China from 2005 to 2015. Cancer Med，10（5）：1839-1847.

International Agency for Research on Cancer，2021. IARC Biennial Report 2020-2021. Lyon：International Agency for Research on Cancer.

Lagergren J，Smyth E，Cunningham D，et al.，2017. Oesophageal cancer. Lancet，390（10110）：2383-2396.

Li D，Li D，Song G，et al.，2018. Cancer survival in Cixian of China，2003-2013：a population-based study. Cancer Med，7（4）：1537-1545.

Morgan E，Soerjomataram I，Rumgay H，et al.，2022. The global landscape of esophageal squamous cell carcinoma and esophageal adenocarcinoma incidence and mortality in 2020 and projections to 2040：new estimates from GLOBOCAN 2020. Gastroenterology，163（3）：649-658. e2.

Siegel R L，Miller K D，Fuchs H E，et al.，2021. Cancer statistics. CA Cancer J Clin，71（1）：7-33.

Sung H，Ferlay J，Siegel R L，et al.，2021. Global cancer statistics 2020：GLOBOCAN estimates of incidence and mortality worldwide for 36 cancers in 185 countries. CA Cancer J Clin，71（3）：209-249.

Uhlenhopp D J，Then E O，Sunkara T，et al.，2020. Epidemiology of esophageal cancer：update in global trends，etiology and risk factors. Clin J Gastroenterol，13（6）：1010-1021.

Weidenbaum C，Gibson M K，2022. Approach to localized squamous cell cancer of the esophagus. Curr Treat Options Oncol，23（10）：1370-1387.

Wong M C S，Hamilton W，Whiteman D C，et al.，2018. Global incidence and mortality of oesophageal cancer and their correlation with socioeconomic indicators temporal patterns and trends in 41 countries. Sci Rep，8（1）：4522.

Yuan X，Liu Y，Kong J，et al.，2017. Different frequencies of *Porphyromonas gingivalis* infection in cancers of the upper digestive tract. Cancer Lett，404：1-7.

Zheng R，Zhang S，Zeng H，et al.，2022. Cancer incidence and mortality in China，2016. J Natl Cancer Cent，2（1）：1-9.

Zhu H，Ma X，Ye T，et al.，2023. Esophageal cancer in China：practice and research in the new era. Int J Cancer，152（9）：1741-1751.

第二篇

诊 断 篇

绪 论 篇

第三章　　食管癌的临床特征

第一节　常见发生部位

食管肿瘤的组织形态多样,正确认识其组织学类型对食管肿瘤的诊断和治疗至关重要。依据来源食管肿瘤通常分为上皮来源食管肿瘤和间叶来源食管肿瘤。上皮来源食管肿瘤即食管癌,主要包括食管鳞状细胞癌(esophageal squamous cell carcinoma,ESCC)和食管腺癌(esophageal adenocarcinoma,EAC)两种组织学类型。其中ESCC是我国最常见的恶性肿瘤之一,也是食管癌最常见的组织学类型。食管鳞状细胞癌发病率具有显著的地域性和种族性特征,欧美国家食管鳞状细胞癌的发生率相对较低,而我国太行山南部地区是食管鳞状细胞癌高发区。其中,男性患者多于女性,以50岁以上多见。一般认为饮酒、吸烟、营养失衡、过热饮食、亚硝胺和食物真菌污染及人乳头状瘤病毒感染可能与食管鳞状细胞癌发生有关。

食管鳞状上皮异型增生或上皮内瘤变明确为肿瘤性细胞局限于基底膜之上的黏膜内,是食管鳞状细胞癌的癌前病变。鳞状上皮内瘤变根据细胞异型性(核异型性:增大、多形性、深染、极性消失和核重叠)和结构异型性(上皮成熟异常)分为低级别和高级别,低级别鳞状上皮内瘤变时,病变仅累及上皮的下半部分,只有轻度的细胞学异型性,高级别鳞状上皮内瘤变则为超过一半的上皮受累或受累部分细胞学异型性显著(无论上皮受累的层次如何),如上皮全层均有病变,则可称原位癌,30%的食管癌癌旁有原位癌。约25%的高级别鳞状上皮内瘤变可发展为肿瘤。高级别鳞状上皮内瘤变和原位癌不是浸润性癌的侧方延伸,而是作为癌的原发起点,由此发展成浸润性癌。ESCC是一种由食管鳞状上皮恶性分化而来的恶性肿瘤,镜下可见细胞间桥和(或)角化,可根据核分裂象、异型性和分化程度将ESCC分成高分化、中分化和低分化3个级别。高分化ESCC以角化为主,特点为鲜亮的嗜酸性不透明胞质,角化成分可见与非肿瘤性鳞状上皮相似的角化珠,也存在少数非角化基底样细胞,肿瘤细胞多片状排列,核分裂象少。中分化ESCC尚未明确组织学标准,从角化不全到少量角化,表现多样,一般没有角化珠存在。低分化ESCC主要由基底样细胞形成大小不等的癌巢,其呈片状或铺路石样排列，偶见角化不全或角化细胞，常伴中心坏死。此外，没有明确鳞状上皮分化特点的食管肿瘤称为未分化食管癌，肿瘤细胞呈巢状或片状排列，免疫组化染色表达鳞状上皮标志物。

进展期食管癌患者最常见的症状为吞咽困难、体重减轻、胸骨后疼痛及肿瘤所致食管狭窄引起的反流。食管中、下1/3是常见发生部位。

第二节　临床症状与体征

食管癌最典型的临床症状为进行性吞咽困难，通常出现在食管癌中晚期，故出现此症状时其治疗效果及预后不佳。早期食管癌的症状常不明显，主要表现为吞咽固体食物时有哽噎感、进食时胸骨后烧灼感及针刺样或牵拉样疼痛感、食物缓慢通过的滞留感等。上述症状初发时较轻微，且呈间歇性，随着疾病进展逐渐加重，直至中晚期时出现进行性吞咽困难，严重者甚至出现进软食及饮水困难。

一、早期食管癌的症状

早期食管癌又称原位癌和早期浸润癌，是指病变局限于黏膜层或黏膜下层，未侵及肌层，且不伴有淋巴结转移和远处转移，按国际抗癌联盟TNM分期其属于0～Ⅰ期。这一时期的患者大部分会出现吞咽食物时哽噎感、进食时剑突下或胸骨后疼痛感、食管内异物感、咽喉部紧缩感、食物通过缓慢并有滞留感等不同程度及类型的自觉症状，这些症状多间歇性反复出现，可持续数月到数年。由于症状较轻，容易被患者及医生忽略，有时甚至将其当作"胃病""消化不良"等治疗，因此延误了最佳诊疗时期。

（一）吞咽食物哽噎感

在早期食管癌患者中，出现吞咽食物哽噎感的占50.6%～63%。大多数患者自诉首次出现上述症状是在吞咽馒头、包子等食物时，饮水后可缓解，也可自行缓解，主要累及喉部及食管上段，这与实际病变位置的差异有关。食管的弹性主要来自于肌层中的弹性纤维，而早期食管癌主要累及黏膜及黏膜下层，未累及食管壁肌层，故仅有哽噎感，而不影响食物下咽。因此，该症状的发生不是由食管的器质性改变引起的，而与癌变部位的炎症水肿、食管痉挛等食管的功能性改变有关。这一症状出现后，常可自行消失，但在一段时间后会再次出现，且间隔时间可能会缩短，同时症状会逐渐加重。

（二）胸骨后疼痛或剑突下及上腹部疼痛

食管癌患者中约50%会出现疼痛，其中咽下痛或胸骨后疼痛占48.5%～48.8%；剑突下或上腹部疼痛占11.8%～20%。主要表现为烧灼感及针刺样或牵拉样疼痛，多在大口吞咽硬食、热食或辛辣刺激食物时加重，而在缓慢进流食、半流食及温热食物时减轻。大多数患者自诉在进食第一、二口食物时会出现疼痛，而后会逐渐减轻至消失。疼痛一般在疾病初期较轻微，且持续时间较短，而后逐渐加重，且持续时间越来越长。该症状主要出现在溃疡性食管癌患者中，因为该类型病变主要表现为黏膜糜烂和浅溃疡。当粗糙或刺激性食物接触糜烂面时，就会出现程度、性质不同的疼痛，且多与病变部位及糜烂程度相一致。

（三）食管内异物感

早期食管癌患者中有15.3%～21%自诉食管内异物感，既无法吐出，又无法吞咽，严重者甚至无法进食。发生的部位多与食管病变部位相一致，其可能与肿瘤刺激食管深层的神经丛有关。

（四）咽喉部干燥与紧缩感

30%的患者常主诉咽喉部干燥发紧，或形容为颈部发紧，吞咽食物不力。此种干燥与紧缩感可能是咽部炎症及食管病变引起咽部腺体分泌减少及食管收缩所致。

（五）食物通过缓慢并有滞留感

约14%的患者在吞咽食物时，自觉食物通过缓慢并有滞留感，尤其在大口吞咽时明显，在小口吞咽及进流食时减轻。该症状的产生可能是由于肿瘤累及食管壁，从而影响食管的收缩功能所致。

总之，大多数的早期食管癌患者都会有一定的临床表现，可能只出现一种，也可能同时出现多种，可能是持续出现，也可能是间断出现。这些症状与早期食管癌的病理类型有关，如隐伏型症状较轻，糜烂型常伴有进食时疼痛感，斑块型及乳头型容易出现进食后哽噎感及异物感，了解早期食管癌的常见自觉症状，在出现上述症状时早就医、早诊断、早治疗对提高治愈率、改善预后及提高生活质量具有重要的临床意义。

二、中、晚期食管癌的症状

中、晚期食管癌属国际抗癌联盟TNM分期中的Ⅱ～Ⅳ期，大多数有典型的临床症状，诊断较早期食管癌容易。

（一）吞咽困难

大多数中晚期食管癌患者以进行性吞咽困难为主诉就诊，该症状也是中晚期食管癌最典型的临床表现，在疾病的发生发展中持续时间较久。正常的食管壁内含有较多的弹性纤维，因此具有良好的弹性，可以允许咀嚼良好的固体食物顺利通过。当肿瘤累及食管直径50%以上或食管全周时患者将会出现明显的吞咽困难。在早期，吞咽困难症状较轻，呈间断性出现，在大口吞咽、快速进食、进硬食时加重，在进流质或半流质饮食时减轻。随着疾病进展，吞咽困难呈持续性并进行性加重，从进普食时发生困难，需要缓慢进食且汤水送服，到进软食也困难，患者需要通过细嚼慢咽、增加饮食次数、改变体位等措施进食，继之，进流质饮食也有困难，常出现梗阻症状。这些出现吞咽困难的患者约占2/3，另有1/3患者即使到了晚期吞咽困难也不十分严重，这也是食管癌误诊的常见原因。这些患者吞咽困难出现较晚，一方面可能是因为肿瘤累及范围较小，未受累部分食管仍具有扩张性，可允许液体及直径小的食物通过；另一方面吞咽困难的程度与食管癌的临床病理类型有一定关系：缩窄型及髓质型较蕈伞型、溃疡型更容易出现吞咽困难。另外，吞咽困难还与疾病发生发展密切相关，如食管病变局部有炎症、充血、水肿时，吞咽困难将会加重；癌组织坏死、脱落后，管腔扩大，吞咽困难将会减轻；病变部狭窄的管腔被食物阻塞而发生梗阻，经食管扩张术及对症处理后，症状可好转。最后，吞咽困难的程度与病变的部位也存在一定关联，如与颈（上）段食管癌相比，中、下段食管癌更容易出现吞咽困难，因为颈（上）段食管癌可引起正常吞咽动作失调，故哽噎感出现较早，且咽下时食物易反流入气管，引起呛咳。

（二）呕吐泡沫状黏液

正常唾液腺产生的唾液大部分会被咽到消化道内，食管癌变时分泌物增多，当食管癌患者，尤其是晚期食管癌患者，出现食管狭窄、梗阻，甚至完全梗阻时，无论是食物还是水，均无法通过食管进入胃内，此时产生的液体、分泌物便会积存于食管癌病变上方，刺激食管逆蠕动而吐出。此情况多在进食梗阻时发生，也可出现进食即吐，严重者终日不停呕吐。呕吐物为蛋清样泡沫状黏液，稀者夹杂较多的泡沫，或混有食物残渣及陈旧血迹，少数有脱落坏死的肿瘤组织；黏稠者可呈丝状连绵不断，每天吐出量可达2000ml左右。

（三）疼痛

约20%的食管癌患者，特别是溃疡型或髓质型伴溃疡的晚期食管癌患者，常在进食时出现胸骨后或后背部疼痛。疼痛可为持续性钝痛、隐痛、烧灼痛、刺痛，伴或不伴有沉重感。疼痛的部位与病变部位相关，疼痛程度与食物的温度、软硬程度等相关。发生疼痛的原因一般多为晚期癌组织外侵，引起食管周围炎、纵隔炎，甚至累及邻近器官、神经和椎旁组织，以及转移灶压迫胸腔等。若食管癌患者突然出现胸骨后疼痛、呼吸困难、发热、呕吐咖啡样或血性物，应该警惕食管穿孔发生。

（四）转移灶症状

1. 颈部肿块　是晚期食管癌远处转移的常见症状，少数食管癌患者因颈部肿块就诊，最常见的部位是锁骨上窝。肿块一般无痛、质韧、活动度差及呈进行性增大，扪之呈分叶状，可对周围组织产生压迫症状。

2. 声音嘶哑　癌肿或其转移灶侵及或压迫喉返神经，可以导致声带麻痹而引起声音嘶哑。轻者表现为音调失常，继之声音嘶哑；重者表现为发音困难甚至失音。

3. 压迫症状　当肿瘤细胞累及颈交感神经节时，则会发生颈交感神经综合征（又称Horner综合征）；迷走神经受累时，会出现心率加快；当侵犯臂丛神经时，可出现臂部酸困，上臂不能上举，由肩部向手指放射性疼痛及局部感觉异常等；当膈神经受累时，会出现膈肌持续性痉挛，严重者会出现膈肌麻痹；当压迫上腔静脉时，会出现呼吸困难、面颈部肿胀等上腔静脉综合征的临床表现；侵及胸膜、脊柱会使胸背部疼痛加重，严重者无法行走；食管癌还容易转移至肝、肺、脑等实质性器官。当累及肝时，会出现肝功能异常、黄疸、腹水；累及肺时，会出现咳嗽、咳痰、呼吸困难等症状；转移至脑时，会出现头晕、头痛、恶心呕吐，严重者可出现昏迷。除此之外，转移至其他器官或部位时会出现相应的症状和体征。

4. 呛咳　当高位食管癌侵犯喉返神经时，食物进入气道内而引起呛咳和呼吸困难；肿瘤持续性浸润性生长，累及气管、支气管后，会形成食管-气管瘘或食管-支气管瘘，进而进食后食物进入气道内，引起呛咳。

5. 食管出血　一方面肿瘤侵犯大血管时，患者会出现呕血或便血，严重者会出现失血性休克甚至死亡；另一方面癌组织坏死、破溃会引起呕血或黑便。

6. 食管穿孔　晚期食管癌病变广泛向外浸润，并随着肿瘤组织坏死、溃烂、脱落，发生食管穿孔，气管、主动脉、肺等均会受累。累及气管或支气管后，形成食管-气管瘘或食管-支气管瘘，出现呛咳、发热、咳嗽；累及主动脉后，形成食管-主动脉瘘，会出现大出血，该并发症死亡率极高；累及肺后形成肺脓肿，易发生高热、咳脓痰；纵隔受累后，易发生急性纵隔炎或纵隔脓肿，出现寒战、发热、脉速、胸闷、胸痛、冷汗、面色苍白、血压下降、白细胞计数升高等；累及胸膜腔引起脓胸；累及心包后会发生心包炎或心包积脓、心脏压塞等。

三、食管癌专科体征

早期食管癌通常无明显特异性体征；中晚期食管癌淋巴结转移时患者会出现颈部或锁骨上区肿块，肝转移时患者会出现黄疸、腹水、触诊肝大或肝区压痛等；胸廓呼吸运动受限，呼吸浅快，肋间隙丰满，气管向健侧移位，患侧语音震颤减弱或消失等，提示恶性胸腔积液可能；腹壁紧张度增加、腹式呼吸运动减弱、叩诊移动性浊音等，提示恶性腹水、腹膜转移可能；近期体重明显减轻、皮褶厚度变薄、舟状腹等，提示营养不良或恶病质。

第四章　食管癌的胃镜检查

一、胃镜简介

胃镜是将内镜插入上消化道直接获取消化道的图像，或经附带的超声等设备获取上消化道及邻近器官的影像，以诊断和治疗上消化道疾病的一组设备。胃镜检查是目前诊断胃、食管及十二指肠疾病最可靠的方法，目前常用的胃镜通常为软式内镜，内镜系统通常包括电脑主机（含显示器、光源、主机、内镜图像处理主机、台车）、软式内镜、内镜图文工作站、气泵、水泵、脚踏、水瓶、USB存储器、读卡器、刻录机、打印机等（图4-1）。目前光源通常为冷光源，包括氙灯及蓝激光。

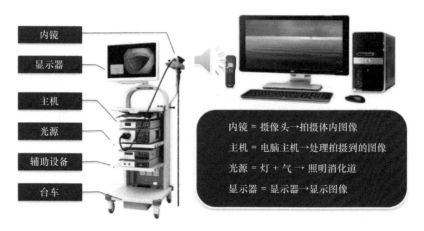

图4-1　内镜系统

软式内镜的基本结构包括操作部、插入部、导光软管（也称副软管）及导光插头部四个部分（图4-2）。操作部一般由内镜医师左手握持，包括注水注气按钮、吸引按钮、角度钮、角度锁、器械附件插入口及遥控按钮；插入部也称主软管，包含软性部、弯曲部和先端部；插入部连接导光插头部，后者包括水瓶接口、通气测漏口、S端子、吸引接口、电气接头、导光杆、气泵接口等。

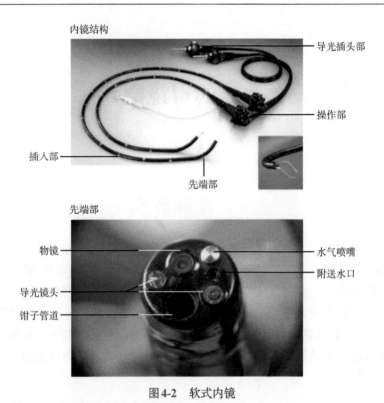

内镜结构

导光插头部

操作部

插入部

先端部

先端部

物镜

水气喷嘴

附送水口

导光镜头

钳子管道

图 4-2 软式内镜

胃镜图像处理系统（也称内镜主机）包含以下功能。

1. 光学染色技术 除了可以进行白光观察外，系统还具有特殊光观察模式，如联动成像技术（LCI）、蓝激光成像技术（BLI）、窄带成像技术（NBI）模式等。

2. 图像放大 能够对医师观察到的内镜图像进行光学及电子放大观察。

3. 构造强调／轮廓强调 能够对实时观察到的动态图像进行细节或轮廓强调。

4. 颜色／对比度调节 可针对内镜图像的 R、G、B（红、绿、蓝）及对比度进行调节。

5. 图像冻结 对于实时观察到的动态图像，根据临床医师不同的使用习惯可设置不同的冻结模式对图像进行冻结。

6. 图像存储 可直接将存储设备（如 CF 卡、USB 等）连接到系统上进行文件存储。

7. 其他 双画面模式、内镜自动识别、高清数字信号传输、一键插拔等。

二、胃镜活检

胃镜活检就是通过胃镜的钳子管道伸入活检钳，取得组织进行组织病理学检查，分析其组织学变化情况，以便确定诊断，包括胃镜下细针活检、胃镜下大块活检[内镜黏膜切除术（EMR）或内镜黏膜下剥离术（ESD）]。随着内镜技术的进步和发展，超声内镜引导细针穿刺抽吸术（EUS-guided fine needle aspiration，EUS-FNA）等对诊断食管及其周围组织、器官病变的良恶性也非常敏感。

胃镜下发现可疑病变时应行活检，活检的块数根据病变的范围和大小确定。提倡应用色素内镜、新型内镜技术进行指示性活检。

黏膜活检取材要求标本应足够大，深度尽可能达到黏膜肌层。与术后病理诊断相比，活检病理诊断存在一定比例的诊断误差（绝大部分为诊断不足），经仔细评估，必要时可进行内镜下诊断性切除。

内镜活检标本：标本离体后，应由内镜医师或助手用小拨针将活检钳上的组织立即取下，并在手指上用小拨针将其展平，取小块滤纸，将展平的黏膜平贴于滤纸上，立即放入固定液中固定。

EMR/ESD标本：建议应用生理盐水冲洗切除标本表面血液、黏液、分泌物，应避免挤压、揉搓标本，避免标本损伤；沿着标本外侧将切除的标本展平，然后用不锈钢细针（推荐昆虫针、针灸针）将其固定于橡胶板上，若切缘距离病灶小于3mm，禁止在此处扎针固定，以免影响病理判断，标明在体内的相对位置（口侧、肛侧、前壁、后壁等）；标本展平拍照后应立即将其浸泡于10%甲醛溶液中固定，通常情况下，应在室温下浸泡12～48小时。

第五章

食管癌的影像学检查

第一节 上消化道造影

一、设备与工作原理简介

胃肠机是影像科进行胃肠透视摄影的医疗设备，其中就包括上消化道造影。早期传统的胃肠机通过闪烁体屏转换成模拟影像，直接由医生观察诊断。经过数十年的发展，新型的数字胃肠机逐步取代传统模拟胃肠机。数字胃肠机比模拟胃肠机具有更多的优点，如操作更加简单、使用范围更广、机器功率更大、图像分辨率更高等。在检查过程中，患者的影像学信息以数字化形式储存在硬盘中，并且医生可以随时回放观看图像，通过多次反复观看图像可以提高病灶的检出率。数字胃肠机的影像增强器可以将 X 线转化为可见光，同时又将可见光转换为图像信号，传送至监视器来显示，也可以将视频信号数字化，进行实时数字化透视和数字化点片，这是一种新的显像方式，是医学与计算机技术的融合产物。数字胃肠机的组成包括高压发生装置、球管、增强器、电动检查床板、曝光控制装置和数字处理工作站等。其中高压发生器、球管、增强器、电动检查床板等部分与传统的模拟胃肠机工作原理一致。

上消化道造影能够通过图像间接显示食管的形态及黏膜等结构，同时也可以动态观察食管的功能状态。上消化道造影检查可作为大多数食管癌患者的首选检查方法。普通 X 线检查是摄片视野内不同密度和厚度的组织叠加显示出的影像，但食管属于空腔器官，并且位于胸腔纵隔中，与邻近的器官和组织关系较密切且复杂。故早期食管癌在普通 X 线片上很难判断出来，这是因为病灶常因图像上的叠加而显示得较差或被遮盖。因此，食管癌 X 线检查一般要使用造影剂，通过口服造影剂可以观察食管的充盈像和黏膜像，增加病灶在图像上与周围正常食管壁或组织的对比，从而可以更好地观察食管癌病灶的形态和周围管壁受累情况。

二、造影剂类型

上消化道造影使用的造影剂分为阳性造影剂及阴性造影剂，前者常用的有硫酸钡和水溶性碘剂；食管癌检查中常用产气剂，其通常和钡剂同时使用，称为气钡双重造影。其中硫酸钡制剂作为传统的造影剂，具有刺激小、显影清晰、性质稳定及价格低廉等优势，目前在临床上广泛应用。但是当食管癌患者怀疑合并食管穿孔、食管-气管瘘时，通常不宜选择硫酸钡，此时应该使用更加安全的水溶性碘剂。因为硫酸钡不易被人体组织吸收，当它从瘘口流至胃肠道外时，可能会引起患者的一系列不良反应，而影响患者的预后。对于高度怀疑食管异物梗阻的儿童或吞咽功能减退的老年患者，硫酸钡也应谨慎应用，以防造成钡剂误吸，而钡剂在支气管内同样难以被代谢或吸收，可能造成肺部支气管阻塞及引起一系列并发症。水溶性碘剂具有毒性低、亲水性高及胃肠道吸收少等优点，对于儿童或吞咽功能不好的老年患者，造影过程中即使造影剂呛入气管或肺内，也无须进行特殊处理，因为它可以通过循环系统被完全吸收。碘剂用于上消化道口服的安全系数高，其最主要的不良反应是过敏和肾毒性损害，但是其用于上消化道口服造影时患者不用太过担心，因为90%的上述不良反应发生于静脉注射过程中，而口服使用时发生不良反应概率极低，临床医生会根据患者的病情及检查目的选择相应造影剂。

三、检 查 方 法

患者在检查开始时取站立位。在吞服造影剂前，医生会对患者胸部及上腹部进行常规X线透视观察，主要观察邻近组织或器官的情况，如纵隔（心脏及大血管区域）、胃的贲门部及胃底是否存在异常，以便发现患者食管外区域是否合并其他病变。

食管造影时，一般需要采用多体位观察，包括站立位（前后位）、左前斜位和右前斜位。在嘱患者吞服造影剂后，将视野调整至食管起始部至贲门，常规摄取全食管充盈像及食管黏膜像。注意实时动态观察造影剂从口咽部到贲门流动情况，留意食管整体的充盈情况及黏膜是否光滑、连续和完整，然后从患者不同体位反复多次观察食管充盈像下食管和病灶的形态，以初步判断病灶范围及性质。当造影剂通过食管黏膜层时造影剂会黏附于黏膜表面，这时可观察食管的黏膜像，注意观察造影剂黏附是否均匀。当发现可疑病变时，需要患者变换体位以多角度观察分析并且及时摄片，记录病变的部位、大小和形态，以便检查结束后完成诊断报告。

食管病灶显示困难时，患者需要采用卧位进行造影检查，取仰卧位或俯卧位观察。观察食管上段时，采用头低足高位。观察食管各段的舒张度及蠕动情况，利用胃底气体的自然对比，了解食管贲门部及胃底是否合并其他病变。

在检查过程中，要以透视实时观察为主，同时辅以摄取关键图像。影像科医生会注意观察造影剂通过食管是否顺利及管壁蠕动情况和黏膜是否光滑，并结合食管的形态及功能状态做出相应诊断。

四、结果解读

大多数早期食管癌患者临床症状不明显，少部分患者可能仅表现为一过性或间歇性食物通过阻滞感或异物感，难以引起患者注意。在肿瘤生长过程中，患者才逐渐有持续性或进行性吞咽困难，但是此时大部分患者已到中晚期。在解剖层面上，中晚期食管癌是指病灶已累及肌层，或到达食管外膜甚至外膜以外，可伴有局部或远处淋巴结转移。以下为4种类型中晚期食管癌的X线食管造影表现。

髓质型：肿瘤突向食管腔内生长，可同时伴有管壁浸润增厚，使得在造影视野下病灶上下缘与正常食管分界不清，此时肿瘤在腔内呈局部坡状隆起，X线表现为范围较长的充盈缺损，而病灶隆起部分常有不规则的深浅不一的溃疡，造成在充盈缺损的基础上有龛影存在；局部黏膜中断破坏，管壁僵硬，管腔狭窄、扩张不良，病变上方食管不同程度扩张（图5-1）。

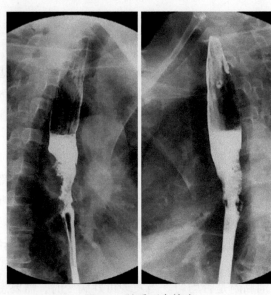

图5-1 髓质型食管癌

食管造影显示胸中段食管局部黏膜中断，可见不规则扁平充盈缺损伴多发锯齿状龛影，局部管腔狭窄、管壁僵硬、扩张不良，病变上端管腔稍扩张蕈伞型：肿瘤呈菜花状，生长时由管壁的一侧突入腔内，癌肿表面多有溃疡或炎性坏死物覆盖。在X线上其主要表现为食管管腔内不规则类圆形充盈缺损，伴或不伴龛影，瘤体的边界与邻近正常食管分界较为清晰，管腔偏向性狭窄，局部黏膜中断、管壁僵硬、扩张不良（图5-2）。

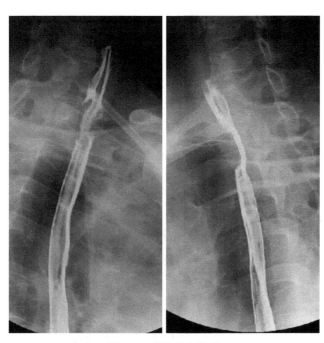

图5-2 蕈伞型食管癌

食管造影显示颈胸交界区食管壁局部黏膜中断，癌灶从管壁一侧突入管腔内形成充盈缺损，与周围管壁分界较清晰，局部管腔偏向性狭窄、管壁僵硬、扩张不良

溃疡型：溃疡型食管癌病灶常累及食管壁并向下穿透肌层，形成深大的火山口样病灶，且病灶边缘常伴有不规则隆起，在胃镜下可观察到溃疡底部有炎性渗出物及坏死物覆盖。由于病灶主要向管壁下蔓延，此型一般不伴有食管狭窄。X线检查主要表现为较长不规则龛影，龛影常位于食管轮廓内，与四周隆起的癌灶形成"火山口"征象，局部黏膜中断、管壁僵硬、扩张不良，管腔不同程度狭窄，常呈偏心性（图5-3）。

缩窄型：病灶沿食管壁浸润性生长，常累及食管壁一周，使管腔四周明显缩窄。X线下造影剂通过时局部食管呈漏斗状向心性显著狭窄，病灶上端食管明显扩张，局部黏膜中断，管壁僵硬、扩张不良（图5-4）。

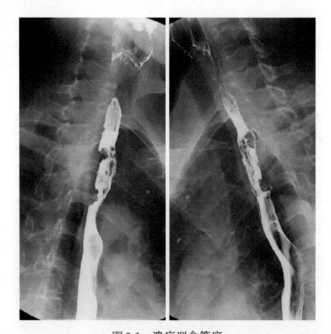

图5-3 溃疡型食管癌

食管造影显示胸上段食管壁局部黏膜中断，可见不规则扁平腔内龛影及多发小结节状充盈缺损影，局部管腔偏向性狭窄、管壁僵硬、扩张不良

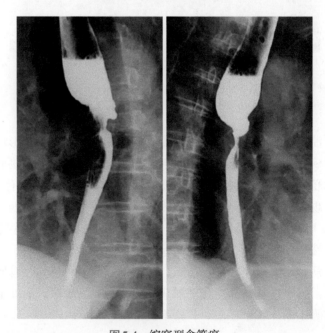

图5-4 缩窄型食管癌

食管造影显示食管中段食管壁局部黏膜中断，局部管壁僵硬、扩张不良，管腔可见向心性重度狭窄，病灶上端食管明显扩张

五、注意事项

（一）造影检查前准备

造影检查前须禁食6小时以上，具体时间需要根据预约的检查时间综合判断，并且检查前3天不能服用铋剂、钙剂，因为这类药物排泄困难，可能会局部残留在胃肠道而影响对病灶的观察，甚至造成假阳性判断。在造影检查前，医生需要了解患者的进食情况，当患者有吞咽困难时，应适当调整造影剂浓度或更换其他造影剂，以免在检查过程中造成呕吐物或造影剂呛入患者气管，影响诊断甚至加重患者的病情。

（二）造影剂应用得当

造影剂的浓度调节是检查很关键的一个环节，浓度过高会使患者难以下咽，浓度过低会使造影剂难以黏附于食管或胃肠道黏膜而影响观察。硫酸钡作为上消化道的传统造影剂，成人一次检查钡剂剂量为250～300ml，钡浓度为160%～220% w/v；但应根据患者的具体检查部位、年龄及吞咽功能等情况适当增量或减量。进行气钡双重造影时，产气剂一般使用3～6g，产气剂不足会造成食管腔或胃腔扩张不佳，导致不能很好地利用X线检查观察食管及胃体情况；产气剂过量时，会导致食管及胃腔壁扩张过度，使细微或凹陷型的病灶难以检出。同样，钡剂剂量的多少及浓度的大小都会影响上消化道造影的检查质量。充分了解患者病史及临床诊断，当怀疑食管穿孔、食管-气管瘘时，通常不使用不易被人体吸收的钡剂，而使用易被吸收的水溶性碘剂。

（三）注意整体观察

在上消化道造影中，医生应避免观察某一局部病变而影响全局观察。例如，观察造影剂通过食管病灶时，会同时观察管壁的蠕动情况，因为造影剂在食管流动速度较快，观察或点片不及时而错过最佳观察时机。另外，食管局部病灶观察时间过长，造影剂由胃排出已进入空肠，会影响胃及十二指肠的观察。上消化道造影会根据临床检查目的，结合患者相关病史，制订检查程序及确定观察重点、所用时间，在观察病灶的同时需要具有整体观，从而判断消化道的整体情况。

（四）患者的配合

在上消化道造影中，除了医生的拍片检查，还需要患者的主动配合。一般在患者做完吞咽动作后，食管的自身蠕动能够使大多数造影剂黏附于食管黏膜上。

当部分食管病变造成管壁僵硬时,造影剂通过速度加快,此时需要患者采取仰卧位吞服造影剂,以减缓造影剂的下滑速度而增加造影剂与黏膜的接触时间,达到黏膜充分造影。而胃腔面积较大,胃的形状因人而异,解剖结构相对于食管更加复杂。对于方便挪动身体的患者,医生可嘱患者翻转身体2周完成黏膜涂钡,使胃壁更好地显影,此外,控制床板可以使患者的身体同时行床头低位、高位来回变换,使胃黏膜充分涂钡而在X线上更好成像。食管癌患者以中老年人居多,一些老年患者因为吞咽功能异常或听力减退,难以配合检查医生的指令,此时需要医生提前告知简单的肢体动作或口令,取得患者配合。对于病情危重或术后不方便挪动的患者,医生会取得家属同意后,在做好防护后让其陪同患者检查。

（五）检查体位

上消化道造影操作诊断过程中,医生以X线透视观察为主,点片为辅,因为多方位观察病灶才是诊断重点。诊断过程中的观察取位方式有很多,一般分为常规位置和特殊位置,这些都是利用重力使造影剂来回流动,以更好地观察特定的部位。常规位置有左、右前斜及正、侧位,通常以此来观察食管;俯卧位用来观察胃的前壁;仰卧位用来观察胃的下半部分,包括部分胃体、胃角切迹及胃窦的后壁黏膜。此外,当医生想要着重观察某一处病灶时,会嘱患者适当转动体位以达到病灶最佳显影体位。

第二节 CT

一、设备与工作原理简介

CT全称是电子计算机X线断层扫描技术,也就是说CT检查的基本原理和X线检查基本原理相同。但是传统的X线检查成像质量不如CT检查,这是因为CT融合了更多的技术,如数据采集、图像重建及图像显示等。CT具体成像流程如下:首先X线透过人体到达扫描层面,相应的探测器在接收到扫描信息后,将信号同步转变为可见光,再利用光电转换器将其转变为电信号,然后再将电信号转换为数字信号,最后,数字信号输入计算机后被多项复杂的成像技术处理后以图像的形式显示出来。因为人体不同组织和器官的密度不同,而物质的密度是决定X线吸收与透过率的关键因素,所以最终组织在CT图像上的显示差异也代表着它们之间的密度差异。

现如今螺旋CT的应用非常广泛,在扫描过程中,患者躺在扫描床上,随扫描床匀速运动,在运动过程中球管和探测器会环绕患者高速旋转,在此过程中球管负责发射X线，同时探测器会连续采集数据。目前螺旋CT的发展使扫描速度明显提高，减少患者扫描时间和辐射危害，并且显著提高了图像质量。螺旋CT扫描过程中，高速运转的球管将患者的图像切成一层层薄片，以此获得患者各层横断面图像，并可进行后处理工作站的三维重建，将横断面组合，得到患者矢状位和冠状位的图像，以此对病灶进行多层面、多方位观察，同时可以显示食管、贲门与周围器官的关系。多层螺旋CT的出现，替代了常规的单层CT扫描，成为目前食管检查常用的检查技术之一。CT对食管壁的厚度，异常管壁的定位及范围，肿瘤的大小，是否外侵，以及远隔器官是否转移均能较好地显示。同时，CT检查常用于食管癌的诊断、药物的疗效评估及患者预后判断，也是检测病灶术后复发或远处转移的首选检查方法之一。CT检查弥补了传统X线诊断的不足，是中晚期食管癌治疗前应用最广泛的检查手段，食管钡餐造影与CT检查相互结合更有助于诊断食管癌。通俗来讲，如果将X线与CT影像学检查当作挑西瓜，那么X线检查相当于给西瓜透视拍照，是整个西瓜及内部构造的平面投影，而CT检查是将西瓜切片，一片片观察西瓜瓤，可以更加细微地观察微小的变化。

二、平扫与增强的区别

　　CT平扫是指在不使用造影剂的情况下进行的普通扫描。由于CT扫描图像显示组织之间密度的差异，很多时候病灶或血管与邻近软组织的密度相近，所以仅依据CT平扫很难分辨病灶与周围软组织。此时我们可以进行CT增强扫描。CT增强扫描是在平扫的基础上，通过静脉注射造影剂，使全身血管及血供丰富的组织与邻近组织产生对比。CT常用的造影剂为碘剂。因为碘剂本身的密度较高，原子质量大（碘的相对原子质量为126.9），可以很好地吸收X线，使血管与周围软组织形成明显的密度对比，造影剂多的地方，如血管，在CT图像上的显示就会更"亮"。

三、检查方法

（一）检查前准备和注意事项

　　患者在进行食管CT检查前需要禁食6小时以上，当病灶位于食管中段以上位置时可不禁食。对于食管痉挛或精神紧张者，检查前可肌内注射肌松药，这样可以使食管平滑肌舒张而更好地观察食管的整体形态，减少食管蠕动造成的伪影，并且可以延缓口服造影剂在食管内的排空，提高成像质量以帮助医师诊断。

（二）常规检查方法

患者通常采用仰卧位，根据机房内语音提示吸气后屏气，扫描范围为自食管入口至肝脏下缘，以便于观察食管癌在腹腔内有无淋巴转移等情况。需要观察食管后壁时，患者可采用深吸气后屏气扫描。增强扫描能使食管与邻近软组织对比更清楚，可以帮助判断肿瘤对周围组织有无侵袭，观察肿瘤内的血供及血管走行，指导患者的下一步治疗。

（三）特殊检查方法

双源CT对初步判断食管癌高低分化有所帮助。双源CT可得到能体现组织化学成分的不同形式的特征图像，使含碘物质的组织分辨率明显提高。双能CT成像和普通CT不同，双能CT是根据病灶内的含碘量分析病灶强化程度。能谱曲线可显示含碘量的不同，而能谱衰减曲线的不同有助于分析判断病变血供情况。食管癌病灶的血管较为丰富，增强后碘剂进入发育不全的食管新生肿瘤血管中，与周围正常食管壁进入血管的含碘量不同，分化程度越低，恶性程度越高，肿瘤病灶内新生血管越丰富，其曲线斜率越高，通过能谱曲线的走向可初步判断食管癌的病理分级。

四、结 果 解 读

CT检查可以在显示食管癌瘤灶的基础上，进一步观察肿瘤与周围组织及器官的关系，如气管、主动脉和心包等关键结构有无浸润，判断食管有无穿孔及肿瘤有无远处淋巴结转移等情况，从而有利于肿瘤分期，指导临床医生选择下一步治疗方案。CT表现（图5-5，图5-6）如下。

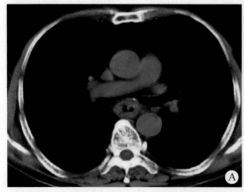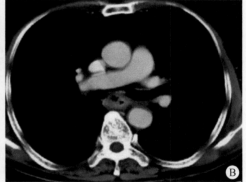

图5-5 食管癌

A.CT平扫显示食管壁不均匀增厚，并可见壁结节突入管腔内，食管周围脂肪间隙模糊、消失；B.同一患者，CT增强扫描显示呈轻度不均匀强化，管腔呈偏心性狭窄

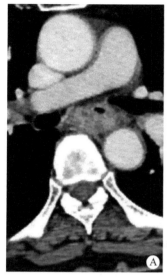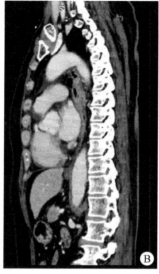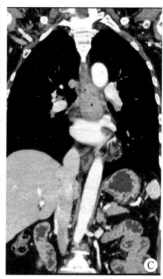

图5-6　食管癌

A. CT增强扫描，横断位显示食管壁不规则不均匀增厚，管腔偏心性狭窄，强化不均匀，左主支气管受压略窄；
B、C.同一患者矢状位及冠状位显示食管壁明显增厚

1. 平扫　食管腔内有占位性肿块，呈圆形或卵圆形，病灶坏死较多时密度较正常食管低，形态呈不规则形。食管壁在图像上呈环形或不规则形增厚，此时管腔会呈偏心性或向心性狭窄。肿瘤向外浸润时，食管周围的脂肪间隙模糊甚至消失，与周围纵隔结构分界不清。肿瘤侵及气管时，会破坏气管壁，并与食管相通，形成食管-气管瘘。癌灶的淋巴结转移以纵隔、肺门及颈部淋巴结多见，表现为淋巴结结构异常如淋巴结门消失，淋巴结肿大，短径超过1.5cm、簇状聚集的淋巴结等。

2. 增强扫描　瘤灶在CT增强扫描上呈轻度或中度强化。较大的瘤灶内坏死区域较多，会造成病灶整体不均匀强化，这与肿瘤内部的供血及坏死有关。较小的瘤灶多半呈较均匀强化，与周围食管分界较清；增强后转移淋巴结也常表现为不均匀轻中度强化，以不规则环形强化居多。

五、注意事项

（一）不能携带金属物品

进行CT检查前，患者需要将身上的金属物品摘除，如项链、义齿、耳环等，由于金属的密度较高，其会在图像上形成放射状金属伪影，影响医生诊断。

（二）配合完成相关指令

在进行食管CT检查过程中，需要患者完成吸气、呼气及屏气等动作，以避

免呼吸运动造成图像伪影。若检查者难以配合，可以让同行陪护家属于做好防护后协助完成相关指令。

（三）检查过程不能乱动

在胸部CT检查过程中，切记不要乱动，否则会造成图像模糊或运动伪影，严重影响医生诊断的准确性。所以在进行CT检查时，患者需要适当调整到舒适体位。当机器开始运转后保持一定的姿势。

（四）做好辐射安全防护

CT检查过程中会产生一定辐射，所以在进行食管CT扫描时，要注意保护好甲状腺（如需要观察颈部淋巴结情况，则无须防护）及性腺等对辐射敏感的器官，佩戴好防护装备。对于辐射特殊人群，主要包括育龄期妇女、孕妇、婴幼儿，医师和有关医技人员要尽可能参考患者先前已有的诊断信息和相关病例记录，尽量避免CT等有辐射的检查。若孕妇必须进行CT检查，必须做好腹部防护，覆盖好铅衣。

（五）CT增强扫描注意事项

CT增强扫描是在平扫的基础上静脉注射含碘造影剂的检查，临床医生会根据患者的病史及病情，判断患者是否适合进行CT增强扫描。例如，对碘造影剂有过敏史的患者应禁做CT增强扫描，以免引起过敏反应甚至休克，重症肌无力及甲状腺功能亢进症的患者在注射碘剂后可能会病情加重；也不建议做CT增强扫描。在CT增强扫描的过程中或检查结束后，部分患者偶尔会出现一些不良反应，如皮疹、呕吐及局部水肿。但是，患者也不用过多担心，CT增强扫描的安全隐患和患者的不良反应发生很大程度上是静脉注射造影剂造成的，而碘剂引起过敏反应的概率极低。患者可以检查后，通过大量饮水加快造影剂代谢。如患者不放心，在完成CT增强扫描后可以留置观察30分钟，如出现相关症状，医护工作者会迅速采取相应措施。

第三节　磁共振成像

一、设备及工作原理简介

磁共振成像（magnetic resonance imaging，MRI）最初称为核磁共振成像。人们提到"核"，第一反应是其对人体有害。其实，此处"核"是指原子核，MRI只与原子核的磁场相关，与原子核蜕变、裂变等能量放射并无关系。

MRI原理比较复杂，概括来讲，是指在强大外加梯度磁场环境下，利用人体组织中氢原子核在特定频率脉冲作用下产生共振现象，将所得射频信号经过计算机处理，重构出人体断层解剖图像的诊断技术。

MRI图像也是数字化模拟的灰度图像，具有窗技术显示和能够进行各种图像后处理的特点。与CT不同的是，MRI图像上灰度并非表示组织和病变的密度，而是表示信号强度，反映的是组织弛豫时间的长短。

MRI图像具有多个成像参数，即T_1弛豫时间、T_2弛豫时间和质子密度等，主要反映相应弛豫时间差别的MRI图像分别称为T_1加权像（T_1 weighted image，T_1WI）、T_2加权像（T_2 weighted image，T_2WI）和质子密度加权像（proton density weighted image，PdWI）。人体不同组织及其病变具有不同的弛豫时间，故在相应加权像上产生不同的信号强度，而表现为不同的灰度。因此，正常组织与病变组织之间弛豫时间的差别是MRI诊断疾病的基础。在T_1WI和T_2WI上，T_1和T_2弛豫时间的长短与信号强度的高低之间的关系有所不同：短的T_1值呈高信号，如脂肪组织；长的T_1值呈低信号，如脑脊液；短的T_2值为低信号，如骨皮质；长的T_2值为高信号，如脑脊液。

MRI增强扫描是通过给予外源性造影剂，人为改变组织与病变在T_1WI或T_2WI的信号强度对比，以利于病变的检出和疾病的诊断。常用造影剂为含钆的顺磁性螯合物，主要缩短T_1值，增加T_1WI上病变的信号强度，提高与正常组织间的信号强度对比。

相比于食管造影和CT检查，食管MRI对人体没有电离辐射损伤，另外MRI软组织分辨率高，可多序列、多参数、多方位断层成像，同时还可进行功能成像，能为明确诊断提供更丰富的信息。但食管MRI也有相对的局限性：检查所需时间较长，年长体弱的患者较难坚持；因食管位于后纵隔，成像时受呼吸运动、心脏搏动、食管自身蠕动等影响产生运动伪影，同时胸腔内存在气体等因素会导致磁敏感伪影。

二、食管MRI检查前注意事项

食管MRI检查前需要做以下准备工作：检查前6小时禁食水，目的是避免食管内食物残留影响成像质量及诊断；检查前24小时内不要进行钡餐消化道造影，避免食管内钡剂残留影响成像质量；检查当天如同时有CT或MRI增强扫描检查项目，在不影响患者诊疗的情况下尽量延长两次检查时间间隔，对于肾功能正常的患者，也建议至少间隔4小时。如果检查当天既有CT增强扫描，又有MRI增强扫描，建议先做CT增强扫描，因为CT碘造影剂是非金属，不具有顺磁性，不影响MRI增强扫描，而MRI钆造影剂比碘的相对原子质量高，在CT图像也表现为高密度，若先做MRI增强扫描，再做CT增强扫描，可能会影响CT增强扫描的效果。

MRI室门口设有"安检"，铁磁性金属物品一律不得带入。因为医用磁共振仪器非常重要的一个核心部件是主磁体，它是产生磁场的装置，一旦装机完成，磁场就一直存在。通常我们说1.5T或3.0T磁共振中的T是特斯拉，是磁场强度的单位。一台3.0T磁共振的磁场引力约相当于地球引力的6万倍。举个例子，一把铁扳手，靠近磁共振仪器时，将产生约100kg的吸力，一把患者坐的轮椅若靠近磁共振仪，将产生约一辆汽车重量的吸力。而且，铁磁性物体将以直线路程高速飞向磁共振仪器，即使再小的回形针，如不幸砸中眼球、大血管，也会导致严重伤害。另外，一些电子设备在强大的磁场环境中会被损坏，影响正常使用。

因此，进入检查室前一定要听从医生安排，去除身上的手机、手表、磁卡、硬币、钥匙、打火机、指甲剪等物品，胰岛素泵等医用装置也需要提前去掉，平车、轮椅和氧气罐更不能进入。若体内有磁性金属植入物（心脏起搏器等）或异物，禁忌MRI检查；危重症患者、妊娠3个月以内孕妇及幽闭恐惧症患者，不推荐MRI检查。

三、食管MRI的检查方法及图像解读

食管MRI建议同时行平扫及增强扫描。尽管MRI成像有很高的软组织分辨率，但在平扫图像中，食管黏膜、肌层及周围组织结构间的信号差别很小，造成诊断困难。增强扫描时经静脉注射的钆造影剂能改变组织的弛豫时间，改变组织的信号强度，有效提高食管黏膜与肌层的信号对比，有利于病变检出及肿瘤浸润深度判断。

食管MRI采用仰卧位，扫描范围为自食管入口至肝脏下缘。扫描序列因各个医院设备及扫描习惯不同而有所差别。结合笔者所在医院应用情况，主要扫描技术包括：扩散加权成像（diffusion-weighted imaging，DWI）、膈肌导航刀锋采集技术的快速自旋回波T_2WI（T_2WI-TSE-BLADE）、三维自由呼吸径向采集K空间放射填充容积内插成像（Star-VIBE）T_1WI序列、全食管大视野T_1WI动态对比增强磁共振成像（dynamic contrast-enhanced magnetic resonance imaging，DCE-MRI）、针对病变段小视野的starvibe延迟增强扫描。T_2WI-TSE-BLADE序列通过刀锋技术及特殊的K空间填充方式获得影像数据，有效减少运动伪影，从而使食管壁分层结构和病变浸润深度更加清晰地显示。Star-VIBE是在r-VIBE（radial VIBE）基础上，结合层面空间的星形层叠的三维放射状采集方法，实现了自由呼吸下MRI检查，能有效去除运动伪影，尤其对位于心脏大血管处和食管下段的病灶，Star-VIBE具有显著的优越性，同时可以利用造影剂增强效果有效提高食管黏膜与肌层的对比，提高食管癌病变的显示能力（图5-7）。

依据成像序列的不同，扫描过程中有自由呼吸、吸气、呼气后屏气的口令，一定遵照医嘱执行，减少呼吸运动伪影，保证图像质量。

食管MRI观察的内容包括食管病变的部位、肿瘤大小、食管壁浸润深度及病变与邻近气管、大血管等周围结构的关系和扫描野淋巴结情况等。

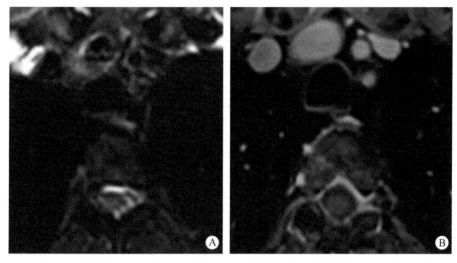

图5-7 72岁男性，食管癌T1b期

A. BLADE序列T₂WI显示食管上段局部黏膜增厚，呈稍高信号，管腔无明显变窄；B.三维薄层Star-VIBE延迟增强图像，显示黏膜局部增厚，明显强化，固有肌层低信号完整可见，病理提示侵犯黏膜下层

食管癌MRI表现为食管管壁不规则环形或偏心性增厚及腔内软组织肿块影，一般肿瘤呈等 T_1、等或稍长 T_2 信号，如肿瘤组织内有坏死或出血，在 T_1WI 和 T_2WI 上相应表现为长 T_1、长 T_2 信号或短 T_1、长 T_2 信号，肿瘤实性部分DWI呈高信号，增强扫描时肿瘤实性部分呈中度不均匀强化（图5-8）。

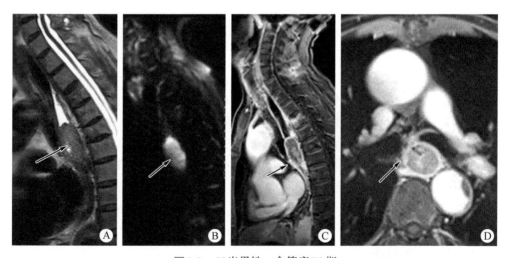

图5-8 55岁男性，食管癌T3期

A.显示食管中段软组织肿块，管腔明显变窄，狭窄以上水平食管扩张积液；B.DWI，显示肿块弥散受限，呈高信号；C.增强扫描矢状位显示肿块具体轮廓，肿块呈中等程度欠均匀强化；D.增强扫描横断位，显示肿瘤侵犯食管纤维膜，局部外膜欠光整

四、食管MRI的应用

MRI检查易受各种因素影响而产生运动伪影及磁敏感伪影，对食管图像质量产生较大影响，增大食管癌诊断及评价难度，限制了食管MRI的应用。随着影像学技术的快速发展，MRI新序列的不断出现及呼吸、心电门控技术的应用，尤其是自由呼吸模式下的三维梯度回波技术的出现，很大程度上克服了运动伪影的干扰，使食管MRI检查的图像质量得以提高，使MRI在食管癌尤其是早期食管癌诊断、精准分期等方面的优势得以提升。

目前，MRI在食管癌的应用包括解剖成像和功能成像两个方面。解剖成像包括高分辨T_2WI和增强扫描等，主要应用于食管癌T分期。功能成像主要有DWI和DCE-MRI等，不仅能提供解剖学信息，还可定量分析，用于肿瘤放化疗疗效评估。

（一）肿瘤T分期

食管癌T分期主要依据肿瘤对食管壁的浸润及其对周围组织的侵犯程度进行评估。在常规T_1WI上，食管壁各层间T_1WI信号相近，均呈中等信号，难以区分食管壁分层，不利于食管癌T分期。常规T_2WI存在层面空间分辨率低等缺点，也难以达到T分期目的。而高分辨T_2WI层厚较薄，层面空间分辨率高，能清晰识别正常食管壁各层，在评价食管癌侵袭性和MRI-T分期方面具有较高的诊断准确性。

有国外学者利用7.0T MRI对食管癌体外标本进行超高分辨率T_2WI扫描，可以清晰显示正常食管壁的8层结构，并判断食管癌浸润深度的符合率为100%。临床用1.5T及3.0T MRI对活体食管仅能显示黏膜层、黏膜下层、肌层及外膜层。近年来，随着MRI成像技术的更新，MRI对食管壁各层的显示能力也得以明显提升。高分辨T_2WI对评估食管癌壁浸润的敏感度为60%～100%，特异度为91.9%～100%，准确率为88.1%～100%，其显示的壁层浸润水平在大多数情况下与T分期吻合良好。高分辨T_2WI对T1～T2期食管癌评估准确率为81%，对T3～T4期食管癌评估准确率为90.5%。因为食管壁黏膜层和黏膜下层连接紧密且厚度很薄，导致T1、T2期区分仍有困难，但从临床治疗方案考虑，无论T1期还是T2期，手术都是优先选择方案，因此高分辨T_2WI对食管癌的T分期有利于临床手术方案的选择。

在食管癌T分期中，MRI增强也有其应用价值。有研究表明，延迟期的Star-VIBE图像能更好地显示食管黏膜的连续性，可提高食管癌术前T分期的准确率。

MRI还可为判断食管癌原发灶与周围气管及支气管、主动脉外膜等临界关系提供有价值的补充信息，有研究表明，3.0T MRI诊断胸主动脉及气管支气管侵犯的准确性明显高于CT。

（二）评价淋巴结转移/N分期

淋巴结转移与否与食管癌治疗方式的选择及预后密切相关，而对转移淋巴结的判定是影像学检查的难点。在临床工作中判断食管癌是否存在淋巴结转移，一般以CT图像上淋巴结短径作为参考标准。然而CT很难对正常大小的转移淋巴结与非转移性淋巴结进行区分，这会导致分期不足。同时，对于体积增大的炎性淋巴结，CT可能导致过度分期。如果存在成簇的转移淋巴结，转移淋巴结个数也无法明确，这些都对淋巴结分期产生困难。

MRI高软组织分辨率对淋巴结门结构的显示及数目的判断有助于对淋巴结转移的鉴别及N分期。另外，DWI可较敏感发现可疑淋巴结，也有助于检出转移淋巴结。还有学者通过ADC值的高低鉴别正常及炎性淋巴结，但结论不尽相同，有待进一步研究。

除了用MRI非增强序列诊断转移淋巴结外，有学者发现顺磁性氧化铁颗粒（USPIO，ferumoxtran-10）作为造影剂的增强扫描在检出转移淋巴结方面有价值。其原理是转移淋巴结内巨噬细胞相对于正常淋巴结内的巨噬细胞减少，吞噬超顺磁氧化铁颗粒能力减弱，使用该造影剂增强后，采用梯度回波T_2WI成像，正常淋巴结信号强度不均匀减低，而转移淋巴结的信号强度则相对较高。有文献报道，应用超顺磁氧化铁颗粒在转移淋巴结诊断方面的敏感度、特异度及准确率分别高达100%、95.4%和96.2%。但超顺磁氧化铁颗粒增强也会出现假阳性，另外，尘肺或矽肺的食管癌患者的淋巴结因失去吞噬超顺磁氧化铁颗粒的能力而导致假阴性。

（三）食管癌放化疗疗效评估

对于不可切除的进展期食管癌患者或不能耐受手术的患者，临床上优先考虑放化疗治疗。准确勾画肿瘤区是食管癌精准放疗的关键，也是疗效评价的直观指标。然而，放化疗后残余肿瘤组织与局部炎症反应、辐射诱导的水肿和纤维化难以区分。传统的钡餐、CT和常规磁共振序列不能准确描绘出肿瘤的体积，而DWI可通过反映组织内水分子扩散运动提供组织生理性或病理性的微观结构改变，比常规MRI更早、更准确地提供病理、生理改变的信息。多项研究结果表明，DWI技术所测得的食管肿瘤长度与病理标本实测长度较为接近，并能准确显示食管癌大体肿瘤体积（gross tumor volume，GTV）的长度和位置，为食管癌精准放疗GTV的勾画提供更多参考。但DWI空间分辨率较低，且解剖信息不足，故需要联合T₂WI序列，两者结合更有利于判断食管与邻近器官的关系，避免过度诊断。

同时，由DWI获取的ADC值可用于对病变进行定量分析，可用于食管癌放化疗疗效评估及预后判断。一项食管癌新辅助化疗疗效评估的研究发现，与无反应患者相比，有病理反应的患者治疗中期ADC平均值显著升高，基线和治疗中期ADC差（ΔADC）与肿瘤缓解相关。

DCE-MRI作为功能MR成像序列也被应用于食管癌疗效评估。DCE-MRI是运用动态增强和药代动力学理论，通过测量感兴趣区的容量转移常数（K^{trans}）、速率常数（K_{ep}）及血管外细胞外间隙容积比（V_e），监测血浆内造影剂透过血管壁的情况及造影剂在血管外细胞外间隙的分布，从分子水平反映肿瘤新生血管的数量和血管壁的通透性，从而间接反映肿瘤组织的活性。基于放化疗前、后肿瘤血管壁内皮细胞的改变，利用DCE-MRI定量参数的变化无创评价肿瘤血管功能的变化，从而实现食管癌的疗效评估。有学者发现在放化疗3周后，K^{trans}和K_{ep}数值在完全缓解（CR）组降低，但在部分缓解（PR）组增加，通过ROC曲线得出治疗前和治疗后K^{trans}、V_e界值能够较好地对CR组进行预测。

相对于单一技术，DCE与DWI联合应用评估治疗反应可能更为可靠。有学者基于多参数MRI（包括T₂WI、DWI、DCE-MRI）建立实体瘤定量疗效评价标准（qRECIST），评价食管鳞状细胞癌对新辅助治疗的疗效，认为qRECIST结合mpMRI可评估食管鳞状细胞癌患者治疗诱导的变化，可用于早期预测患者对新辅助治疗的反应。

尽管食管MRI在许多方面已表现出巨大潜力，但食管MRI在临床的应用尚未普及，随着临床对其重视度的提高、MRI技术的不断发展及磁共振功能成像技术的逐步完善，相信食管MRI将会成为食管癌术前分期与疗效评价的重要手段。

第四节　PET/CT

一、PET/CT葡萄糖代谢显像的原理

显像剂¹⁸F-2-氟-2-脱氧-D-葡萄糖（2-fluorine-18-fluoro-2-deoxy-D-glucose，¹⁸F-FDG）是一种类似于天然葡萄糖结构的小分子化合物分子探针，主要示踪葡萄糖摄取和磷酸化过程。¹⁸F可通过一系列化学反应置换葡萄糖结构中2号位的羟基（OH），合成¹⁸F-FDG。¹⁸F-FDG能够被细胞膜的葡萄糖转运蛋白识别，跨膜

转运至细胞内，并被糖酵解途径中第一个关键酶己糖激酶磷酸化，生成 ^{18}F-FDG-6-PO4。但 ^{18}F-FDG-6-PO4 不能被糖酵解途径中第二个关键酶磷酸果糖激酶识别进入糖酵解途径的下一个反应过程。而且，^{18}F-FDG-6-PO4 不能自由转运至细胞外，只能蓄积在细胞内。因此 ^{18}F-FDG PET/CT 可以反映机体器官、组织和细胞摄取葡萄糖的水平。

　　肿瘤细胞相对于正常细胞具有较高的糖酵解水平，肿瘤细胞需要大量摄取葡萄糖。因此，^{18}F-FDG PET/CT 能够对恶性肿瘤进行诊断和鉴别诊断、临床分期与再分期、疗效及预后评估等。

二、PET/CT 组成特点与优势

　　PET/CT 是集 PET 和 CT 为一体的同机融合分子影像设备。自 20 世纪 90 年代 PET 开始应用于肿瘤诊断以来，随着医学基础研究，特别是肿瘤分子生物学研究和计算机科学等技术的发展，PET 临床应用日趋成熟，现已成为临床肿瘤诊断不可缺少的一种影像学检查手段。其优势如下。

　　1. 多模态影像　同时具有 PET 代谢影像和 CT 解剖影像，以及两者的融合影像，诊断信息更加充分。

　　2. 一次扫描，全身成像　不同于传统影像学的分段扫描，如颈部、胸部、腹盆部、头部等。PET/CT 扫描范围包括：常规自头顶至股骨中段扫描，甚至有选择地进行自头顶至足底的全身检查。较 CT 或 MRI 等局部影像学检查其提供更加全面、客观的诊断信息。

　　3. 多断面影像显示病灶　包括横断位、矢状位和冠状位。这是由于 CT 常规采用连续扫描模式，能够重建出满足诊断需求的矢状位和冠状位图像。因此，PET/CT 可以同时在横断位、矢状位和冠状位上显示病变，有助于全面评估病变，消除了单纯横断位上显示病变的局限性。

　　4. 具有 PET 显像剂分布全貌的最大密度投影（MIP）图　MIP 图是 PET 采集范围内，全视野影像的最大强度投影，反映了 PET 显像剂在体内的分布状况，对于摄取显像剂不明显的病灶，较断层影像更易于显示和识别，尤其是利用旋转 MIP 图观察体内显像剂分布的状况，所以 MIP 图是对断层影像的有效补充。

　　5. 具有半定量分析指标　标准摄取值（standardized uptake value，SUV）等半定量分析指标对反映病变的生物学行为及动态观察病变的变化具有重要的参考价值。

三、PET/CT的临床应用

（一）正常食管的PET/CT表现

食管为一肌性管道，周围由一层脂肪组织包绕，^{18}F-FDG PET/CT可以显示食管壁的厚度、外形及食管与周围组织的毗邻关系，同时可以显示食管的葡萄糖代谢水平。正常食管厚度均匀，一般不超过5mm，与周围组织界限清晰，^{18}F-FDG摄取均匀，无异常^{18}F-FDG浓集（图5-9）。部分患者的食管下段出现轻度^{18}F-FDG摄取增高，多为胃食管反流刺激所致；或可出现局限性^{18}F-FDG高摄取，在延迟显像中恢复正常，多为生理性非特异性摄取（图5-10）。

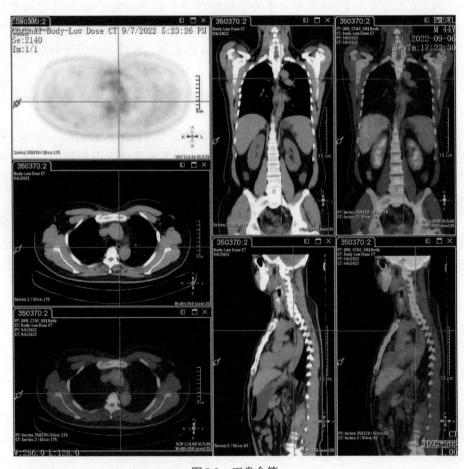

图5-9　正常食管

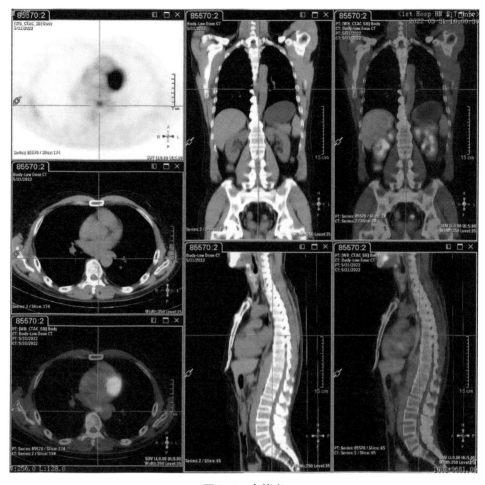

图5-10　食管炎

（二）食管癌诊断与鉴别诊断

食管癌以鳞状细胞癌为主，肿瘤细胞具有葡萄糖转运蛋白1（glucose trans-porter-1，GLUT-1）高表达。癌灶摄取^{18}F-FDG的程度与葡萄糖转运蛋白1的表达水平呈正相关，与肿瘤侵犯食管的深度、周围组织浸润及远处转移等情况显著相关。食管癌典型的PET表现是沿食管病灶走行的高代谢病灶（图5-11）。由于食管周围组织的FDG分布通常较低，病变显示清晰，所以^{18}F-FDG PET/CT对食管癌诊断具有较好的敏感度、真阳性率。

鉴别诊断如下。

食管炎　PET/CT多表现为病变管壁仅轻度增厚，一般呈沿食管走行的长条状^{18}F-FDG代谢增高，增高程度相对较轻（图5-10）。

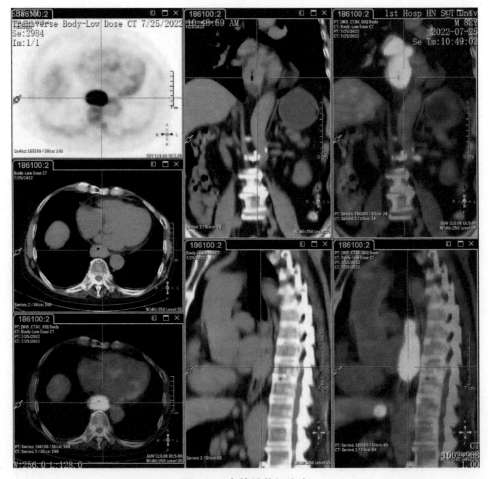

图5-11　食管鳞状细胞癌

患者，男性，82岁，以进行性吞咽困难1年余，加重半年为主诉入院。行胃镜检查，提示距门齿32～39cm食管前壁、左右侧壁黏膜结节状隆起，黄白苔附着，僵硬，质脆，触之易出血（取检4块）。PET/CT见食管胸下段管壁增厚，糖代谢增高，最大标准摄取值（SUV）约为18.5。活检病理诊断：（食管黏膜）鳞状细胞癌

食管结核　较为少见，多见于青壮年，常有结核病史，多位于食管中段。PET/CT表现为食管壁增厚伴^{18}F-FDG代谢增高，可伴有淋巴结及其组织器官受累，与食管癌鉴别困难，需要依靠病理学证据鉴别。

食管平滑肌瘤　是最常见的良性肿瘤，可发生于食管各个部位，以食管下段和中段多见，很少发生恶变。^{18}F-FDG PET/CT除表现为CT平扫的典型特征外，^{18}F-FDG摄取一般等同于或低于食管壁和周围肌肉组织，放射性分布均匀，周围无异常代谢肿大的淋巴结（图5-12）。

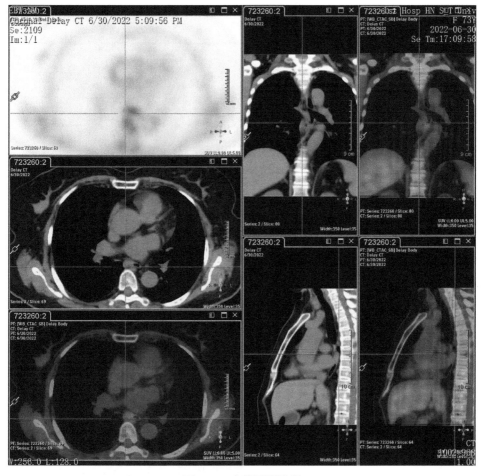

图5-12　食管平滑肌瘤

患者，女性，32岁，以进食后呕吐3天为主诉入院，胃镜提示食管中段黏膜下隆起。PET/CT见食管胸中段肿块，最大SUV约为3.8。术后病理提示食管平滑肌瘤

（三）分期与再分期

绝大多数食管癌的癌灶及其转移灶具有明显的FDG摄取，PET/CT在判断食管癌N分期和M分期方面具有明显优势；PET代谢影像克服了治疗所导致的局部解剖结构变化给探测复发转移所带来的困扰，使再分期更加准确。

1. 分期　^{18}F-FDG PET/CT可以直观地显示食管病变的具体部位和累及长度，有助于评价肿瘤的可切除性。食管癌淋巴结转移具有上、下双向性和跳跃性转移特点。术前评估淋巴结转移情况对判断是否具有手术指征、确定手术方式及淋巴结清扫范围具有重要意义（图5-13，图5-14）。

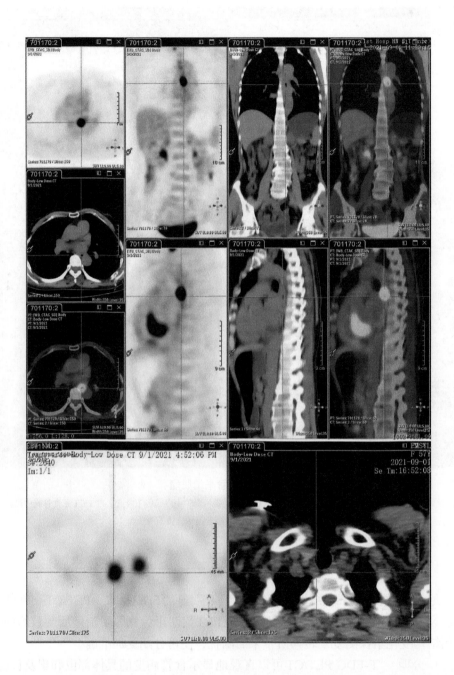

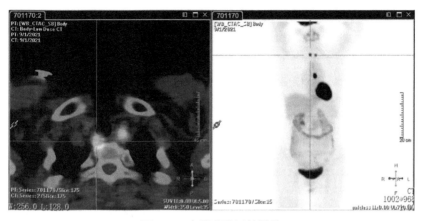

图5-13　食管癌淋巴结转移

患者，女性，57岁，以间断性吞咽不利半年余，加重1周为主诉入院。胃镜检查：食管肿物（性质待定），距切牙31cm，食管左侧壁见黏膜呈结节状隆起，范围约3.5cm；病理回示（食管）鳞状上皮轻中度异型增生，建议结合内镜再检。再检病理结果提示中上段食管高级别鳞状上皮内瘤变，灶性原位鳞状细胞癌，组织破碎，更重病变待排除。PET/CT：食管胸中段管壁增厚，伴糖代谢异常增高，最大SUV约为13.8；并双侧颈段食管旁淋巴结肿大，伴糖代谢异常增高，最大SUV约为9.6。术后病理：髓质型中分化食管鳞状细胞癌，侵及肌层，断端及吻合口净，食管旁淋巴结未见癌（0/11），另送右侧颈段食管旁及左侧颈段食管旁淋巴结，均见癌转移（1/1，2/2）

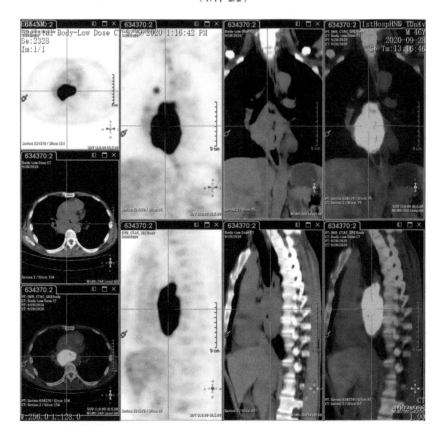

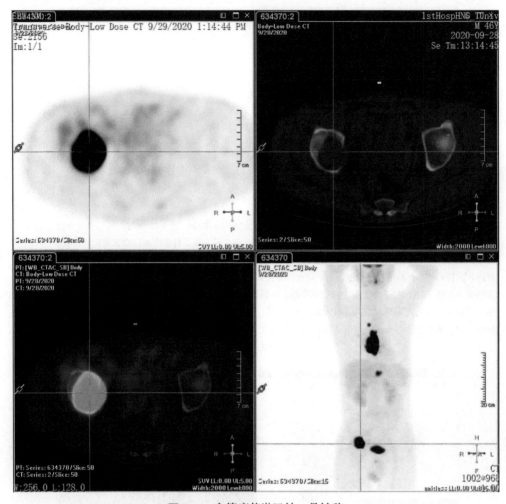

图5-14 食管癌伴淋巴结、骨转移

患者,女性,56岁,以吞咽困难、腹痛4月余为主诉入院。胃镜检查:距门齿32~37cm处存在黏膜结节样隆起。病理显示(食管)鳞状细胞癌。PET/CT见食管胸中段管壁增厚,伴糖代谢异常增高,最大SUV约为17.3;骨转移

2.再分期 再分期的目的在于发现局部区域复发和(或)远处转移,包括吻合口复发、局部区域性复发(以纵隔淋巴结最为常见)、远处淋巴结转移及血行转移(主要为肺、骨、肝)。由于术区解剖结构的变化,放疗及其周围区域结构和形态所发生的一系列变化,再加上食管癌转移灶位置的不确定性,借助局部CT或MRI等解剖影像进行分期面临诸多挑战,PET/CT全身代谢显像不受解剖结构改变的影响,优势明显(图5-15,图5-16)。

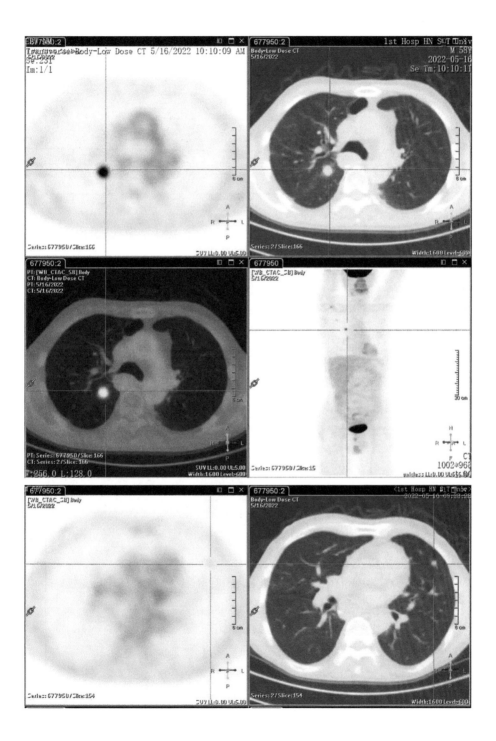

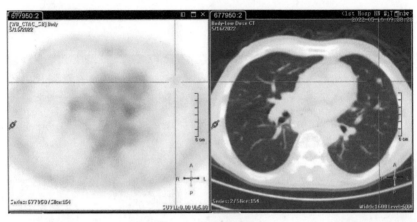

图5-15　食管癌肺转移

患者，男性，59岁，以确诊食管癌1年余、肺转移2月余为主诉入院。患者1年前行胸腹腔镜食管癌根治术。2月余前复查胸部CT原右肺结节影，现部分较前有所增大，右肺中叶小结节影较前相仿，左肺上叶结节影表现大致同前。PET/CT：双肺结节，糖代谢增高，考虑转移。行右上肺穿刺活检，病理显示（右上肺穿刺）鳞状细胞癌

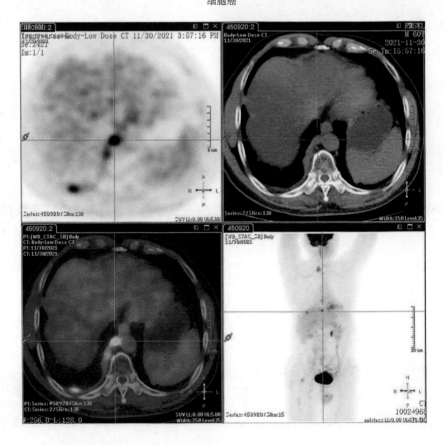

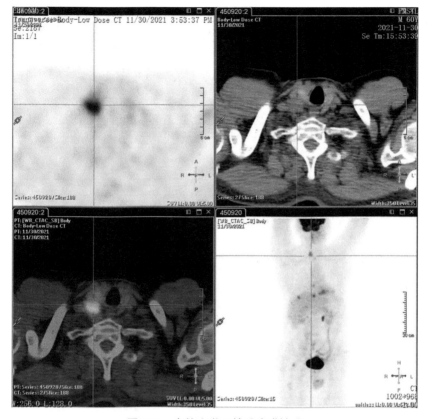

图5-16　食管癌淋巴结及胸膜转移

患者，男性，67岁，以食管癌术后1年余为主诉入院。术后笔者所在医院行"卡瑞利珠单抗/安慰剂＋紫杉醇＋顺铂"化疗，同步放疗，而后定期给予"卡瑞利珠单抗/安慰剂"维持治疗。治疗后2年，行PET/CT：考虑右侧胸膜转移，右侧锁骨区淋巴结转移

（四）疗效评估

　　临床上多利用化疗前后肿瘤形态学变化（包括大小及数目）评估疗效。肿瘤形态上的变化明显滞后于代谢改变，难以满足早期疗效评价，也难以有效鉴别病灶的纤维化、坏死与活性肿瘤组织，局限性明显。^{18}F-FDG PET/CT基于病灶代谢水平变化，可以准确判断进展期食管癌对放化疗的反应，实现早期评价（图5-17）。对于治疗无反应者，可尽早改变治疗方案。PET/CT进行疗效评估的时间点最早可在化疗开始后2周，若联合放化疗，则选择在放疗开始后2周。

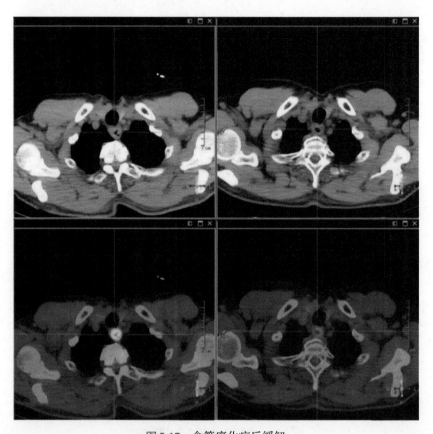

图5-17　食管癌化疗后缓解

患者，男性，61岁，食管癌2月余。化疗2周期后复查，PET/CT显示食管增厚程度减轻，糖代谢较前明显降低，提示化疗有效

（五）其他应用

综上，PET/CT在食管癌患者的诊疗流程中可以发挥一定的作用，PET/CT对于肿瘤转移的评估，可以为患者尽早制订最有价值的治疗方案，避免不必要的治疗，从而改善患者的预后、降低患者的医疗总支出。

第六章

食管癌的病理诊断

第一节　组织病理诊断

一、食管解剖学

（一）食管解剖结构

食管长约25cm，其上端于第6颈椎椎体下缘与咽相接，下端约平第11胸椎椎体高度与胃的贲门相连。食管可分为颈段、胸段、腹段。其中颈段食管长约5cm，自食管起始端至平对胸骨颈静脉切迹平面的一段，前面借疏松结缔组织附于气管后壁。胸段食管长18～20cm，是食管中最长的一段，位于胸骨颈静脉切迹平面至膈的食管裂孔之间，腹段食管最短，长1～2cm，自食管裂孔至贲门，前方邻近肝左叶。

（二）美国癌症联合委员会（AJCC）分期的食管解剖分段

AJCC第8版分期根据食管不同节段进行分期，上段包括颈段和胸上段，食管中段包括胸中段，食管下段包括胸下段和腹段。食管鳞状细胞癌通常位于食管的中下段。

（三）食管的生理性狭窄

食管是消化道各部中最狭窄的器官，其中食管有3处生理性狭窄，第一处狭窄位于食管的起始处，相当于第6颈椎椎体下缘水平，距中切牙的距离约15cm，第二处狭窄位于食管在左支气管的后方与其交叉处，相当于第4、5胸椎椎体之间水平，距中切牙的距离约25cm，第三处狭窄位于食管通过膈的食管裂孔处，相当于第10胸椎水平，距中切牙的距离约40cm，这些狭窄部位是食管异物容易滞留及食管癌的好发部位。

二、食管的组织学

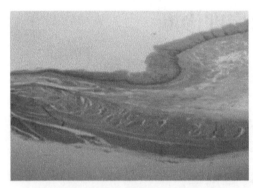

图6-1　食管正常组织学结构

食管壁有4层结构，由内向外依次是黏膜层、黏膜下层、固有肌层及外膜（图6-1）。

（一）黏膜层

黏膜层由非角化的鳞状上皮、黏膜固有层及黏膜肌层构成。

1. 鳞状上皮分为基底层、棘层和表面细胞层。基底层占鳞状上皮的5%～15%，有1～3层细胞厚度，正常的食管鳞状上皮中还可以有一些黑色素细胞、内分泌细胞、Merkel细胞、上皮内淋巴细胞等。

2. 黏膜固有层是黏膜层的非上皮部分，位于黏膜肌层之上，由疏松结缔组织构成，含有脉管结构、散在淋巴细胞和浆细胞、黏液腺体。

3. 黏膜肌层由纵行的平滑肌组成，这与胃肠道不同，后者的黏膜肌层由纵行和环形两层平滑肌组织构成。

（二）黏膜下层

黏膜下层由疏松结缔组织构成，含有血管、淋巴管、神经纤维及黏膜下腺。黏膜下腺被认为是口咽部小涎腺的延续，散在分布于整个食管，食管上段和下段区域更加集中。黏膜下腺多为黏液腺，伴或不伴少量浆液腺成分，黏膜下腺导管起始部被覆单层立方上皮，随即移行为复层鳞状上皮，穿过黏膜肌层和上皮，开口于食管腔内。

（三）固有肌层

食管上1/4至上1/3段的固有肌层为横纹肌组织，下1/3段为平滑肌组织，中1/3段两者混合，肌层之间可见神经丛。

（四）外膜

大部分食管外表面被覆薄层结缔组织构成的纤维膜，其为外膜。

食管远端鳞状上皮和柱状上皮交界处在肉眼和内镜下可以看到一条反差明显的锯齿状线，称为Z线或锯齿缘。食管与胃的鳞柱交界处不一定与解剖上的食管胃交界相对应。当内镜检查发现Z线近端移位，而活检标本病理显示具有癌变倾向的任何程度的柱状上皮化生取代了正常衬覆于食管远端的复层鳞状上皮时，提示Barrett食管，Barrett食管患者发生食管腺癌的风险增加，需要进行监测或随访。

三、食管病变的不同阶段

（一）食管的炎症性疾病

物理、化学及生物等因素都可引起食管炎症性病变发生，如细菌、病毒、真菌及药物性损伤等，这些因素可造成食管黏膜水肿和充血而引发炎症性改变。食管的炎症性疾病包括反流性食管炎、感染性食管炎、药物性食管炎、放射性食管炎、嗜酸细胞性食管炎等。反流性食管炎较常见，多见于40岁以上成年人，镜下表现为鳞状上皮损伤及上皮再生，基底细胞增生、固有层乳头结构延长和上皮内嗜酸性粒细胞浸润、淋巴细胞增多等。任何引起食管黏膜慢性刺激及炎症的因素都有可能导致食管癌发生。

（二）食管的癌前病变

食管的癌前病变包括鳞状上皮异型增生和腺上皮异型增生，其是可以发展为癌的一种病理变化。

1. 鳞状上皮异型增生　　异型性是指病变区域的细胞形态学和组织结构与相应的正常组织不同程度的差异。鳞状上皮异型性表现为细胞核增大、多形性、染色变深及细胞正常的极性消失和异常核分裂象等。鳞状上皮异型增生可分为低级别和高级别异型增生：①低级别鳞状上皮异型增生，病变累及鳞状上皮下1/2以内（图6-2）；②高级别鳞状上皮异型增生，病变累及鳞状上皮超过1/2至全层，包括原位癌（图6-3）。

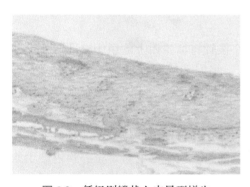

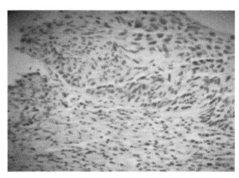

图6-2　低级别鳞状上皮异型增生　　　　图6-3　高级别鳞状上皮异型增生

2. 腺上皮异型增生　异型性体现在食管腺上皮细胞和结构上，表现为腺体排列及极向紊乱、细胞核染色深、核分裂活跃等，依据组织学特点分为低级别异型增生和高级别异型增生（分级标准与胃相同），主要见于Barrett食管。

（三）食管浸润性癌

癌细胞突破基底膜浸润至黏膜固有层及更深层组织时，即为浸润性癌。其可分为早期食管癌和进展期食管癌：早期食管癌是指癌组织局限于黏膜层，无论有无区域淋巴结转移；而进展期食管癌是指癌组织浸润固有肌层或更深层次（图6-4，图6-5）。

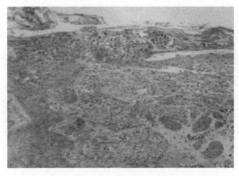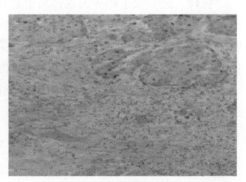

图6-4　早期食管癌　　　　　　　　图6-5　进展期食管癌

食管早期病变的治疗：对于食管低级别异型增生，需要定期随诊，防止病变向高级别异型增生发展；而对于食管高级别异型增生及早期食管癌，可采用内镜黏膜切除术（EMR）、内镜黏膜下剥离术（ESD）进行治疗，5年生存率可达85%～95%。因此开展食管癌早期筛查及早诊早治是目前提高食管癌治疗效果的有效途径。

四、食管病理标本的处理

（一）食管内镜下活检标本

标本离体后，应由内镜医师或助手用小拨针将活检钳上的组织立即取下，并在手指上用小拨针将其展平，取小块滤纸，将展平的黏膜平贴于滤纸上，立即放入固定液中固定。应用10%中性缓冲甲醛溶液固定，固定液应为标本体积的5～10倍，固定时间为6～72小时。

取材时，应核对患者基本信息，如姓名、送检科室、床位号、住院号、标本类型等。活检标本需描述送检组织的大小及数目。应全部取材，将黏膜包埋于滤纸中以免丢失，取材时应滴加伊红，利于包埋和切片时技术员辨认。大小相差较大的标本要分开放入不同脱水盒，防止小块活检组织漏切或过切。包埋时需要注意一定要将展平的黏膜立埋（即黏膜垂直于包埋盒底面包埋）。一个蜡块中组织片数不宜超过3片，平行方向立埋（由于食管癌前病变及早期癌多较平坦，而对食管癌前病变程度及早期癌的判断要看异型细胞累及鳞状上皮层次的比例、是否有黏膜固有层浸润，对组织层次清晰度要求较高。只有做好上述展平和立埋这两个步骤，才能保证切片上活检组织层次分明，这对早期食管癌及癌前病变的准确诊断至关重要）。蜡块边缘不含组织的白边尽量用小刀去除。修整好蜡块后，要求连续切6～8个组织面，捞取在同一张载玻片上；常规HE染色，封片。

（二）食管内镜黏膜切除术/内镜黏膜下剥离术标本

　　内镜黏膜切除术/内镜黏膜下剥离术（EMR/ESD）标本是针对黏膜病变如早期癌、伴有高级别异型增生的黏膜病变、大肠侧向发育型腺瘤、黏膜的可疑病变等利用高频电切技术而切取的标本，高频电切是将病变所在黏膜剥离而达到治疗目的，或进行大块组织活检而协助诊断的内镜下操作技术。切除后的标本应由内镜医师展平，黏膜面向上，使用不生锈的细钢针将其固定于软木板（或泡沫板）上，避免过度牵拉导致标本变形，亦不应使标本产生皱褶，标记口侧及肛侧方向，根据病变情况进行相应的染色，采集图片后即刻将处理后的离体标本置于5～10倍于标本体积的10%中性缓冲甲醛溶液中固定，标本离体后应在30分钟内放入固定液中（此项工作由内镜医师操作），固定时间不少于12小时。标本取材及大体描述由专门或指定的病理医师进行，测量并记录标本大小（最大径×最小径×厚度），食管胃结合部标本要分别测量食管和胃的长度和宽度。记录黏膜表面的颜色，是否有肉眼可见的明显病变，病变的轮廓是否规则，有无明显隆起或凹陷，有无糜烂或溃疡等，记录病变的大小（最大径×最小径×厚度）、大体分型及病变距各切缘的距离（至少记录病变与黏膜侧切缘最近距离）。多块切除的标本宜由手术医师根据内镜下病变的轮廓/碘不染色轮廓（食管鳞状上皮病变）在标本固定前进行重建。复杂标本建议临床病理沟通或由手术医师提供标本延展及重建的示意图。食管EMR/ESD标本应全部取材，并宜涂碘（从固定液中取出并至少冲水半小时以上再进行碘染色）识别病变（碘不染色区）和最近侧切缘；垂直于最近侧切缘取材，食管黏膜侧切缘与基底切缘可用墨汁或碳素墨水标记（有条件的可于口侧和肛侧涂不同颜色以便于辨别），以便在镜下观察时能够对切缘做出定位，并评价肿瘤切缘情况。食管胃结合部标本宜沿口侧—肛侧的方向取材，以更好地显示肿瘤与食管胃结合部的关系。标本每间隔2～3mm平行切开，全部取材。如果标本太大，可以进行改刀，将1条分为多条，分别标记a、b等。按同一方向立埋（包埋第一块和最后一块的刀切面，如果第一块和最后一块镜下有病变，再翻转180°包埋，以确保最终切片能够显示黏膜四周切缘情况），并记录组织块对应的包埋顺序/部位。记录组织块对应的部位（建

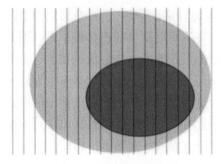

图6-6 EMR/ESD模式图

垂直于最近切缘每间隔2mm平行切开，实线代表
包埋面

议附照片或示意图并做好标记）。建议将多块切除的标本分别编号和取材，不需要考虑侧切缘的情况，其他同单块切除标本。固定前（内镜医师操作）、固定后、间隔2mm平行切开后恢复原样，分别照相，后者作为报告时的标本复原图（图6-6）。每一组织条需要编号标记。将组织条按照相同的方向依次放于包埋盒内，推荐主要病变的组织尽量放于同一包埋盒，便于在同一张切片集中观察及测量。由于包埋盒的限制，对于较长的组织条，有时需要断开包埋，此时，尽量不要将主要病变、可疑浸润至黏膜下层及溃疡瘢痕部分分开。应用薄层海绵将组织条呈"三明治"式固定于包埋盒内，可最大程度限制组织条扭曲、翻转。

（三）外科食管癌根治术切除标本

沿肿瘤对侧打开食管壁取材，黏膜面向上，将根治术切除标本固定于软木板上。并在离体30分钟内将标本完全浸入足量10%中性甲醛固定液中，固定6～72小时。固定后的标本按病理规范取材、脱水、HE染色。

五、食管癌组织病理学

（一）食管鳞状细胞癌

1. 临床特征 根据国家癌症中心发布的2024年全国癌症报告，我国的食管癌发病率位居全部恶性肿瘤的第7位，死亡率位居第5位。我国食管癌以鳞状细胞癌为主，占90%以上，而美国和欧洲以腺癌为主，其占70%左右。吸烟、酗酒、不良饮食习惯、遗传因素、人乳头状瘤病毒（HPV）感染均被疑为其病因。肿瘤主要位于食管中1/3段，其次为下1/3段和上1/3段。早期食管癌症状一般不明显，常表现为反复出现吞咽食物时有异物感或哽噎感，或胸骨后疼痛。进展期食管癌最常见的临床表现为吞咽困难、体重减轻、胸骨后或上腹部疼痛和狭窄导致的反流。

2. 大体检查 食管鳞状细胞癌的大体形态因浸润深度不同而不同。日本食管协会将其分为浅表型（早期）和进展型。浅表型（0型）是指肿瘤浸润仅局限于黏膜层或黏膜下层；进展型（1～5型）指肿瘤浸润肌层或穿透肌层。浅表型进一步分类如下：0～Ⅰ型（隆起型）是指肿瘤呈息肉样或斑块样，可分为有蒂隆起型（0～Ⅰp）和无蒂隆起型（0～Ⅰs）；0～Ⅱ型（表浅型）包括表浅隆起型

（0～Ⅱa）、表浅平坦型（0～Ⅱb）和表浅凹陷型（0～Ⅱc）。0～Ⅲ型是指凹陷型（溃疡型）。0～Ⅱ型常为一种模糊或隐匿性病变，碘溶液染色表现为不着色区域。0～Ⅰ型和Ⅱ型病变可采取内镜黏膜切除术或内镜黏膜下剥离术治疗。

进展期食管癌国内大体分型如下：①髓质型，以食管壁增厚为特点，边缘坡状隆起（图6-7）。②溃疡

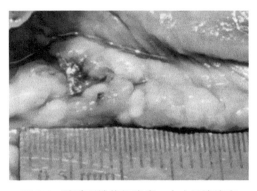

图6-7 髓质型鳞状细胞癌，中央见浅溃疡

型，少见，此类型也见于早期癌，中央有明显溃疡，通常伴有边缘隆起。③蕈伞型，肿瘤边缘隆起，唇状或蘑菇样外翻，表面可伴有浅溃疡。④缩窄型，以管腔明显狭窄为特点，患者吞咽困难症状明显。⑤腔内型，少见，此类型也见于早期癌，病变像蘑菇样或大息肉样，有细蒂。日本进展期食管癌分型：1型（隆起型），主要以外生性生长为主；2型（局限溃疡型），界限清楚，管壁内生长和中央表浅溃疡；3型（溃疡浸润型），肿瘤界限不清、管壁内浸润和深在性溃疡；4型（弥漫浸润型），少见，以广泛管壁内浸润为特征，仅存在小的黏膜缺损和溃疡，食管壁增厚、僵硬；5型（未分类），表现为混合型特征。

3. 组织病理学 食管鳞状细胞癌的显微镜下特征与其他部位的鳞状细胞癌一样，可以出现任何程度的分化（图6-8），并且同一肿瘤内分化程度各异也很常见。在分化较好的肿瘤，核的非典型性和细胞多形性轻微，易见角化，而在分化差的肿瘤，角化稀少，且细胞学异常较为明显。有时可见小灶状腺样或小细胞分化，还可出现显著的淋巴组织间质。癌组织逐渐向食管壁深层浸润，最后侵入并穿过固有肌层。局限于黏膜层和黏膜下层的癌称为表浅癌。癌扩展至外膜组织可能导致邻近器官受侵，这可能是由缺乏浆膜的屏障作用所导致。在外科切除的标本中，累及纵隔结构者占30%～40%，可能造成恶性瘘管。癌还可以经淋巴管、血管和神经周围间隙播散。一旦黏膜下层被破坏，就可以经由非常丰富的淋巴管网进行纵向壁内扩展，在远离大体病变许多厘米的黏膜下层也有可能发现癌灶。因此，注意手术切缘是绝对必要的。淋巴结转移见于50%～60%的切除标本，因为食管有复杂而相互吻合的淋巴管，淋巴结广泛分布于颈部、纵隔和上腹部。与局部播散相比，远处转移通常是一个次要的临床特征，但在许多尸检病例均可发现远处转移，常见的转移部位是肺、肝和骨。

食管鳞状细胞癌的诊断一般较为容易，但为了保证诊断，通常需要在内镜下对可疑病变取多块活检标本，主要与良性鳞状上皮增生反应或修复性病变鉴别。在溃疡底部肉芽组织中，可以见到大的非典型间叶细胞，从而易被误诊为恶性，

特别是在活检标本。这些细胞虽然存在多形性、核深染，但核分裂象少见，细胞角蛋白免疫染色呈阴性。此外，也可能造成其与良性溃疡或放疗、化疗损伤相关的反应性或再生性上皮混淆而导致误诊。这些细胞可能有增大而深染的核，核分裂象突出，但是，它们相对单一的形态及炎症背景的存在是反映其本质的诊断线索。在反应性病变中，核染色质细腻，而在鳞状上皮异型增生中，核染色质深染。反应性病变也显示了核极向和表面成熟现象。

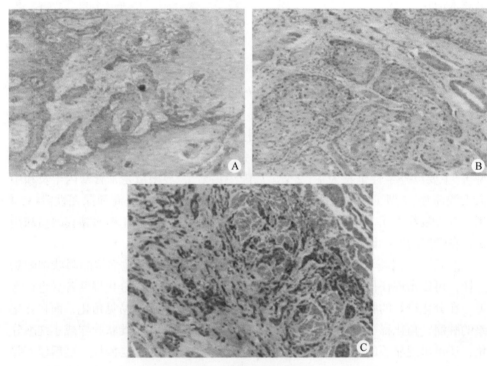

图6-8　食管鳞状细胞癌

A.高分化鳞状细胞癌；B.中分化鳞状细胞癌；C.低分化鳞状细胞癌

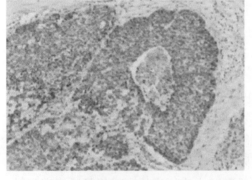

图6-9　基底细胞样鳞状细胞癌，癌巢中央见粉刺样坏死

4. 食管鳞状细胞癌的亚型

（1）基底细胞样鳞状细胞癌：其临床表现类似于普通的鳞状细胞癌，这些肿瘤好发于老年男性，伴有体重减轻和吞咽困难。组织病理学特征：浸润性基底样细胞小叶，细胞核具有多形性，排列拥挤，有坏死区，周围呈栅栏状，核分裂象多，同时有鳞状分化灶和玻璃样变的基底膜间质沉积（图6-9）。

其他类型的癌，包括腺癌、小细胞癌和梭形细胞癌，可与基底细胞样成分混合，表面或附近黏膜可见鳞状上皮异型增生。免疫组化检查显示基底样细胞CK14和CK19染色阳性，广谱CK染色不定，神经内分泌标志物呈阴性。此类肿瘤易向深层浸润，诊断时常有广泛转移，预后相对较差。

（2）疣状鳞状细胞癌：是罕见而独特的鳞状细胞癌亚型，类似于发生于上呼吸消化道其他部位的疣状癌。组织病理学特征：由被覆高度增生的高分化鳞状上皮的乳头形成大的外生性肿块。浅表活检容易误诊为良性，应特别注意内镜检查所见，包括肿瘤大小、界限和坏死。其诊断的挑战性在于极温和的细胞学特征，仅有轻度局灶性核非典型性及不同程度的角化不全和角化亢进。在基底部，肿瘤形成粗钝的上皮突起，向下呈推挤式浸润性生长。虽然对食管疣状鳞状细胞癌的自然病史尚不清楚，但它们多数生长缓慢，只有局灶性浸润，淋巴结转移少见。但此类肿瘤可在局部侵袭生长而继发瘘管形成。

（二）食管腺癌

食管腺癌占食管原发癌的3.8%～8.8%。绝大多数病例（85%～95%）肿瘤来源于Barrett食管，也有少数病例报道腺癌来源于食管上部异位的胃黏膜或黏膜下腺。食管腺癌主要发生于白种人男性，患者可以无症状或有胃食管反流的病史。然而绝大多数胃食管反流患者，包括发展为Barrett食管者，并不会发生食管腺癌。一项研究报道，未经筛选的Barrett食管患者发展为腺癌的年发病风险为0.4%。而大量吸烟、酗酒和高体重指数可能是易感因素。

1. 病理学特征　多数食管腺癌（多达80%）发生于食管下1/3，有些食管腺癌可以蔓延至胃近端。食管腺癌的大体所见类似于鳞状细胞癌，从平坦不规则的斑块或轻度凹陷的病变，到进展期溃疡型或蕈伞样肿块。表浅型食管腺癌大体上甚至没有明显的病变。

食管腺癌的一系列组织学形态均类似于胃腺癌，但多数为高分化或中分化（图6-10）。肠型腺管结构常见，但也可以见到乳头状结构、不规则的浸润性团片，偶尔可见印戒细胞浸润或丰富的细胞外黏液，局灶可有明显的鳞状、潘氏细胞或内分泌分化。有些肿瘤分化特别好，以至只有浸润到黏膜下层时才能做出诊断，因此通过内镜活检诊断这种肿瘤可能非常困难。腺癌的生长和扩散方式与鳞状细胞癌相同。因为食管腺癌容易经黏膜下淋巴

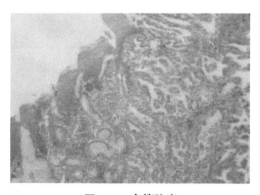

图6-10　食管腺癌

管向近侧蔓延，所以要密切注意切缘。在一些术前进行过放化疗患者的食管切除标本中未发现残余肿瘤，仅观察到炎症和纤维化。在一些病例中可见巨噬细胞/巨细胞围绕无细胞黏液池（即使原肿瘤并非黏液性），有些病例可有小灶残余肿瘤，可由新辅助治疗导致显著的细胞非典型性。

2. 鉴别诊断　食管腺癌一般容易与其他类型的肿瘤鉴别，对于偶尔可见的分化差的肿瘤，可利用上皮黏液（过碘酸希夫染色或阿辛蓝染色）或细胞角蛋白染色协助诊断。最大的难点是区分黏膜内癌和腺上皮高度异型增生，找到单个细胞浸润或明确的间质促结缔组织增生反应有助于明确恶性诊断。活检时，常由于活检标本深度不够而无法评估黏膜下浸润，而诊断为"至少为黏膜内癌"。

3. 预后　食管腺癌与食管鳞状细胞癌一样，自然病程不乐观，预后差。浸润深度、有无淋巴结转移及切缘状况具有预后价值。多数食管腺癌患者就诊时已为进展期，60%～80%的病例存在食管壁全层浸润，30%～60%的病例存在淋巴结转移，淋巴结转移的风险与浸润食管壁的深度相关，整体5年生存率为15%～25%，但最近采用的围术期（放）化疗已使生存率提高和淋巴结转移减少。美国癌症联合委员会的TNM分期是确定生存的最重要的参数，局限于黏膜和黏膜下层的腺癌类似于表浅型鳞状细胞癌，预后最好，5年生存率可高达85%，当固有肌层受累时，5年生存率约下降至45%，浸透肌层时为15%～25%。食管腺癌还有其他几个预后参数，包括DNA非整倍体和p53蛋白或表皮生长因子受体的过度表达等。

（三）食管的其他恶性肿瘤

1. 小细胞癌　食管小细胞癌并不常见，但可迅速致死，主要发生于51～60岁男性，平均生存期约为1年。食管小细胞癌通常见于食管的下1/2，其大体表现与鳞状细胞癌相同。组织学特点：排列成巢片状的小圆细胞或卵圆形细胞，核深染，染色质呈"椒盐样"，细胞质稀少，类似于肺小细胞癌，可见菊形团和类癌样特征，偶尔还可见局灶性鳞状细胞癌或腺癌成分（图6-11）。免疫组化染色，突触素和嗜铬素呈阳性，有时胃泌素、5-羟色胺或降钙素呈阳性。鉴别诊断包括来自肺的转移性小细胞癌、恶性淋巴瘤、基底细胞样鳞状细胞癌及罕见的食管类癌。

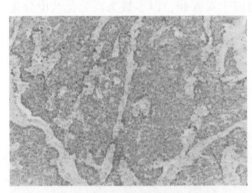

图6-11　食管小细胞癌，特征性"椒盐样"染色质

2. 腺鳞癌和黏液表皮样癌　某些食管癌具有混合性鳞状细胞和腺样上

皮成分。鳞状细胞癌可以含有少量的腺样或分泌黏液成分，或者反过来，腺癌可能有小而分化好的鳞状上皮灶，这种混合通常在形态学上和诊断上没有太大意义。腺鳞癌是罕见的侵袭性肿瘤，其腺癌和鳞癌两种恶性成分的比例大致相同。常报道此类肿瘤与Barrett食管相关，但也可以直接发生。腺鳞癌应该与罕见的黏液表皮样癌区分开，后者来源于食管黏膜下腺体，除了鳞状、腺样两种成分外，还含有相当数量的中间型细胞，3种成分呈现一种较为密切的混合，鳞状细胞癌岛中心会有形态完好的腺体或较为散在的分泌黏液的细胞。

　　3. 肉瘤样癌　特点是具有癌和梭形细胞两种成分双向分化的组织学改变。此类肿瘤的命名繁多，包括癌肉瘤、假肉瘤、多形性癌等，从不同角度体现了其组织发生和生物学行为。现在流行的看法如下：梭形细胞成分的本质是间质细胞，但其来源于上皮，是恶性上皮细胞的肉瘤样化生。食管肉瘤样癌约占所有食管癌的2%，多发生于中年男性的食管中段或下段，表现为巨大的向食管腔内突出的外生性肿块，直径平均约为6cm。显微镜下，肿瘤由癌和恶性表现的肉瘤样成分混合组成（图6-12）。肉瘤样成分由非典型性梭形细胞或多形性细胞呈束状、席纹状

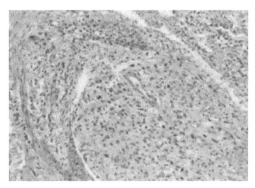

图6-12　肉瘤样癌，上部为鳞状细胞癌成分，中央为肉瘤样成分

或无序排列，可以出现软骨、骨、横纹肌分化。癌的成分通常为鳞状细胞癌，从局限于息肉基底部的原位癌或较小的浸润性癌到混有梭形细胞的明显的浸润性癌都可能出现。免疫组化检查：上皮成分细胞角蛋白CK呈阳性；间叶成分表达波形蛋白，伴有或不伴有CK表达，应用广谱CK标志物，特别是高分子量CK（CK 5/6），有助于识别梭形细胞中的上皮分化成分。总之，肉瘤样癌的预后比普通食管癌好，主要是由于其向管腔内生长，管壁内浸润通常有限。如果分期相同，其行为可能类似于普通的鳞状细胞癌。淋巴结转移约见于40%的病例，并与浸润深度有关。转移灶可以是癌或梭形细胞成分。鉴别诊断集中于其他息肉样食管肿瘤。

六、病理报告内容及规范

（一）早期食管癌及癌前病变病理诊断标准

　　1. 食管基底细胞增生　上皮基底细胞层增生厚度≥上皮全层的15%，细胞核增大，但细胞核无显著异型性，细胞排列无极向紊乱。

2. 低级别食管异型增生 异型增生的细胞主要分布于上皮的基底层或≤上皮全层的1/2。

3. 高级别食管异型增生 上皮全层1/2以上被异型增生细胞取代，上皮基底膜结构完整清晰。高级别异型增生仍属于癌前病变。

4. 食管黏膜内癌 即黏膜内浸润癌，癌细胞侵入黏膜固有层，局限于黏膜肌层以内。

（二）早期食管癌的组织学评估

1. 肿瘤最大径 采用显微镜观察，应用测微尺测量，记录最大横向和纵向数值，并镜下校正。

2. 组织学类型 根据推荐的组织学分类进行诊断，详见各部位相关部分。

3. 黏膜下层的浸润深度 肿瘤黏膜下层浸润与淋巴结转移率及患者预后密切相关。镜下观察并应用测微尺准确测量肿瘤黏膜下层浸润深度，测量从黏膜肌层下缘至肿瘤浸润最深处距离；若黏膜肌层消失，则测量从肿瘤最表面至浸润最深处距离。黏膜肌层结构不明显时，加做Desmin免疫标记显示。病变浸润深度分期如下。

（1）pT1a：肿瘤浸润固有层或黏膜肌层。

（2）pT1b1：浸润黏膜下层（submucosa），深度＜200μm（又称SM1）。

（3）pT1b2：浸润黏膜下层，深度≥200μm（又称SM2）。

4. 脉管侵犯 淋巴管或血管腔内见肿瘤细胞，管腔内衬内皮细胞，局部内皮细胞有破坏，管腔不完整时加做内皮标志物D2-40、CD31或CD34免疫组化染色及弹性纤维染色确定（图6-13）。需要注意经过深切病变时脉管侵犯可能消失。

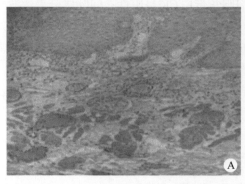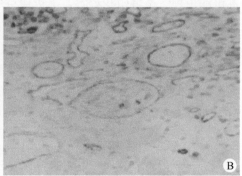

图6-13 食管癌的脉管侵犯
HE染色（A）和免疫组化CD31染色（B）

5. 切缘评估 包括水平切缘和垂直切缘。水平切缘阴性指第一和最后一张切片边缘及所有切片的两端切缘阴性；垂直切缘阴性指所有切片的基底切缘阴性。要报告病变距离最近切缘的距离（mm）。切缘识别判断应结合组织烧灼变性及涂墨标记，避免出现假阳性切缘，必要时需要深切观察及加做相关免疫组化染色。

（三）食管根治切除术标本特征描述和大体取材

1. 标本特征描述

（1）切除的食管需要测量长度和最大径，若同时切除胃，则需要测量胃标本的大小。测量肿瘤距近端切缘、远端切缘及径向切缘的距离。描述肿瘤部位、大体分型、大小、颜色、质地、浸润深度及累及食管管周的比例、是否存在跳跃性病灶、与食管邻近结构的关系。观察近段食管是否扩张。

（2）肿瘤部位：对于食管鳞状细胞癌而言，肿瘤部位与患者预后相关，参与临床分期，因此确定肿瘤部位非常重要。食管腺癌的肿瘤部位与预后无关。按照肿瘤中心所在部位确定肿瘤部位。《常见肿瘤 AJCC 分期手册（第八版）》将食管分为上、中、下三段。上段＝颈段＋胸上段；中段＝胸中段；下段＝胸下段＋食管胃结合部。观察肿瘤与食管胃结合部之间的关系，具体包括：①肿瘤完全位于食管，未累及食管胃结合部；②肿瘤中心位于远端食管，累及食管胃结合部；③肿瘤中心位于食管胃结合部；④肿瘤中心位于近端胃，累及食管胃结合部。对于累及食管胃结合部的肿瘤，测量肿瘤中心距食管胃结合部的距离。WHO（2019年）消化系统肿瘤分类定义累及食管胃结合部的鳞状细胞癌分类为食管鳞状细胞癌；累及食管胃结合部的腺癌不论其主体在何处，分类为食管胃结合部腺癌。食管邻近结构包括胸膜、腹膜、心包、奇静脉和膈肌（T4a），以及主动脉、气管和椎体（T4b）。

2. 大体取材

（1）切缘取材：包括近端切缘、远端切缘和径向切缘（或环周切缘）。使用墨汁标记径向切缘。纵向切取各个切缘，特别是肿瘤距离切缘较近时。对于肿瘤距两端切缘较远者，也可横向切取两端切缘。

（2）肿瘤取材：沿食管纵轴在肿瘤的对面及未累及的部位剪开食管。沿纵轴每隔5mm切开肿瘤及周围正常食管，切取肿瘤和肿瘤旁黏膜，组织块必须包括食管、食管和肿瘤交界处及肿瘤的全层（包含径向切缘）。对于肿瘤侵犯最深处，应重点取材。若累及胃，应同时切取胃、胃和肿瘤交界处的全层。

（3）区域淋巴结：包括右侧颈下气管旁淋巴结、左侧颈下气管旁淋巴结、右上气管旁淋巴结、左上气管旁淋巴结、右下气管旁淋巴结、左下气管旁淋巴结、隆突下淋巴结、胸上段食管旁淋巴结、胸中段食管旁淋巴结、胸下段食管旁淋巴结、右侧下肺韧带内肺韧带淋巴结、左侧下肺韧带内肺韧带淋巴结、横膈淋巴结、贲门旁淋巴结、胃左淋巴结、肝总淋巴结、脾淋巴结、腹腔干淋巴结、颈食管周围Ⅵ淋巴结和颈食管周围Ⅶ淋巴结。一般而言，淋巴结清扫数目越多，患者预后越好。要达到准确分期，需要尽可能清扫足够数量的淋巴结。淋巴结清扫数量与T分期相关。我国《食管癌诊疗规范（2018年版）》要求区域淋巴结数目应该≥12个。病理医生需要仔细查找食管周围组织内的淋巴结。对于食管胃切除标本，需要查找贲门旁淋巴结。临床单独送检的淋巴结，应单独取材、计数和报告。

第二节　病理分子诊断

一、常用分子检测方法

近年来分子生物技术不断发展，且食管癌发生发展过程中会涉及一些基因改变，这些基因改变可以作为食管癌诊断的生物标志物，但其诊断价值仍比较有限。目前临床上诊断食管癌常用的分子检测方法有以下几种。

（一）免疫组化方法

免疫组化是一种临床病理上比较常用的检测方法，主要是利用抗原抗体反应原理检测病变组织中存在的抗原及其表达水平，用标记的特异性抗原或抗体在组织细胞原位通过抗原抗体的免疫反应，对相应的抗原或抗体进行定性、定位和定量测定的一种检测方法，以此来确定病变组织是否为恶性肿瘤。该方法可以明确被检测基因的表达水平及组织定位。但这种检测方法通常需要依靠内镜下活检取材，是一种有创性检查方法，其主要是针对病理学检查中难以明确的疾病进行辅助性诊断。

（二）荧光原位杂交技术

该技术是近些年发展起来的一种重要的分子检测方法，其作用机制是将荧光素标记在核酸探针上，用探针检测组织切片或细胞学切片中的靶细胞，通过荧光信号确定受检组织中某些特定基因的改变，从而确定受检组织是否存在异常。该技术也是在组织细胞学标本中进行，与免疫组化方法类似，主要是针对病理学检查中无法明确诊断的病变进行辅助性诊断。由于该技术检测基因转录水平的情况，可以较早发现可能有异常的病变，并进行相应的处理和随访。

（三）实时荧光定量聚合酶链反应技术

该技术是指在聚合酶链反应（PCR）体系中加入荧光基团，利用荧光信号积累实时检测整个PCR进程，最后通过标准曲线对位置模板进行定量分析的方法。这种方法不但能有效检测到基因突变，而且可以准确检测癌基因的表达量，从而可以确定受检组织是否存在异常。

（四）DNA倍体分析

人体正常细胞的DNA含量是二倍体。然而，当正常细胞发生异常变化时，DNA含量可发生异常改变，会出现多倍体（四倍体或八倍体）、异倍体等，而且通常这种DNA倍体改变发生于细胞形态学变化之前，因此DNA倍体分析是一种早期肿瘤的诊断方法。

二、食管癌代表性分子标志物

（一）p53

*p53*基因是一种肿瘤抑制基因，在人体内*p53*可通过阻滞细胞周期、促进细胞凋亡、维持基因组稳定和抑制肿瘤血管生成等发挥抑制肿瘤作用。然而，*p53*基因失活时，其失去了抑制肿瘤形成的作用，就会导致恶性肿瘤形成。目前*p53*基因突变与人类约50%左右的肿瘤发生有关。*p53*异常表达与食管癌变过程关系密切，并且与食管上皮的早期癌变有关。随着正常食管黏膜发展到食管原位癌，p53蛋白的表达率明显升高。食管癌发生过程中产生的p53蛋白可诱发体内p53抗体产生，采用免疫组化方法和放射免疫方法均可以检测到食管组织中的*p53*表达情况，其是食管癌早期诊断的生物学标志物和血清学标志物。

（二）细胞周期蛋白D1

细胞周期蛋白D1（cyclin D1）是由*CCND1*基因编码的，*CCND1*表达上调发生在细胞受到生长因子刺激的癌症早期阶段。*CCND1*异常高表达可导致细胞持续分裂，细胞增殖加速，并最终导致恶性肿瘤形成。有研究发现，*CCND1*在食管癌中的表达明显高于正常食管组织，检测CCND1蛋白可能对食管癌的早期诊断有帮助。

（三）鳞状细胞癌抗原

对食管鳞状上皮细胞癌最敏感的标志物是鳞状细胞癌抗原（squamous cell carcinoma antigen，SCC），其次为癌胚抗原（CEA）和糖类抗原（CA）19-9。SCC在食管癌患者中升高与分期有关，与CEA和CA19-9相比，SCC的特异性最高。SCC、CEA、CA19-9 3个标志物联合测定可显著提高食管癌诊断的敏感性。

此外，随着对食管癌研究的不断深入及研究技术的进步，未来会有越来越多的生物标志物应用于食管癌的早期诊断。目前食管癌的早期诊断还缺乏有效的血清学指标，因此，积极探索新型的早期食管癌诊断的血清生物标志物对食管癌的早期诊断和早期预防非常重要。

参 考 文 献

曹俊杰，夏志华，羊茂荣，2019. 食管癌的钡剂造影与病理结果对照分析. 医药前沿，9（22）：115-116.

陈殿森，陈望，张剑，2020. 影像学检查在食管癌诊治中的应用. 食管疾病，2（3）：228-231.

陈殿森，强军，武聪聪，等，2022. 影像学在食管癌诊断与治疗中的应用. 食管疾病，4（2）：124-127，160.

陈世孝，罗贤斌，陈华平，2011. 食管癌早期数字X射线钡剂造影影像表现分析. 实用医院临床杂志，8（1）：42-44.

丁文龙，2018. 系统解剖学. 3版. 北京：人民卫生出版社.

董维松，2008. X线钡剂造影对早期食管癌的诊断价值. 昆明医学院学报，（4）：170-171.

高子健，苗新中，2022. 食管癌术后吻合口瘘临床诊断中应用CT检查的价值探讨. 影像技术，8（3）：51-56.

国家消化内镜专业质控中心，国家消化系统疾病临床医学研究中心（上海），国家消化道早癌防治中心联盟，等，2019. 中国早期食管癌及癌前病变筛查专家共识意见（2019年，新乡）. 中华消化内镜杂志，36（11）：793-801.

韩萍，于春水，2017. 医学影像诊断学. 4版. 北京：人民卫生出版社.

赫捷，陈万青，李兆申，等，2022. 中国食管癌筛查与早诊早治指南（2022，北京）. 中国肿瘤，31（6）：401-436.

侯卫华，段心科，侯卫东，等，2021. 食管基底层型高级别异型增生临床病理学特征分析. 中华病理学杂志，50（3）：236-241.

黄家晖，顾莹莹，沈楠，等，2023. PET/CT在食管癌中的应用进展. 南京医科大学学报（自然科学版），43（6）：876-880.

黄山丽，宋育林，许建明，2010. 122例早期食管癌的临床和病理分析. 安徽医药，14（1）：69-71.

李继承，曾园山，2018. 组织学与胚胎学. 9版. 北京：人民卫生出版社.

李鹏，王拥军，陈光勇，等，2016. 中国早期食管鳞状细胞癌及癌前病变筛查与诊治共识（2015年·北京）. 中国实用内科杂志，36（1）：20-33.

李鹏，王拥军，陈光勇，等，2017. 中国巴雷特食管及其早期腺癌筛查与诊治共识（2017万宁）. 中国实用内科杂志，37（9）：798-809.

李文实，2021. CT扫描及X-线钡餐在食管癌诊断中的价值研究. 哈尔滨医药，7（6）：114-115.

刘晨旭，常志伟，秦艳茹，2022. 38例食管肉瘤样癌临床病理特征与预后分析. 中华胸心血管外科杂志，8（5）：296-299.

刘晓妮，贺利霞，蒋洁，2018. EUS联合PET-CT检查对食管癌术前T、N分期诊断的临床价值. 中国CT和MRI杂志，16（12）：78-80.

吕平，刘芳，吕坤张，等，2002. 内窥镜发展史. 中华医史杂志，32（1）：10-13.

穆殿斌，仲伟霞，孙菊杰，等，2005. 43例食管基底样鳞状细胞癌临床病理分析. 临床与实验病理学杂志，21（6）：673-675.

任秀芹，2023. 食管癌患者症状群及症状管理策略研究现况. 中华养生保健，41（10）：82-84.

单丹丹，马宜传，2023. X线钡餐造影与CT检查在食管癌诊断中的应用准确性评价. 现代医用影像学，32（10）：1842-1844.

申敬伟，董芳莉，杨海军，2020. 内镜下黏膜剥离术（ESD）标本制片质量控制. 诊断病理学杂志，6（12）：923-924.

石鑫磊，葛小林，狄晓珂，等，2023. PET/CT在食管癌肿瘤区勾画中的应用. 中国CT和MRI杂志，21（7）：77-79.

史黛丝·米尔斯，2021. 病理医师实用组织学. 5版. 薛德彬，陈健，译. 北京：北京科学技术出版社.

孙源源，邵建国，陈萍，等，2002. 反流性食管炎的临床、内镜及病理探讨. 第二军医大学学报，23（12）：1381-1383.

王璐，2021. 基于PET/CT模拟定位系统的靶区勾画对老年食管癌调强放疗心脏的剂量学研究. 当代医学，27（30）：157-159.

王炜，2023. 螺旋CT扫描在食管癌术前分期评估中的应用. 现代医用影像学，32（10）：1845-1848.

王雯，李达周，郑林福，2021. 消化内镜入门及规范操作. 北京：化学工业出版社.

王小玲，刘爽，吴国祥，等，2004. 食管小细胞癌的临床病理分析. 中国肿瘤临床，31（2）：65-68.

王亚东，2019. 食管癌的X线钡餐造影与CT影像诊断分析. 影像研究与医学应用，3（9）：60-61.

王渝，何川，倪凤明，等，2018. 胃肠道活检和内镜下黏膜切除术/内镜下黏膜剥离术标本规范化处理流程要点. 中华病理学杂志，47（11）：865-867.

王允江，2018. 探究X线气钡双重造影与CT诊断食管癌的诊断效果与临床价值. 现代医用影像学，27（6）：1933-1934.

魏毅，务森，朱绍成，等，2016. 3.0T MR高分辨率成像对食管癌侵犯食管黏膜固有层至肌层肿瘤分期诊断的价值. 中华放射学杂志，50（11）：852-855.

翁敏，代正燕，甘志明，等，2022. 常见恶性肿瘤住院患者营养状况及影响因素分析. 肿瘤代谢与营养电子杂志，8（2）：195-199.

细井董三，2013. 标准胃镜检查. 汪旭，李昱骥，周建平，译. 沈阳：辽宁科学技术出版社.

向晓燕，2019. X-线钡餐及CT影像诊断食管癌的价值比较. 现代医学与健康研究电子杂志，3（14）：140-141.

张光岩，2018. X线钡餐造影与CT对食管癌诊断价值分析. 现代诊断与治疗，29（15）：2420-2422.

张兴国，李道堂，张百江，等，2000. 原发性食管腺癌45例临床病理分析. 肿瘤防治杂志，7（1）：50-51.

张砚，陈卫刚，郑勇，2011. CyclinD1 及相关基因在食管癌中的研究进展. 中华全科医学，9（3）：443-444.

张月晓，李萍，陈健，2022. 放大内镜联合窄谱成像与色素内镜对早期食管癌及癌前病变的应用价值. 实用临床医药杂志，8(1)：51-54，66.

郑丽端，杨秀萍，侯晓华，2006. Barrett 食管的临床病理研究进展. 胃肠病学和肝病学杂志，15(1)：73-75.

中华人民共和国国家卫生健康委员会医政医管局，2022. 食管癌诊疗指南（2022年版）. 中华消化外科杂志，8(10)：1247-1268.

周青青，邓娅楠，唐雅莉，等，2023. 食管癌患者症状群评估工具的研究进展. 加速康复外科杂志，6(3)：131-136.

朱夏夏，李飞，2020. ^{18}F-FDG PET/CT 显像在食管癌患者术前分期诊断中的价值. 影像研究与医学应用，4(8)：198-200.

Albrecht M H，Vogl T J，Martin S S，et al.，2019. Review of clinical applications for virtual monoenergetic dual-energy CT. Radiology，293(2)：260-271.

Bhatt A，Kamath S，Murthy S C，et al.，2020. Multidisciplinary evaluation and management of early stage esophageal cancer. Surg Oncol Clin N Am，29(4)：613-630.

Buckstein M，Liu J，2019. Cervical esophageal cancers: challenges and opportunities. Curr Oncol Rep，21(5)：46.

Chu L，Liu S，Guo T T，et al.，2022. Is performance of fluorine-18-fluorodeoxyglucose positron emission tomography/computed tomography（CT）or contrast-enhanced CT efficient enough to guide the hilar lymph node staging for patients with esophageal squamous cell carcinoma. Front Oncol，12：814238.

De Cobelli F，Palumbo D，Albarello L，et al.，2020. Esophagus and stomach: is there a role for MR imaging. Magn Reson Imaging Clin N Am，28(1)：1-15.

Diamantis G，Scarpa M，Bocus P，et al.，2011. Quality of life in patients with esophageal stenting for the palliation of malignant dysphagia. World J Gastroenterol，17(2)：144-150.

Enzinger P C，Mayer R J，2003. Esophageal cancer. N Engl J Med，349(23)：2241-2252.

Große Hokamp N，Höink A J，Doerner J，et al.，2018. Assessment of arterially hyper-enhancing liver lesions using virtual monoenergetic images from spectral detector CT: phantom and patient experience. Abdom Radiol（NY），43(8)：2066-2074.

Guindi M，Riddell R H，2001. The pathology of epithelial pre-malignancy of the gastrointestinal tract. Best Pract Res Clin Gastroenterol，15(2)：191-210.

Hsu S W，Chang J S，Chang W L，et al.，2022. Measuring distance from the incisors to the esophageal cancer by FDG PET/CT: endoscopy as the reference. BMC Gas-troenterol，22(1)：126.

Inoue H，2007. Magnifying endoscopic diagnosis of tissue atypia and cancer invasion depth in the area of pharyngo-esophageal squamous epithelium by NBI enhanced magnification image: IPCL pattern classification//Cohen J. Advanced digestive endoscopy: comprehensive atlas of high resolution endoscopy and narrowband imaging. Malden: Blackwell: 49-66.

Isidro R A，Dong F，Hornick J L，et al.，2021. Verrucous carcinoma of the oesophagus is a genetically distinct subtype of oesophageal squamous cell carcinoma. Histopathology，79(4)：642-649.

Jayaprakasam V S，Gibbs P，Gangai N，et al.，2022. Can ^{18}F - FDG PET/CT radiomics features predict clinical outcomes in patients with locally advanced esophageal squamous cell carcinoma. Cancers，14（12）：3035.

Jiang A R，Wen L M，Ding J W，et al.，2023. Magnifying image-enhanced endoscopy-only mode boosted early cancer diagnostic efficiency：a multicenter randomized controlled trial. Gastrointest Endosc，98（6）：934-943. e4.

John N O，Irodi A，Thomas H M T，et al.，2023. Utility of mid-treatment DWI in selecting pathological responders to neoadjuvant chemoradiotherapy in locally advanced esophageal cancer. J Gastrointest Cancer，54（2）：447-455.

Kassis E S，Kosinski A S，Ross P J，et al.，2013. Predictors of anastomotic leak after esophagectomy：an analysis of the society of thoracic surgeons general thoracic database. Ann Thorac Surg，96（6）：1919-1926.

Knyrim K，Seidlitz H，Vakil N，et al.，1990. Related articles perspectives in "electronic endoscopy". Past，present and future of fibers and CCDs in medical endoscopes. Endoscopy，22（Suppl 1）：2-8.

Lindor N M，McMaster M L，Lindor C J，et al.，2008. Concise handbook of familial cancer susceptibility syndromes - second edition. J Natl Cancer Inst Monogr（38）：1-93.

Liu C，Sun R，Wang J，et al.，2020. Combination of DCE-MRI and DWI in predicting the treatment effect of concurrent chemoradiotherapy in esophageal carcinoma. Biomed Res Int，2020：2576563.

Muto M，Minashi K，Yano T，et al.，2010. Early detection of superficial squamous cell carcinoma in the head and neck region and esophagus by narrow band imaging：a multicenter randomized controlled trial. J Clin Oncol，28（9）：1566-1572.

Palacio D，Marom E M，Correa A，et al.，2018. Diagnosing conduit leak after esophagectomy for esophageal cancer by computed tomography leak protocol and standard esophagram：is old school still the best. Clin Imaging，51：23-29.

Qu J，Zhang Y，Lu S，et al.，2022. Quantitative RECIST derived from multiparametric MRI in evaluating response of esophageal squamous cell carcinoma to neoadjuvant therapy. Eur Radiol，32（10）：7295-7306.

Raza M A，Mazzara P F，2011. Sarcomatoid carcinoma of esophagus. Arch Pathol Lab Med，135（7）：945-948.

Rösch T，1995. Endoscopic ultrasonography in upper gastrointestinal submucosal tumors：A literature review. Gastrointest Endosc Clin North Am，5（3）：609-614.

Short M W，Burgers K G，Fry V T，2017. Esophageal Cancer. Am Fam Physician，95（1）：22-28.

Shuto K，Kono T，Shiratori T，et al.，2020. Diagnostic performance of diffusion-weighted magnetic resonance imaging in assessing lymph node metastasis of esophageal cancer compared with PET. Esophagus，17（3）：239-249.

Sun X，Elston R，Barnholtz-Sloan J，et al.，2010. A segregation analysis of Barrett's esophagus and associated adenocarcinomas. Cancer Epidemiol Biomarkers Prev，19（3）：666-674.

Swisher S G，Maish M，Erasmus J J，et al.，2004. Utility of PET，CT，and EUS to identify pathologic responders in esophageal cancer. Ann Thorac Surg，78（4）：1152-1160；discussion 1152-1160.

Uedo N，Fujishiro M，Goda K，et al.，2011. Role of narrow band imaging for diagnosis of early-stage esophagogastric cancer：current consensus of experienced endoscopists in Asia-Pacific Region. Dig Endosc，23（Suppl 1）：58-71.

van Vliet E P M，Heijenbrok-Kal M H，Hunink M G M，et al.，2008. Staging investigations for oesophageal cancer：a meta-analysis. Br J Caneer，98（3）：547-557.

Vazquez-Sequeiros E，Norton I D，Clain J E，et al.，2001. Impact of EUS-guided fine-needle aspiration on lymph node staging in patients with esophageal carcinoma. Gastrointest Endose，53（7）：751-757.

Wang K，Sun X M，Cao Y，et al.，2018. Risk factors for renal involvement and severe kidney disease in 2731 Chinese children with Henoch-Schnlein purpura：a retrospective study. Medicine，97（38）：e12520.

Wang M T，Chen G，An S J，et al.，2012. Prognostic significance of cyclinD1 amplification and the co-alteration of cyclinD1/pRb/ppRb in patients with esophageal squamous cell carcinoma. Dis Esophagus，25（7）：664-670.

Williams C E C，Toner A，Wright R D，et al.，2021. A systematic review of urine biomarkers in children with IgA vasculitis nephritis. Pediatric Nephrology：Berlin，Germany，36（10）：3033-3044.

Wolff W I，1989. Related Articles Colonoscopy：history and development. Am J Gastroenterol，84（9）：1017-1025.

Xing X，Kuang X，Li X，et al.，2023. Potential use of high-resolution T_2-weighted MRI with histopathologic findings in staging esophageal cancer. Quant Imaging Med Surg，13（1）：249-258.

Xu Y J，Li R，Chen J M，et al.，2023. Use of immunohistochemical p53 mugant-phenotype in diagnosis of high-grade dysplasia of esophageal squamous epithelia. Dig Dis，41（5）：685-694.

Yanai Y，Hayashi T，Tsuyama S，et al.，2022. Clinicopathological and mutational analysis of esophageal basaloid squamous cell carcinoma. Virchows Arch，481（3）：477-487.

Yokoyama A，Ichimasa K，Ishiguro T，et al.，2012. Is it proper to use non-magnified narrow-band imaging for esophageal neoplasia screening? Japanese single-center，prospective study. Dig Endosc，24（6）：412-418.

Zhang Y，Li C，Chen M，2018. Prognostic value of immunohistochemical factors in esophageal small cell carcinoma（ESCC）：analysis of clinicopathologic features of 73 patients. J Thorac Dis，10（7）：4023-4031.

Zhao K，Chu F，Wang Z，et al.，2023. Aorta and tracheobronchial invasion in esophageal cancer：comparing diagnostic performance of 3.0-T MRI and CT. Eur Radiol，33（7）：4962-4972.

Zheng Q，Zhang L，Tu M，et al.，2021. Development of a panel of autoantibody against NSG1 with CEA，CYFRA21-1，and SCC-Ag for the diagnosis of esophageal squamous cell carcinoma. Clin Chim Acta，520：126-132.

Zhong L，Li H，Chang W，et al.，2023. TP53 mutations in esophageal squamous cell carcinoma. Front Biosci（Landmarg Ed），28（9）：219.

Zopfs D，Große Hokamp N，Reimer R，2021. Value of spectral detector CT for pretherapeutic， locoregional assessment of esophageal cancer. Eur J Radiol，134：109423.

Zopfs D，Laukamp K R，Pinto dos Santos D，et al.，2019. Low-keV virtual monoenergetic imaging reconstructions of excretory phase spectral dual-energy CT in patients with urothelial carcinoma：a feasibility study. Eur J Radiol，116：135-143.

第三篇

治 疗 篇

第七章 肿瘤的多学科协作诊疗

国家癌症中心公布的肿瘤统计资料显示，我国恶性肿瘤的发病和死亡均呈持续上升态势，每年用于恶性肿瘤防治的医疗费用巨大，患者经济负担严重，防控形势严峻。恶性肿瘤属于慢性病，发病原因复杂多样，在治疗过程中通常涉及多个学科，传统的单一诊疗模式已不能适应恶性肿瘤防治的需要，多学科协作诊疗（multidisciplinary treatment，MDT）模式逐渐得到发展，成为肿瘤诊疗的国际新趋势。

20世纪50年代MDT模式正式被梅奥医学中心（Mayo Clinic）提出和应用，2007年英国卫生部将MDT定义为"不同医学专业的医护人员在特定的时间聚在一起讨论一个特定患者的情况，并对患者的诊断和治疗做出决策，其中每名医护人员都能做出独立的贡献"。也就是说，MDT模式是由不同学科的专业人员组成的，针对某疾病以定期会议形式在综合各学科意见的基础上为患者制定出最佳治疗方案。该模式能够让患者获得更好的治疗，也能提高医院的诊疗水平。与传统诊疗模式相比，MDT模式是为实现"以患者为中心"的医疗理念而建立的一种新型诊疗模式。

在肿瘤领域，美国首次提出肿瘤MDT的概念，通常由肿瘤内科、肿瘤外科、放射科、放疗科、呼吸内科、介入科、麻醉科、营养科、心理科等多个学科领域的专家共同参与癌症患者的管理工作。自20世纪90年代以来，肿瘤MDT模式在欧洲和美国迅速发展，至今，MDT模式已成了欧美国家肿瘤诊疗的标准模式和国家医疗的重要组成部分。20世纪80年代初，我国首次提出了"多学科整体医疗"的理念，在相关政策的引导和推进下，国内的肿瘤MDT模式得到了迅速发展。目前国内的肿瘤MDT模式主要有2种：一种是多学科门诊，即患者在门诊就诊时就由多学科医生联合对患者进行现场诊断；另一种是目前肿瘤MDT最常见和最主要的形式，即多学科讨论会议，该形式围绕某肿瘤病种成立多学科协作团队，通过讨论会议的形式对患者的分期诊断及治疗进行判断和讨论，形成确切的诊疗意见，然后严格执行方案，并进行记录和随访。此外，随着信息化的发展，还逐渐演化出了线上讨论会形式，即网络MDT。现行的肿瘤MDT模式的基本流程是患者来医院就诊，临床主管医师根据患者诉求判断是否需要进行MDT

讨论，确认需要进行MDT讨论后，由小组秘书和主管医师负责收集和提交患者的病例资料；之后邀请MDT专家开展多学科讨论，讨论基于患者的客观数据并结合循证医学证据进行综合评估，最后汇总各方面意见形成最佳诊疗方案；在综合方案制订后由多学科团队严格执行治疗方案，并进行后续的随访和再讨论工作。

在食管癌患者治疗过程中，疾病本身特点、治疗周期长等因素对患者身体营养状况、免疫功能有不小的影响，甚至会合并多种不良反应。协调统一进行护理干预，将传统专科专治的护理理念除旧布新，针对专科疾病、心理健康、不良反应、起居饮食和治疗相关威胁等进行协同护理，建立多方面联合团队，共同为患者量身制订个体化及规范化的综合治疗护理方案，对患者疾病康复极其重要。

现代医学模式由生物医学模式转变为生物—心理—社会医学模式，疾病的治疗理念从单纯追求生存时间延长转变为延长生存时间的同时保持生命质量，疾病的诊治方式也随之发生变化；同时，现代医疗服务的发展越来越重视患者的体验和满意度，从以疾病为中心发展为以患者为中心，以患者的需求为导向。肿瘤MDT模式可以减少误诊、缩短患者诊疗时间、改善就医体验、实现卫生资源有效整合，使患者获益最大化，从而更好践行"以人为本""以患者为中心"的服务理念。

第八章　食管癌的内科治疗

除了少数早期食管癌可以单纯手术治疗外，绝大部分食管癌需要综合治疗，如传统手术+放化疗。近年来，随着分子靶向治疗、免疫治疗药物的出现和参与治疗时机的不断前移，内科治疗在食管癌综合治疗中发挥着越来越大的作用。目前，内科治疗在食管癌中主要应用包括针对局部可手术晚期患者的新辅助治疗、辅助治疗及针对复发性及转移性食管癌的治疗。

进行内科系统治疗前，需要对患者及病情进行评估。进行系统性药物治疗前需要进行的检查评估如下：①评估肿瘤情况，利用病理和细胞学检查明确病理类型，通过病史、体格检查、影像学检查明确疾病的范围、分期等基础情况，以确定治疗目标。治疗前应行影像学评估，视具体情况留作基线资料，方便治疗后对比疗效或长期随访。②评估患者身体条件，患者应一般状况良好，ECOG PS评分0~1分（详见后文化疗方案及ECOG PS评分）。治疗开始前1周内行血常规、肝肾功能、心电图等检查。心、肝、肾和造血功能无明显异常。血常规中性粒细胞绝对值≥$1.5×10^9$/L、血小板计数≥$80×10^9$/L、血红蛋白≥80g/L者可考虑治疗。③评估合并疾病情况。患者应无活动性消化道穿孔出血、胃肠梗阻、肺栓塞、休克等严重并发症。若合并非肿瘤性发热，体温应在38℃以下。

食管癌的内科治疗包括化疗、靶向治疗、免疫治疗。不同的治疗方法适用于不同的人群，有些患者可能需要单纯化疗，有些患者可能需要靶向治疗联合化疗，有些患者可能需要免疫治疗联合化疗或免疫治疗联合靶向治疗，或者单纯采取免疫治疗，不同的治疗方法可以交叉、序贯使用或联合使用。

那么靶向治疗、免疫治疗和化疗有什么区别呢？

1. 针对性不同　化疗是用一些有杀灭细胞活性的化学药物杀死癌细胞，这些化学药物将凡是高速分裂生长的细胞都认为是癌细胞，所以体内高速生长的其他细胞（骨髓细胞、毛囊细胞、消化道黏膜细胞等）也会被化疗药物杀灭。因此患者会出现血常规异常、脱发、口腔溃疡、腹泻等各种化疗相关不良反应。化疗对患者的血常规、肝肾功能、心功能及体力状态有较高要求，如果各项基本指标不达标，则不能进行化疗。

靶向治疗是通过识别肿瘤细胞表面的一些特异性蛋白，实现有目的地相对准确地杀死肿瘤细胞。但是靶向治疗药物并不是所有患者都可以使用，通常靶向治疗需要检测靶点，只有靶点匹配的患者使用靶向药物才有效。例如，针对HER-2的靶向药物曲妥珠单抗，仅对HER-2阳性（免疫组化HER-2+++，或免疫组化HER-2++进一步行FISH检测阳性）的患者有效，而对于HER-2阴性（免疫组化HER+，或者HER++但是FISH/HER-）的患者无效。

免疫治疗是近几年的热点，它主要是通过激活人体的免疫细胞，利用机体自身的免疫细胞杀伤肿瘤细胞。但是同一种免疫治疗药物针对不同的机体、不同的病种发挥的作用不同，免疫治疗效果的大小主要取决于机体的免疫细胞可以激活的程度，激活不足效果不好，但是过度激活会造成各种免疫不良反应。因此对于恶病质终末期、免疫力衰退的患者，使用免疫治疗通常效果很差，临床上不推荐采用免疫治疗。

化疗药物通常是宁可错杀也不放过；而靶向治疗药物则相反，其宁可放过也不错杀。靶向治疗药物需要与基因检测相匹配，这样患者才能从治疗中获益。与前两种治疗方法不同的是，免疫治疗主要是通过免疫治疗药物借助自身免疫系统识别癌细胞，以此达到杀死癌细胞的目的。也就是说，免疫治疗有利于帮助机体免疫系统重新建立识别癌细胞的能力。由于免疫治疗的"武器"是人体自身的免疫系统，免疫治疗药物只是起到衔接及激活作用。免疫治疗到底能发挥多大的作用取决于体内的免疫细胞激活的程度。

2. 不良反应不同　化疗带来的不良反应包括了抑制代谢速度快的正常细胞如毛囊细胞、消化道黏膜细胞、骨髓造血细胞等而出现的脱发、口腔溃疡、胃胀、呕吐及白细胞、红细胞和血小板下降等。

靶向治疗药物的不良反应相对较少，主要是皮疹、胃肠道反应、肝肾毒性及血液学毒性，但是大部分较轻微。

免疫治疗的不良反应可以表现在全身各个方面，类似于风湿免疫病。所以在采用免疫治疗前，必须对患者进行仔细筛查。免疫治疗是激活自身免疫细胞杀伤肿瘤细胞。但是如果过度激活自身免疫细胞，就会导致免疫不良反应。因此，有自身免疫疾病的患者，如系统性红斑狼疮、自身免疫性肝炎、溃疡性结肠炎、免疫性肾炎、重症肌无力、间质性肺炎、心肌炎等疾病，可能并不适合免疫治疗。免疫治疗常见的不良反应包括免疫性肺炎、免疫性肝炎、免疫性结肠炎、皮疹、甲状腺功能异常、皮质醇功能减退等。但是免疫治疗的不良反应并不局限于以上几个方面。由于免疫反应是全身性的，所以不良反应可以涉及全身的各个器官。另外，只要既往采用过免疫治疗，即使停用了免疫治疗药物，免疫治疗的不良反应仍有可能会出现。所以，在采用免疫治疗之前一定要进行严格筛选。结合患者的体质及免疫表达的指标，选择合适可能有效的人群。具体免疫治疗的不良反应处理见后面章节。

　　化疗基本上适用于所有的人群（除非体质差，不能耐受，或者有重要器官功能如心、肝、肾功能不全者），食管癌患者大部分需要化疗，有术前为了提高手术切除率、改善生存的新辅助化疗；有局部晚期食管癌进行的同步放化疗；有针对晚期转移性食管癌的化疗。每个阶段采取化疗的目的不同，药物也有区别。

　　靶向治疗药物主要有抗HER-2单抗、抗VEGR单抗、抗EGFR单抗及阿帕替尼和安罗替尼等小分子酪氨酸激酶抑制剂（TKI）。目前靶向治疗药物在食管癌上仅局限于晚期转移性或复发性食管癌的治疗，在新辅助及术后辅助治疗中尚无依据。

　　抗HER-2药物必须检测HER-2表达，HER-2不表达或低表达（HER-2–/+）的患者效果欠佳，HER-2表达阳性（HER-2+++或HER-2++/FISH+）的患者效果较好。抗HER-2药物包括曲妥珠单抗，帕妥珠单抗，小分子TKI（如吡咯替尼），TDM1药物，抗体药物偶联物（ADC）如维迪西妥单抗、DS-8201等。此类药物主要针对食管胃结合部腺癌/食管腺癌伴HER-2表达阳性的晚期食管癌患者，HER-2不表达或低表达的食管胃结合部腺癌/食管腺癌及食管鳞状细胞癌均不适用。安罗替尼和阿帕替尼作为小分子抗血管生成药物的代表，在食管癌中通常作为晚期初始治疗失败后的选择，可以联合化疗或免疫治疗，也可以单用。

　　免疫治疗近几年在抗肿瘤治疗中的应用越来越多，其最早用于无标准治疗的后线食管癌，但是随着近几年临床试验数据的不断更新，食管癌的治疗已经从后线单药免疫治疗，推进到晚期食管癌的一线免疫治疗联合化疗，再到术后辅助免疫治疗。最近，食管癌术前新辅助治疗采用免疫治疗联合化疗及双免治疗的临床项目也初步取得不错的效果。目前免疫治疗在临床上的适用对象是针对HER-2阴性的人群，在HER-2阴性的患者中，免疫治疗联合化疗是一线金标准，但是HER-2表达阳性可能也不是免疫治疗的绝对禁忌证，目前有正在进行的临床项目采用抗HER-2药物联合免疫疗法治疗HER-2阳性的晚期食管癌患者，初步效果还不错，但是距离临床上应用可能还有一段时间。

　　在目前的共识中，HER-2阳性选择抗HER-2治疗联合化疗，HER-2阴性选择免疫治疗联合化疗或单纯化疗是公认的治疗方案。但是免疫治疗联合化疗到底较化疗可提高多少疗效呢？众说纷纭，大多数专家认为与患者肿瘤组织中的免疫表达检测指标程序性死亡蛋白配体1（PD-L1）表达（CPS评分）是有一定相关性的。

第一节　化　疗

　　食管癌化疗通常选择顺铂联合氟尿嘧啶（PF）方案，或者紫杉醇联合顺铂

（TP）方案。除了紫杉醇、顺铂、氟尿嘧啶这三种常用的药物，在复发性和转移性食管癌中，也可以使用白蛋白结合型紫杉醇、伊立替康、吉西他滨、长春瑞滨等。

多数化疗采用两药联合；对于体质好的年轻患者，可以采用三药联合；对于高龄或体质差的患者，可以选用单药化疗，或者无化疗方案，如单用免疫治疗或阿帕替尼或者安罗替尼。对于晚期转移性或复发性患者，可以采用化疗联合免疫治疗或靶向治疗。

采取何种化疗方案主要取决于肿瘤的分期及治疗的目的：用于部分可手术患者的术前新辅助化疗，主要目的是缩瘤、降低肿瘤分期、提高手术切除率；配合放疗进行的同步化疗，目的是提高肿瘤放疗的效果；针对晚期转移性患者进行的姑息化疗，主要目的是延长生存时间，减轻患者的症状；用于局部胸腔积液、腹水时的局部灌注化疗主要目的是控制胸腔积液、腹水生长。

化疗禁忌证：白细胞计数 $< 4.0 \times 10^9$/L 或血小板计数 $< 80 \times 10^9$/L 者；肝肾功能异常者；心功能不全者；长期卧床不能自理、一般状况差者；有严重感染者。

第二节 靶向治疗

经过多年临床实践，食管癌的靶向治疗也获得了一定的突破，特别是在针对 HER-2、VEGF、EGFR 这三个驱动基因方面。

一、针对 HER-2 的靶向治疗——抗 HER-2 单抗

HER-2 全称是人表皮生长因子受体2，它在肿瘤细胞上出现高表达时，就会促进癌细胞生长、转移。据统计，15%～43% 的食管腺癌表现为 HER-2 阳性。

近年来，随着靶向治疗药物的研发，HER-2 靶点在多个癌种（如乳腺癌、胃癌、肠癌、肺癌等）治疗中越来越受到重视。对于胃癌的抗 HER-2 治疗，许多经验都借鉴于乳腺癌。目前，胃癌的 HER-2 靶向治疗主要根据免疫组化（IHC）3+ 或 IHC 2+/FISH+ 判断为可获益人群，而对于 IHC1+ 的 HER-2 低表达或 HER-2 阴性患者的标准治疗以免疫治疗联合化疗为主。

代表性药物为曲妥珠单抗、帕妥珠单抗等。

1. 曲妥珠单抗

（1）适应证：曲妥珠单抗被批准用于 HER-2 阳性的晚期食管腺癌患者，一线治疗时联合化疗使用；如果一线治疗时没有使用曲妥珠单抗，在二线治疗中可以联合化疗使用。

（2）疗效研究：在晚期HER-2阳性的食管癌治疗中，曲妥珠单抗联合化疗与单纯化疗比较，患者的总生存期延长了近5个月。主要的不良反应包括心脏毒性（发生率13%）、消化道反应（恶心、呕吐和腹泻，发生率5%）、肌肉骨骼疼痛（发生率5%）等。其中，绝大多数心脏毒性是可逆的，中重度心脏毒性发生率小于2%。因此心功能不全的患者慎用，并且每次使用前需要复查心电图、心脏彩超及心肌酶、脑钠肽（BNP）等相关指标。

2. 帕妥珠单抗　目前不被常规推荐应用于食管癌的治疗。有研究显示，单独使用帕妥珠单抗联合化疗时，并没有显著改善HER-2阳性晚期食管癌患者的预后。因此，通常帕妥珠单抗和曲妥珠单抗需要联合使用。

3. 抗体药物偶联物（ADC）　DS-8201是靶向HER-2的ADC，是曲妥珠单抗或曲妥珠单抗联合帕妥珠单抗治疗耐药后的选择，既往研究显示其后线治疗HER-2阳性晚期乳腺癌、肺癌、胃癌等多个癌种都有令人满意的疗效。在2020年欧洲肿瘤内科学会（ESMO）大会上，公布了DS-8201治疗HER-2低表达晚期胃腺癌或食管下段胃结合部癌的疗效。DS-8201不仅对HER-2阳性患者的治疗效果优于常规化疗，而且对HER-2低表达患者同样展现了可观且持久的疗效。此外，我国自主研发的药物RC48（维迪西妥单抗）也展示出了对HER-2阳性胃癌患者后线治疗的良好效果，肿瘤缩小率可以达到近1/4，且其对HER-2 IHC2阳性/FISH阴性患者也有一定疗效。目前维迪西妥单抗已经取得HER-2阳性胃癌二线医保适应证。可以作为胃癌一线抗HER-2失败后的选择。

二、针对VEGF的靶向治疗

VEGF全称为血管内皮生长因子，顾名思义，它可以促进肿瘤血管形成，为肿瘤生长提供营养。抗VEGF药物可以抑制肿瘤血管形成、掐断肿瘤补给的生命线。

因为基本上所有的肿瘤都需要新生血管供应养分，所以临床上一般会默认肿瘤表达VEGF，而不用检测。

目前抗VEGF药物已经获批在晚期食管癌的二线、三线治疗中使用。

1. 雷莫芦单抗

（1）适应证：2014年，美国食品药品监督管理局（FDA）批准其可以联合紫杉醇一线治疗晚期食管癌；或者单独用于铂类化疗失败的晚期食管癌。但该药尚未在国内上市，临床应用上有一定限制。

（2）疗效：在655例晚期食管癌患者中，使用雷莫芦单抗联合化疗的生存时间比单纯化疗的长2.2个月。

（3）不良反应：研究显示，雷莫芦单抗主要的不良反应为高血压、皮疹、腹泻和骨髓抑制，发生率为5%～14%，严重不良反应少见。

2. 安罗替尼

（1）适应证：安罗替尼是我国自主研发的一种抗VEGF的小分子酪氨酸激酶抑制剂。2019年其作为晚期食管鳞状细胞癌的标准二线治疗药物之一，现已被写入《中国临床肿瘤学会（CSCO）食管癌诊疗指南2024》。

（2）疗效：单用安罗替尼治疗晚期食管鳞状细胞癌，肿瘤平均进展时间推迟了2个月。

（3）不良反应：主要是高血压、蛋白尿、皮疹等。安罗替尼的不良反应发生率低。安罗替尼使用期间应该常规检测血压、尿常规。安罗替尼有3个规格：12mg、10mg、8mg。对于有严重皮肤反应或血压、蛋白尿不能控制者，可以下调剂量或从小规格用起。

3. 阿帕替尼

（1）适应证：阿帕替尼也是我国自主研发的一种抗VEGF药物，目前推荐用于晚期食管腺癌的二/三线治疗。

（2）疗效研究：阿帕替尼联合化疗有效率为88.9%，单纯化疗有效率只有11.1%，阿帕替尼联合化疗将肿瘤进展时间推迟了近2个月。

（3）不良反应：主要为高血压、蛋白尿和皮疹，程度较轻且可以控制，没有出现严重不良反应。

另外，还有一些抗VEGF药物也进入了食管癌的临床研究中，包括索拉非尼、舒尼替尼等，都显示出一定的治疗效果，但仍需要进一步验证。

三、针对EGFR的靶向治疗

EGFR全称为表皮生长因子受体，同人表皮生长因子受体2（HER-2）一样，其也可以促进癌细胞生长、转移。据统计，约1/3的食管腺癌和70%的食管鳞状细胞癌患者存在EGFR阳性。

目前代表药物有西妥昔单抗、尼妥珠单抗、吉非替尼、厄洛替尼等。尽管这些药物在肺癌、大肠癌等治疗中都有突出的表现，但在食管癌治疗中的表现却不尽相同。其中，被认为最有潜力的药物为尼妥珠单抗和厄洛替尼。

1. 尼妥珠单抗　是我国首个用于治疗EGFR阳性癌症的单克隆抗体类药物。研究发现，与化疗相比，尼妥珠单抗治疗晚期食管鳞状细胞癌的效果更好。

另外，尼妥珠单抗还能增加食管癌对放疗的敏感性，联合放疗可能是预防EGFR阳性食管癌局部复发的有效手段。

2. 厄洛替尼　研究显示，在老年进展期食管癌患者中，厄洛替尼联合放疗与常规根治性同步放化疗比较，治疗的依从性较好，在有效率和5年生存率方面，两组没有太大差别，厄洛替尼联合放疗血液学毒性更小。

尽管目前抗EGFR单抗并没有被推荐用于食管癌的治疗，但在有限的临床研究中，该类药物还是表现出了一定的疗效，未来可能作为食管癌靶向治疗的潜在选择。

目前多种靶向治疗药物（如曲妥珠单抗、雷莫芦单抗、安罗替尼、阿帕替尼等）已经被广泛应用于临床，使食管癌治疗的有效率和安全性都得到了显著的提升。

更多的临床研究也在不断进行中，随着医学的进步，精准靶向治疗必将为食管癌患者带来新的希望。

第三节　免疫治疗

随着免疫治疗在黑色素瘤和肺癌等多个领域取得突破性进展，临床逐渐开启了免疫治疗用于晚期食管癌患者的探索。最早的探索开始于食管癌的三线治疗。2017年对纳武利尤单抗在晚期食管鳞状细胞癌中的应用进行了探索。对于既往接受过氟尿嘧啶类/铂类/紫杉类药物治疗失败后或不可耐受的晚期食管癌患者，纳武利尤单抗明显延长了总生存期，提高了肿瘤治疗应答率。

随后也证实了帕博利珠单抗对晚期转移性食管癌或食管胃结合部腺癌、体力状态好的患者治疗的效果。其中针对食管鳞状细胞癌和CPS评分≥10分的患者中位生存期更长。而且近1/3的患者实现疾病控制，近40%的患者肿瘤缩小。

我国程序性死亡蛋白-1（PD-1）抑制剂卡瑞利珠单抗、信迪利单抗同样也推动了国产PD-1抑制剂在食管癌二线治疗的进程。以上药物较化疗相比，均提高了患者的生存期。

以上均是晚期转移性或复发性患者在化疗失败后使用免疫治疗药物的疗效，目前免疫治疗已经全面进入一线治疗，即患者在初次诊断为晚期不可手术时就可接受免疫治疗联合化疗，已有多项数据证明免疫治疗药物一线使用可以发挥更好的疗效。

目前可用于食管癌晚期一线治疗的免疫治疗方案如下：帕博利珠单抗（Keytruda，K药）联合化疗（铂类药物+氟尿嘧啶）；纳武利尤单抗（Opdivo，即O药）与氟尿嘧啶和含铂化疗联用；纳武利尤单抗与伊匹木单抗（Y药）联用；卡瑞利珠单抗联合紫杉醇和顺铂（TP）治疗；信迪利单抗联合化疗；特瑞普利单抗联合化疗。

帕博利珠单抗联合化疗（顺铂+氟尿嘧啶）可一线治疗局部晚期不可切除性或转移性食管癌和食管胃结合部腺癌。与化疗相比，帕博利珠单抗联合化疗显著延长总生存期2.6个月。

纳武利尤单抗联合化疗，或者纳武利尤单抗联合应用伊匹木单抗，不论PD-L1的表达如何，总生存期约延长6个月，疾病无进展时间延长约2.5个月。

国产的PD-1抑制剂效果也不错，卡瑞利珠单抗联合紫杉醇和顺铂（TP）相比于单纯化疗显著延长晚期食管鳞状细胞癌患者的中位总生存期约3个月；信迪利单抗联合化疗与单纯化疗相比，信迪利单抗联合化疗组中位总生存期延长4.2个月；而在PD-L1 CPS评分≥10分的患者中，效果更明显，信迪利单抗联合化疗组患者中位总生存期达到17.2个月；特瑞普利单抗联合化疗组，患者的中位总生存期显著延长至17个月，较单纯化疗延长多达6个月（11.0个月）。当然不同的临床研究入组患者的人种不同，基本状态不同，PD-L1表达率不同，得出的数据也有差异，在临床中具体使用哪种免疫治疗药物需要综合考虑多种因素，但是以上多项研究均一致表明了免疫治疗联合化疗较单纯化疗效果更佳。

精准筛选目标人群和联合治疗将成为晚期食管癌的治疗的主要方向。目前潜在的免疫标志物包括PD-L1阳性，肿瘤突变负荷（TMB），微卫星不稳定性（MSI），T细胞炎症基因表达谱。但是到底哪一个指标可以精准预测尚无定论。

第四节　内科治疗整体策略

食管癌患者仅有少数可以通过体检或早癌筛查查出早期癌，其可单纯手术或者胃镜下微创治疗。大多数有临床症状的患者通常是中晚期，推荐进行术前新辅助治疗，一方面通过术前治疗可以争取转化为可手术患者，改善生存；另一方面食管癌患者手术后体质下降，对治疗耐受性差，所以对于中晚期患者，术前新辅助化疗或新辅助同步放化疗显得尤其重要。对于一发现即为晚期转移性患者或者手术后复发的患者，治疗多采用化疗联合免疫治疗或者靶向治疗，其中体质差的患者，仅给予营养支持治疗或姑息治疗。

一、新辅助治疗

食管癌侵犯至黏膜下层以上或者伴有淋巴结转移定义为局部进展期食管癌，推荐对此类患者施行术前新辅助治疗。

（一）新辅助放化疗

目前数据认为无论鳞状细胞癌还是腺癌均可从新辅助放化疗中受益，但是鳞状细胞癌从新辅助放化疗中受益更大，腺癌从新辅助化疗中受益更大。

2008年，荷兰学者启动的临床研究（CROSS研究）对术前放化疗联合手术与单纯手术治疗食管癌和食管胃结合部癌的疗效进行了对比。术前放化疗组采用紫杉醇＋卡铂每周方案化疗，并同期放疗（总剂量41.4Gy）。CROSS研究证实术前放化疗组的中位生存期显著优于单纯手术组（49个月 vs 26个月）。它奠定了局部晚期可切除食管癌术前同步放化疗全球标准治疗的地位。该研究显示，术前放化疗能够明显改善可治愈的食管癌或食管胃结合部癌患者的总生存期，且不良事件均在可接受范围。目前，新辅助放化疗联合手术是局部晚期食管癌患者的"治愈性"治疗措施。2021年4月23日该研究在随访10年后，仍证实了新辅助放化疗相对于单纯手术的生存优势，同时病理类型分层分析提示鳞状细胞癌新辅助放化疗获益远高于腺癌。故此，术前新辅助同步放化疗仍可作为可切除局部晚期食管癌/食管胃结合部癌的标准推荐。

中国8家大型食管癌中心共同完成的前瞻性随机对照临床研究NEOCRTEC5010研究与国外的CROSS研究结果一致，对于胸段食管鳞状细胞癌，术前新辅助同步放化疗应成为局部进展期患者的首选治疗模式，其有助于肿瘤降期、提高根治性切除率、改善预后。

（二）新辅助化疗

新辅助化疗有利于肿瘤降期、消灭全身微小转移灶，观察肿瘤对该化疗方案的反应程度，指导术后化疗。对于可手术切除的局部晚期食管鳞状细胞癌患者，可考虑行新辅助化疗，包括cTis～2N1～3M0 或cT3～4aNanyM0期颈段、胸段食管癌。可手术切除的局部晚期食管下段及食管胃结合部腺癌推荐围术期化疗或新辅助化疗，包括cTis～2N1～3M0 或cT3～4aNanyM0期或可疑cT4b期食管胃结合部腺癌。

COG9907研究是食管鳞状细胞癌新辅助化疗的经典研究，术前顺铂＋氟尿嘧啶两药方案（CF方案）新辅助化疗组患者5年总生存期明显优于术后辅助化疗组。据此，顺铂＋氟尿嘧啶新辅助化疗加系统性淋巴结清扫被推荐为可切除cⅡ～cⅢ期食管癌的标准治疗模式。

目前已有数据证实术前单纯新辅助放疗效果欠佳，不能作为标准治疗，但是到底术前新辅助放化疗更优，还是术前新辅助化疗更优，这个问题一直是争论的热点。

为了解决这个问题，日本于2013年启动了JCOG1109三期临床研究，比较顺铂＋氟尿嘧啶方案新辅助化疗、多西他赛＋顺铂＋氟尿嘧啶方案新辅助化疗与顺铂＋氟尿嘧啶方案新辅助放化疗治疗局部进展期食管鳞状细胞癌的疗效差异。

JCOG1109研究表明作为局部晚期食管鳞状细胞癌的新辅助治疗方案，多西他赛＋顺铂＋氟尿嘧啶三药化疗相较于顺铂＋氟尿嘧啶两药化疗显著改善了总生存期，且毒性可控。多西他赛＋顺铂＋氟尿嘧啶三药化疗方案可作为一种新的食管鳞状细胞癌标准新辅助治疗方法。

但是关于术前新辅助同步放化疗更优还是新辅助化疗更优，目前还没有结论，多数专家认为食管鳞状细胞癌术前更倾向新辅助同步放化疗，食管腺癌更倾向术前新辅助化疗。

（三）新辅助免疫治疗联合化疗

目前针对食管癌的免疫治疗联合化疗仍处于临床研究阶段，距离临床应用还有一段距离。

局部进展期食管癌新辅助免疫治疗：国内外有多项相关的临床项目正在进行中，初步结果显示，进行新辅助免疫治疗联合同步放化疗后行食管癌切除术安全可行，肿瘤完全切除率更高，病理缓解更彻底。目前，新辅助免疫治疗联合化疗、新辅助免疫治疗联合放化疗及单纯新辅助免疫治疗等多种治疗模式并存。

二、根治性同步放化疗

同步放化疗是食管鳞状细胞癌非手术治疗的标准方法。经外科评估不可切除的cT4bNanyM0期食管癌患者，或拒绝手术治疗者，推荐行根治性同步放化疗。

20世纪80年代，美国肿瘤放射治疗协作组（RTOG）的RTOG 8501和RTOG 9405研究确定了食管鳞状细胞癌同步放化疗中的化疗方案为PF（顺铂＋氟尿嘧啶）方案（具体化疗方案见"化疗方案及ECOG PS评分"）。

20世纪90年代，经过一些小样本Ⅱ期研究后，对食管鳞状细胞癌敏感性高且有放射增敏作用的紫杉醇开始逐步在食管鳞状细胞癌的根治性同步放化疗中应用。目前，在国内外的临床工作中，PF方案和紫杉醇为主的双药联合方案是食管鳞状细胞癌同步放化疗中的两个主要化疗方案，但此两种方案的疗效孰优孰劣尚缺乏大样本、随机对照研究。复旦大学附属肿瘤医院赵快乐教授发起了ESO-Shanghai 1研究，其是一项多中心、随机、开放的Ⅲ期研究，旨在局部晚期食管鳞状细胞癌中，评估患者接受紫杉醇联合氟尿嘧啶的同步放化疗3年生存率是否高于标准顺铂联合氟尿嘧啶方案。截至目前，两组的无复发生存和无转移生存无显著差异。该研究未在局部晚期食管鳞状细胞癌中证实紫杉醇联合氟尿嘧啶的放化疗方案在生存期方面优于标准顺铂联合氟尿嘧啶方案，因此顺铂联合氟尿嘧啶方案仍然是局部晚期食管癌根治性放化疗的标准化疗方案。

另外一项由河南科技大学第一附属医院高社干发起的NCT02025036研究，即卡培他滨单药或联合奥沙利铂与顺铂＋氟尿嘧啶方案在中国食管鳞状细胞癌根治性同步放化疗中的多中心、开放、随机对照研究，3年随访结果显示卡培他滨单药联合放疗效果并不劣于联合方案，目前长期随访仍在进行中。

随着靶向治疗的发展，研究者在同步放化疗联合靶向治疗方面也进行了探索，主要是应用抗EGFR药物，虽无重大突破，但已曙光微现。

三、辅 助 治 疗

（一）辅助化疗

食管鳞状细胞癌根治术后是否常规进行辅助化疗仍存在争议，对于存在高危因素（T4a及N1～3期）的患者，可考虑行辅助化疗或放化疗。食管下段及食管胃结合部腺癌术后辅助化疗的证据来自围术期化疗的相关研究，对于术前行新辅助化疗并完成根治术的患者，术后可沿用原方案行辅助化疗，术后辅助化疗通常在术后4周以后开始。

（二）辅助免疫治疗

对于新辅助放化疗并且根治性切除术后（R0切除）但病理有残留病变（即未达术后病理完全缓解）的Ⅱ期或Ⅲ期食管癌或食管胃结合部癌患者，建议接受纳武利尤单抗治疗1年。

辅助免疫治疗的依据来自CheckMate 577研究，新辅助放化疗联合采用食管癌根治术治疗后，微小残余病灶（minimal residual disease，MRD）可能是复发和转移的根源。纳武利尤单抗辅助治疗相比对照组可延长10.7个月的无远处转移生存期，这一点意义重大。因为食管癌新辅助同步放化疗＋手术三联治疗后复发的主要原因是远处转移，辅助免疫治疗可能会通过对微小残余病灶进行"斩草除根"减少远处转移。当然，CheckMate 577研究目前只有无病生存期（DFS）的数据，总生存期（OS）数据还未成熟，在试验组中位无病生存期提高1倍的大幅优势下，能否后续成功转化为总生存期延长，尚需要时间验证。

四、晚 期 治 疗

（一）一线治疗

对于初诊晚期转移性食管癌患者或手术后第1次复发转移的食管癌患者，如能耐受，建议行系统性药物治疗。

目前，免疫检查点抑制剂PD-1联合化疗已经成为晚期食管癌一线治疗的标准方案。对于晚期食管癌和食管胃结合部癌（包括鳞状细胞癌和腺癌）的患者，一线治疗可在顺铂＋氟尿嘧啶化疗方案的基础上联合帕博利珠单抗；对于晚期食管胃结合部腺癌患者，一线治疗可在奥沙利铂+氟尿嘧啶类药物的基础上联合纳武利尤单抗；对于晚期食管鳞状细胞癌患者，一线治疗可在紫杉醇+顺铂化疗的基础上联合卡瑞利珠单抗/特瑞普利单抗/信迪利单抗。对于不适合接受免疫检查点抑制剂治疗的患者，可考虑单纯化疗。

晚期食管鳞状细胞癌的常用化疗方案包括顺铂联合氟尿嘧啶、紫杉醇联合铂类等。晚期食管胃结合部腺癌的常用化疗方案为顺铂或奥沙利铂联合氟尿嘧啶类药物；对于体力状况良好的患者，一线治疗也可以考虑紫杉类药物联合铂类及氟尿嘧啶类药物的三药联合方案。对于HER-2阳性的晚期食管胃结合部腺癌患者，一线治疗可在顺铂+氟尿嘧啶类药物的基础上联合应用曲妥珠单抗。

（二）二线及以后治疗

免疫检查点抑制剂已成为化疗失败的晚期食管癌患者的重要治疗选择。对于一线化疗失败的晚期食管鳞状细胞癌患者（以前未使用免疫治疗药物），可选择卡瑞利珠单抗或替雷利珠单抗作为二线治疗药物。对于一线化疗失败的PD-L1 CPS评分≥10分的食管鳞状细胞癌患者，二线治疗可选择帕博利珠单抗单药；对于至少二线化疗失败的食管胃结合部腺癌患者，三线及以后的治疗可以选择纳武利尤单抗。

晚期食管胃结合部腺癌患者二线治疗的选择包括紫杉醇单药，或伊立替康单药，或多西他赛单药化疗。晚期食管鳞状细胞癌的二线化疗无标准方案，如不适合接受免疫检查点抑制剂治疗，临床实践中可参考腺癌的治疗方案进行化疗。

在靶向治疗方面，对于HER-2阳性的晚期食管腺癌或食管胃结合部腺癌患者，二线及以后的治疗可选择维迪西妥单抗。抗血管生成的靶向治疗药物也可以作为治疗选择：晚期食管胃结合部腺癌复发后可选择阿帕替尼；晚期食管鳞状细胞癌复发后可选择安罗替尼或阿帕替尼。

五、化疗方案及ECOG PS评分

1. 同步化疗方案

（1）紫杉醇+铂类

紫杉醇45~60mg/m^2，静脉滴注，第1天。

顺铂20~25mg/m^2，静脉滴注，第1天；或卡铂浓度-时间曲线下面积（area under the concentration-time curve，AUC）=2，静脉滴注，第1天。

每周重复。

（2）顺铂+氟尿嘧啶或卡培他滨或替吉奥：由于卡培他滨或替吉奥疗效与氟尿嘧啶相似或更优，副作用较轻，并且口服方便，可代替氟尿嘧啶。

顺铂30mg/m²，静脉滴注，第1天。

卡培他滨800mg/m²，静脉滴注，每天2次，第1～5天；或替吉奥40～60mg/m²，口服，每天2次，第1～5天。

每周重复。

（3）紫杉醇+氟尿嘧啶或卡培他滨或替吉奥

紫杉醇45～60mg/m²，静脉滴注，第1天。

卡培他滨625～825mg/m²，静脉滴注，每天2次，第1～5天；或替吉奥40～60mg/m²，口服，每天2次，第1～5天。

每周重复。

（4）奥沙利铂+氟尿嘧啶或卡培他滨或替吉奥（推荐应用于腺癌）

奥沙利铂85mg/m²，静脉滴注，第1、15、29天。

卡培他滨625mg/m²，静脉滴注，每天2次，第1～5天；或替吉奥40～60mg/m²，口服，每天2次，第1～5天。

每周重复。

2. 术前新辅助治疗

（1）氟尿嘧啶+亚叶酸钙+奥沙利铂+多西他赛（FLOT）（推荐应用于腺癌）

奥沙利铂85mg/m²，静脉滴注，第1天。

多西他赛50mg/m²，静脉滴注，第1天。

亚叶酸钙200mg/m²，静脉滴注，第1天。

氟尿嘧啶2600mg/m²，持续静脉滴注24小时，第1天。

每2周重复，术前、术后各4个周期。

（2）氟尿嘧啶+顺铂（PF）

1）方案一：氟尿嘧啶800mg/m²持续静脉滴注24小时，第1～5天；顺铂100mg/m²，静脉滴注，第1天；每4周重复，术前2～3个周期，术后3～4个周期（推荐应用于腺癌）。

2）方案二：氟尿嘧啶1000mg/m²，持续静脉滴注24小时，第1～4天；顺铂80mg/m²，静脉滴注，第1天；每3周重复，术前2个周期。

3）方案三：氟尿嘧啶800mg/m²，持续静脉滴注24小时，第1～5天；顺铂80mg/m²，静脉滴注，第1天；每3周重复，术前2个周期（推荐应用于鳞状细胞癌）。

3. 紫杉醇+顺铂（TP）（推荐应用于鳞状细胞癌）

（1）方案一：紫杉醇150mg/m²，静脉滴注，第1天；顺铂50mg/m²，静脉滴注，第1天；每2周重复。

（2）方案二：紫杉醇135mg/m²，静脉滴注，第1天；顺铂70mg/m²，静脉滴注，第1天；每3周重复。

4. 多西他赛+顺铂+氟尿嘧啶（DCF）（推荐应用于鳞状细胞癌）

多西他赛70mg/m²，静脉滴注，第1天。

顺铂70mg/m²，静脉滴注，第1天。

氟尿嘧啶750mg/m²，静脉滴注，第1～5天。

每3周重复。

5. 术后辅助治疗

（1）纳武利尤单抗

纳武利尤单抗240mg，静脉滴注，第1天，每2周重复，治疗16周；然后，纳武利尤单抗480mg，静脉滴注，第1天，每4周重复。

总治疗时间不超过1年。

（2）紫杉醇+顺铂（TP）（推荐应用于鳞状细胞癌）

紫杉醇150mg/m²，静脉滴注，第1天；

顺铂50mg/m²，静脉滴注，第1天；

每2周重复。

6. 晚期一线治疗

（1）氟尿嘧啶+顺铂（PF）

氟尿嘧啶750～1000mg/m²，持续静脉滴注24小时，第1～4天；

顺铂70～100mg/m²，静脉滴注4小时，第1天；

每3～4周重复。

（2）紫杉醇类+顺铂（TP）

1）方案一：紫杉醇135～175mg/m²，静脉滴注3小时，第1天；顺铂75mg/m²，静脉滴注，第1天；每3周重复。

2）方案二：紫杉醇90～150mg/m²，静脉滴注3小时，第1天；顺铂50mg/m²，静脉滴注，第1天；每2周重复。

3）方案三：白蛋白结合型紫杉醇125mg/m²，静脉滴注，第1、8天，顺铂75mg/m²，静脉滴注，第1天，每3周重复。

（3）奥沙利铂+亚叶酸钙+氟尿嘧啶（FLO）（推荐应用于腺癌）

奥沙利铂85mg/m²，静脉滴注2小时，第1天；

亚叶酸钙200mg/m²，静脉滴注2小时，第1天，之后应用氟尿嘧啶2600mg/m²，持续静脉滴注24小时，第1天；

每2周重复。

（4）多西他赛+顺铂+氟尿嘧啶（改良的DCF方案）（推荐应用于腺癌）

多西他赛40mg/m²，静脉滴注1小时，第1天；

顺铂40mg/m²，静脉滴注1～3小时，第3天；

氟尿嘧啶2000mg/m²，持续静脉滴注48小时，第1天；

每2周重复。

（5）伊立替康+氟尿嘧啶/亚叶酸钙（推荐应用于腺癌）

伊立替康180mg/m²，静脉滴注30分钟，第1天；

亚叶酸钙400mg/m²，静脉滴注，第1天；

氟尿嘧啶400mg/m²，静脉推注，第1天；

氟尿嘧啶1200mg/m²，持续静脉滴注24小时，第1～2天；

每2周重复。

（6）帕博利珠单抗+氟尿嘧啶+顺铂

帕博利珠单抗200mg，静脉滴注，第1天；

氟尿嘧啶800mg/m²，静脉滴注，第1～5天；

顺铂80mg/m²，静脉滴注，第1天；

每3周重复。

（7）纳武利尤单抗+氟尿嘧啶类+奥沙利铂（推荐应用于腺癌）

1）方案一：纳武利尤单抗360mg，静脉滴注，第1天；卡培他滨1000mg/m²，口服，每天2次，第1～14天；奥沙利铂130mg/m²，静脉滴注，第1天；每3周重复。

2）方案二：纳武利尤单抗240mg，静脉滴注，第1天；奥沙利铂85mg/m²，静脉滴注，第1天；亚叶酸400mg/m²，静脉滴注，第1天；氟尿嘧啶400mg/m²，静脉滴注，第1天；氟尿嘧啶1200mg/m²，持续静脉滴注24小时，第1～2天；每2周重复。

（8）卡瑞利珠单抗+紫杉醇+顺铂（推荐应用于鳞状细胞癌）

卡瑞利珠单抗200mg，静脉滴注，第1天；

紫杉醇175mg/m²，静脉滴注，第1天；

顺铂75mg/m²，静脉滴注，第1天；

每3周重复。

（9）HER-2阳性胃癌

1）曲妥珠单抗+化疗（顺铂或奥沙利铂+氟尿嘧啶）

三周方案：第1周期曲妥珠单抗负荷剂量8mg/kg，静脉滴注，第1天；后续周期维持剂量6mg/kg，静脉滴注，第1天。

两周方案：第1周期曲妥珠单抗负荷剂量6mg/kg，静脉滴注，第1天；后续周期维持剂量4mg/kg，静脉滴注，第1天。

2）曲妥珠单抗+帕妥珠单抗+化疗（顺铂或奥沙利铂+氟尿嘧啶）

曲妥珠单抗：第1周期负荷剂量8mg/kg，静脉滴注，第1天；后续周期维持剂量6mg/kg，静脉滴注，第1天。

帕妥珠单抗：200mg，静脉滴注，第1天。

7. 晚期二线及后线治疗

（1）卡瑞利珠单抗单药：卡瑞利珠单抗200mg，静脉滴注，第1天，每2周重复。

（2）帕博利珠单抗单药：帕博利珠单抗200mg，静脉滴注，第1天，每3周重复。

（3）纳武利尤单抗单药：纳武利尤单抗3mg/kg，静脉滴注，第1天，每2周重复。

（4）替雷利珠单抗单药：替雷利珠单抗200mg，静脉滴注，第1天，每3周重复。

（5）紫杉类单药

1）方案一：紫杉醇175mg/m²，静脉滴注，第1天，每3周重复。

2）方案二：白蛋白结合型紫杉醇100～150mg/m²，静脉滴注，第1、8天，每3周重复。

3）方案三：多西他赛75～100mg/m²，静脉滴注，第1天，每3周重复。

（6）伊立替康单药

伊立替康150～180mg/m²，静脉滴注，第1天；

每2周重复。

（7）伊立替康联合替吉奥

伊立替康160mg/m²，静脉滴注，第1天；

替吉奥40～60mg，口服，每天2次，第1～10天；

每2周重复。

（8）阿帕替尼（推荐应用于腺癌）

阿帕替尼250～500mg，口服，连续服用。

（9）安罗替尼

有8mg、10mg、12mg 3种规格，每次1片，早餐前30分钟服用1片，每天1次；服用2周，休1周。

8. 体力状况ECOG评分标准Zubrod-ECOG-WHO（ZPS，5分法）

0分：活动能力完全正常，与起病前活动能力无任何差异。

1分：能自由走动及从事轻体力活动，包括一般家务或办公室工作，但不能从事较重的体力活动。

2分：能自由走动及生活自理，但已丧失工作能力，日间一半以上时间可以起床活动。

3分：生活仅能部分自理，日间一半以上时间卧床或坐轮椅。

4分：卧床不起，生活不能自理。

5分：死亡。

第九章 食管癌的外科治疗

第一节 一般原则

依据食管癌临床TNM分期，不同的食管癌分期有不同的食管癌手术治疗模式。本节介绍手术治疗的适应证、禁忌证，还有手术前的准备工作，以及术后的观察、处理、注意事项等。

一、手术适应证

根据病变大小、侵犯范围及有无转移、转移程度等，食管肿瘤可分为不同的期别，相对应选择不同的治疗方式。做到分期明确，科学施治，才有可能达到较好的治疗疗效。

1. 0期/癌前病变 低级别上皮内瘤变建议随访，亦可行内镜下射频消融治疗。高级别上皮内瘤变建议行内镜下切除[EMR/ESD/多环套扎内镜黏膜切除术（MBM）等]，可根据临床条件选择内镜下射频消融、冷冻治疗等，病变过长或累及3/4环周以上、ESD术后可能导致顽固性狭窄者也可考虑外科治疗。

2. Ⅰ期 T1a期首选内镜下黏膜切除或黏膜剥离术。如果病变过长或累及3/4环周以上、ESD术后可能导致顽固性狭窄或有可疑淋巴结转移，建议行外科手术治疗。T1b及以上的Ⅰ期患者首选外科手术治疗。对于心肺功能差或拒绝手术者，可行ESD加术后放化疗。完全性切除的Ⅰ期食管癌，术后一般不行辅助治疗。

3. Ⅱ期 食管鳞状细胞癌：cT2N0M0期首选手术治疗，cT2N1M0及cT3N0M0期推荐新辅助治疗联合手术治疗。食管腺癌：cT2N0M0期首选手术治疗，cT1N1M0期推荐新辅助治疗联合手术治疗。对于心肺功能差或拒绝手术者，可行根治性放化疗。术前新辅助治疗包括同期放化疗与化疗。

4. Ⅲ期 食管鳞状细胞癌或腺癌均推荐新辅助治疗联合手术治疗。对于心肺功能差或拒绝手术者，可行根治性放化疗。对于不能手术的Ⅲ期患者，目前的标准治疗是根治性同步放化疗。

5. ⅣA 期鳞状细胞癌或腺癌　T4a 期推荐新辅助治疗联合手术治疗；对于心肺功能差或拒绝手术者，也可行根治性放化疗。T4b 期推荐根治性放化疗，或单纯化疗或联合免疫治疗（侵犯椎体、气管、主动脉、心脏等重要器官）。

6. 食管癌放疗后复发　无远处转移，术前评估可切除，一般情况能耐受手术者，行补救性手术治疗。手术医师需要与放疗专业医师沟通，充分考虑放疗靶区及放疗剂量对手术的影响，如解剖难度、吻合部位的选择等。对于可手术切除、接受新辅助化疗的患者，应及时评估疗效。推荐每周期化疗前进行病史询问、体格检查；2～3 个周期后进行影像学评效。如病史、体格检查或影像学检查提示疾病进展，则应中止化疗，并再次评估肿瘤的可切除性；对于可根治性切除的患者，应及时行手术治疗。

7. ⅣB 期　主要以全身系统性治疗与姑息治疗为主。对于一般状况好的患者，推荐全身系统性药物治疗，必要时可联合局部治疗；对于一般状况不能耐受上述治疗的患者，以姑息治疗和支持治疗为主要手段。治疗目的为延长生存期，提高生活质量。姑息治疗主要包括内镜治疗（包括食管扩张、食管支架置入等治疗）、镇痛对症治疗及营养支持治疗等。

食管癌患者来院就诊时多数为中、晚期，外科手术治疗是食管癌的主要根治性手段之一，在早期阶段外科手术治疗可以达到根治的目的，在中晚期阶段，通过以手术为主的综合治疗可以使其中一部分患者得到根治，其他患者生存期得以延长。如果手术适应证掌握不当或仅将癌肿切除，不论用哪种器官重建食管，均具有并发症多、手术死亡率高、远期效果不佳的后果，因此外科医师必须掌握手术适应证。在手术前全面掌握病变的大小和部位、病变类型及患者的自身情况，对手术安全及切除彻底性进行全面分析，才可决定手术治疗。

二、手术禁忌证及手术切除的影响因素

手术成功才有可能达到良好效果。但是并不是所有患者都可以接受手术治疗，有些病情、状况是不可以手术的，此时若采取手术治疗，患者不能从中获益，甚至不利于疾病治疗，还有可能会加重病情。因此，要认识手术的禁忌证。

1. 手术一般禁忌证　一般状况和营养状况很差，呈恶病质样。

（1）病变严重外侵（T4b 期），国际抗癌联盟（UICC）/美国癌症联合会（AJCC）分期（第 8 版）中 T4b 病变，侵犯心脏、大血管、气管及邻近器官如肝、胰腺、脾等；多野和多个淋巴结转移（N3），全身其他器官转移（M1）。

（2）心、肺、肝、脑、肾重要器官有严重功能不全者，如合并肺功能差、心力衰竭、半年以内的心肌梗死、严重肝硬化、严重肾功能不全等。

2. 手术常见影响因素

（1）肿瘤的部位：中、上段食管癌的切除率低，并发症多，下段食管癌的切除率高，并发症相对少。

（2）临床病理分期与切除率：绝对相关，0期和Ⅰ期切除率为100%，但目前NCCN指南建议行内镜下切除。Ⅱ期切除率达95%以上，Ⅲ期为85%～90%，随着新辅助治疗开展，切除率明显提高。

1）病变的类型和长度：对判断切除有一定参考意义，但非绝对。以前的情况是中、上段食管癌在6cm以上，下段癌在7cm以上切除率均不高；目前MRI及超声技术进步，能更好判断病变能否切除。

2）病程与临床表现：病程长和吞咽非常困难或有胸背持续性疼痛者切除率低，通常提示侵犯食管外组织。

3）术前化疗联合半量放疗：可以提高切除率，术前新辅助治疗后如果出现降期，通常在6～8周后给予手术治疗，能够提高5年生存率，而不增加术后并发症和治疗相关死亡率。

4）体质：营养不良合并心血管、肺、肝、肾疾病者均应全面细致考虑后再决定是否手术。

三、手术前准备和手术后处理

1. 手术前准备

（1）详细询问病史及进行全面体格检查：详细了解病史并对患者的身体状况和各重要器官的功能进行比较全面的检查，系统评估后，再做出手术决定，避免意外出现。

（2）术前需要完善的检查：术前必须完成胃镜，腔内超声（推荐），病理或细胞学检查，颈、胸、腹部高清薄层增强CT，颈部淋巴结超声，上消化道造影，肺功能，心电图，PET/CT（选择性），营养风险筛查和营养状况评估（推荐），血常规，尿常规，肝肾功能全项，肝炎、梅毒及艾滋病抗原抗体，凝血功能等，以便于制订全面、合理和个体化的治疗方案。术前要依据高清薄层增强颈胸腹部CT或PET/CT和超声评估T和N分期，结合脑MRI/CT及全身骨核素扫描或PET/CT评估M分期。

（3）术前需要完善的评估

1）心血管功能评估：心功能分级Ⅰ～Ⅱ级，日常活动无异常的患者，可耐受食管癌手术，否则需要进一步检查及治疗。若患者有心肌梗死、脑梗死病史，一般在治疗后3～6个月手术比较安全，抗凝药如阿司匹林和硫酸氢氯吡格雷（波立维）等应至少在术前1周停服，并替换为低分子肝素等药物。术前发现心胸比＞0.55，左心室射血分数＜0.4者，需要治疗纠正后再评估。对于轻中度高血压患者，经药物治疗控制可，手术风险较小，降压药物可口服至术晨。对于既往有器质性心脏病患者、心肌梗死患者，建议行超声心动图检查，有严重心动过速、房室传导阻滞、窦房结综合征等严重心律失常的患者，建议行24小时动态心电图检查及给予相应药物治疗后再手术。必要时需要加做冠状动脉造影。

2）肺功能评估：肺功能正常或轻中度异常[实际肺活量占预计肺活量的百分比（VC%）＞60%、第一秒用力呼气量（FEV_1）＞1.2L、第一秒用力呼气量占用力肺活量百分比（FEV_1%）＞40%、肺一氧化碳弥散量（D_LCO）＞40%]，可耐受食管癌手术，但重度异常者，术后较难耐受肺部并发症发生。必要时可行运动心肺功能检查或爬楼试验，食管癌开胸手术一般要求前者最大氧耗量（VO_{2max}）＞15ml/（kg·min），后者要求患者能够连续爬楼3层以上。

3）肝肾功能评估：肝功能评估参照Child-Pugh分级评分表，积分5～6分，手术风险小；8～9分，手术风险中等；＞10分，手术风险大。肾功能评估主要参考术前尿常规及血尿素氮、血肌酐水平，轻度肾功能受损者可耐受食管手术，中重度受损者建议专科医师会诊。食管癌手术一般对肝肾功能无直接损伤，但是围术期用药、失血、低血压可影响肝肾功能，当此类因素存在时应注意术后监测。

4）营养状况评估：中晚期食管癌患者常合并吞咽困难，部分患者有营养不良、消瘦、脱水表现，术前应注意患者的近期体重变化及白蛋白水平，体重下降＞5kg常提示预后不良；白蛋白＜30g/L提示术后吻合口瘘风险增加。若无须紧急手术，则应通过静脉高营养和鼻饲胃肠营养改善患者营养状况后再行手术治疗，以减少术后相关并发症。

（4）食管癌患者实验室常规检查的目的是评估患者的一般状况及是否适于采取相应的治疗措施，包括血常规，肝肾功能，肝炎、梅毒、艾滋病等抗原抗体检查，以及凝血功能等其他必要的实验室检查。

（5）食管癌患者血液碱性磷酸酶或血钙升高考虑骨转移可能；血液谷氨酰转肽酶、碱性磷酸酶、谷草转氨酶、乳酸脱氢酶或胆红素升高考虑肝转移可能。进食不适感，特别是晚期吞咽困难的食管癌患者，可用前白蛋白和白蛋白水平评估患者营养状况。

（6）细胞角蛋白19片段（cytokeratin 19 fragment，CYFRA21-1）、癌胚抗原（carcinoembryonic antigen，CEA）、鳞状细胞癌抗原（squamous cell carcinoma antigen，SCC）和组织多肽特异性抗原（tissue polypeptide specific antigen，TPS）等标志物联合应用可提高中晚期食管癌诊断和预后判断及随访观察的准确度。

（7）粪便常规检查：如发现较多虫卵，应给予驱虫治疗；曾有蛔虫自吻合口瘘钻入胸腔的报道，不排除蛔虫引起吻合口瘘。

（8）加强营养：术前准备期间，应给予患者高蛋白、高热量饮食，对于梗阻严重，脱水消瘦，营养不良患者，术前数天可根据每天摄入量的不足数，适当进行静脉补液及电解质补充。

（9）有吸烟习惯的患者：入院后立即停止吸烟。术前最少戒烟1周，并给予常规雾化吸入及术前排痰训练。

（10）注意口腔卫生：患者入院后应每天刷牙漱口，必要时洗牙。如患者有牙齿疾病，应到口腔科处理。

（11）解释工作：术前，医师应对患者做好解释工作。鼓励患者树立战胜疾病的信心，解除思想顾虑，说明术前、术后应注意的事项。以求患者密切配合，顺利完成手术治疗。

（12）冲洗食管：术前食管冲洗给患者带来一定的痛苦，对于梗阻较轻的患者，可不进行食管冲洗，对于梗阻严重的患者，术前每天用温盐水冲洗食管2次，减轻水肿，避免术后吻合口瘘可能。

（13）术前备血量：可根据患者的情况、手术时间长短和手术难易程度而定，一般备血4～6U。

（14）术前一天建议流质饮食。

（15）术日晨禁食，麻醉后置入营养管，胃管术中放置，目的是观察有无出血、胃肠减压及快速康复，快速康复理论中胃管只用于观察有无出血，放置时间较短。

（16）术前半小时给予苯巴比妥钠0.1g、阿托品0.5mg肌内注射，或按照麻醉医师会诊医嘱给药。

2. 术后处理

（1）麻醉后未完全苏醒前取平卧位，患者清醒后，脉搏、呼吸、血压不稳，可取头低斜坡位。

（2）术后24小时内严密观察患者脉搏、呼吸及血压的变化。术后最初8小时，每15～30分钟测量、记录脉搏、呼吸及血压1次。以后每1～2小时测量、记录1次。如患者脉搏、呼吸、血压都平稳，可改为2～4小时测量1次，直至恢复接近正常。患者的体温自术后第2天常有37.5～38℃的低热，属于术后机体反应的正常现象，每天可多次测量体温，重点关注下午体温及夜间体温变化，测量体温至恢复正常。

（3）术后需要注意保持胸腔引流管通畅，有利于胸腔积液顺畅排出，使肺尽早膨胀。术后最初12小时，引流管内水柱随呼吸运动上下波动，其幅度一般为4～6cm。如无波动或波动很小，提示引流管被血块或纤维素阻塞，可挤压引流管排除阻塞物以恢复通畅；24～72小时后胸腔引流量很少，若经胸部听诊术侧肺呼吸音清或经胸部透视肺膨胀良好，可以将引流管拔除。另常规放置纵隔引流管，放置于术野"盲区"，通畅引流，预防胸胃瘘及吻合口瘘导致脓液引流不畅。

（4）术后第1天根据情况加用镇痛药治疗，以便患者能够安静休息和进行用力咳嗽排痰。可以应用镇痛泵，必要时加用芬太尼透皮贴，也可行肋间神经阻滞，减少术后疼痛，利于排痰，避免肺部感染出现。

（5）术后营养：目前肠内营养、肠外营养联合应用引起了一定的重视，肠外营养是通过静脉输注糖类、脂肪、氨基酸、维生素、微量元素等。传统认为手术后，患者存在胃肠麻痹，在尚未排气、排便前可静脉给予患者营养。优点是应用于术后胃肠道尚未完全恢复的患者时，能够较快且足量地补充所需的营养物质及能量。不足之处在于，肠外营养支持属于有创性治疗，技术性、代谢性及感染性并发症较多。大量研究已经证实，肠内营养支持可以早期促进肠道功能恢复，保护肠黏膜屏障，避免全肠外营养带来的脂代谢紊乱、液体负荷过重等。

（6）术后早期由十二指肠管滴入营养液，营养液可促进肠蠕动恢复。在开始滴入营养液时要缓慢，每分钟20～30滴，液体温度保持在35℃左右，滴入过快或液体温度过低常引起腹痛、腹胀，如出现以上情况，可暂停滴入或减慢滴入速度，48～72小时后可全部由十二指肠管滴入营养液，由专业营养师调配浓度及热量，由十二指肠管滴入营养液，不仅经济、营养充足、患者没有任何痛苦，而且经医护人员指导，家属陪护人员都可以参与，方便易行。术后第6～7天少量试服无渣流食，最初进食时由于患者食欲不佳，有些患者可能不能摄入足够的牛奶、肉汤等高蛋白、高脂肪食物。故每天除患者由口进食外，不足部分仍由十二指肠管滴入。术后第7天，如患者进食顺利，无吻合口瘘等并发症，可将十二指肠管拔除，改为流质全量，2周后改为半流质饮食。

（7）快速康复，有专家提倡术后早期经口进食（early oral feeding，EOF）。EOF组患者术中不常规安置胃管及营养管，如安置胃管，术后24小时内拔除胃管，术后不常规行泛影葡胺造影检查，48小时内开始经口进食流质肠内及肠外混合营养，进食量由患者自身决定，每天进食1～3次，逐渐向全肠内营养过渡。术后6～8天停止静脉营养，过渡到完全经口进食，术后4天由流质饮食过渡到半流质饮食。临床尚未广泛普及，各医疗机构、外科团队看法不一。若过程中出现吻合口瘘或其他影响患者进食的严重并发症，则停止经口进食，安置胃管及十二指肠营养管行肠内营养支持，并行相应处理。营养能量为16.95～43.04kcal/（kg·d），平均能量为（29.42±7.67）kcal/（kg·d）。

（8）鼓励患者早期活动，术后第2天可以让患者在床上坐起，协助术侧的上肢活动。第4天如无异常变化，可以离床适当活动，并应定时进行深呼吸运动。第7～9天拆除切口缝线，如无并发症，术后14天即可出院休养。亦有专家建议术后观察1周后恢复良好者，回家继续肠内营养2周再进食流食，缩减住院时间。

（9）抗生素的应用：术后常规给予抗生素预防感染。每天给予一代抗生素预防感染，若术后出现感染，参考药敏试验结果，必要时根据病情升级至二代、三代头孢，甚至二联用药。一般应用抗生素36～48小时，体温恢复正常且血常规正常后停药。

（10）术后患者应定期行胸部透视检查以了解胸内情况，根据结果调整胃管长度，防止胃扩张，如有积液，及时放置引流管，患者出院时应行胸部透视及食管钡餐透视，了解胸腔及吻合口的情况，以备术后随访时参考。

（11）术后心律失常总发生率为22.3%左右，以窦性心动过速为主，其次为心房颤动和期前收缩。高龄、心律失常、高血压、低血钾、冠心病、糖尿病、肺功能障碍等是食管癌术后心律失常的高危因素，其中冠心病、高龄、心律失常及高血压又为其独立危险因素，其优势比（即危险系数）依次降低。可见，以缺血性心源性心脏病为代表的心血管疾病为其主要致病因素，推测术后心肌缺血可能为引发心律失常的重要机制之一。

第二节　常见手术方式

外科治疗是食管癌的主要根治性治疗手段之一。在2000年以前我国食管癌外科治疗的主要入路为左胸入路，由于左胸主动脉弓遮挡和弓上三角狭小导致上纵隔淋巴结清扫不完全，因此，食管癌左胸入路治疗后下颈和上纵隔淋巴结复发率高达30%～40%，术后5年生存率一直徘徊在30%～40%，严重影响长期生存。随着近年我国食管癌规范化治疗的进步和食管癌胸腔镜、腹腔镜微创手术的推广应用，右胸入路逐渐增多。右胸入路由于没有主动脉弓遮挡，淋巴结清扫较为彻底。大部分医院颈部淋巴结清扫为选择性。相比左胸入路，经右胸入路行完全颈、腹二野或颈、胸、腹三野淋巴结清扫能降低术后颈部和胸部淋巴结转移复发率，可明显提高5年生存率。此外，局部进展期食管癌的单纯外科治疗模式已经被以手术为主的多学科综合治疗模式替代，后者包括术前新辅助治疗与术后辅助治疗，涉及化疗、放化疗与免疫治疗等。

一、手术治疗主要方式

1. 传统右开胸三切口食管癌根治术　主要应用于术前或新辅助治疗后分期为中期、局部可切除晚期的颈段、胸上段食管癌，采用此手术方式能够完整切除肿瘤，提高R0切除率，二野或三野淋巴结清扫彻底，并能提供准确术后病理分期，为后续治疗提供依据。肿瘤R0彻底切除联合二野或三野淋巴结清扫可以提高患者的总生存率。但该手术方式创伤较大，需要较好的肺功能，术后并发症多，恢复较慢，肺炎发生率较高。对于中晚期患者，能够接受根治性切除的只有1/3，5

年生存率约为25%。因此，早发现、早治疗是提高长期生存率的主要措施。

2. 胸腹腔镜联合食管癌根治术　与右开胸三切口食管癌根治术相比，胸腹腔镜联合食管癌根治术是在胸腹腔镜联合下游离食管，游离胃，并制作成管状胃，能达到二野、三野淋巴结系统清扫，能更好地保护喉返神经（图9-1～图9-4），特别在围术期并发症较少，术中出血量小，创伤小，能够更好地保护肺功能，缩短住院时间，提高生活质量。对于颈段食管癌，体质较差的患者，或肺功能不能耐受开胸的患者，胸腔段食管没有肿瘤，可利用纵隔镜游离胸段食管，也能达到较好的治疗效果。目前，胸腹腔镜食管癌根治术治疗食管癌与右开胸相比，仅减少了胸腹部切口的创伤，降低了肺功能要求，术后并发症减少，但在淋巴结清扫方面没有明显差异，对于长期总生存率的评估是否有优越性，尚缺乏大样本前瞻性随机对照研究，还有待进一步研究。

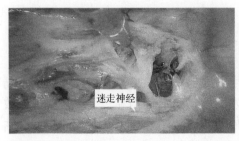

图9-1　腔镜下显露迷走神经及右喉返神经

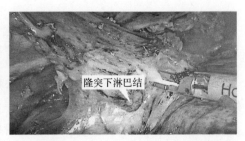

图9-2　胸腔镜下显露隆突下淋巴结

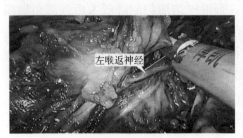

图9-3　胸腔镜下显露左喉返神经

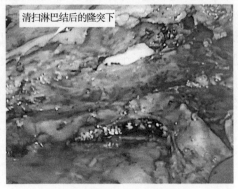

图9-4　胸腔镜下清扫淋巴结后的隆突下情况

3. 左侧开胸食管癌根治术　对于上纵隔及颈部无淋巴结转移的胸中下段食管癌，也可选择经左胸入路手术。

4. 达芬奇机器人辅助下McKeown食管癌切除术（经右胸游离食管＋经上腹游离胃＋颈部吻合术）　达芬奇机器人（图9-5，图9-6）手术优势如下。

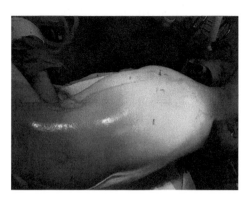
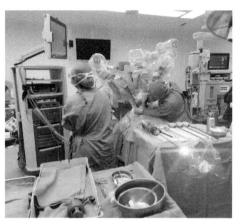

图9-5　达芬奇机器人术前戳卡孔定位

图9-6　达芬奇机器人术中展示

（1）达芬奇机器人手术相比于传统腔镜手术可提高手术的操控性、精确性和稳定性。

（2）向术者提供了高清晰度三维图像并将手术野放大了10倍以上。

（3）自由活动的机械臂完全重现人手动作，从而达到手眼协调。

（4）可排除主刀医生可能的手颤抖对手术所造成的不利影响，为患者带来更理想的手术结果。

（5）减少围术期后遗症及并发症，创伤小、恢复快，而使可接受手术的患者年龄范围扩大，并使某些危重症患者接受手术成为可能。

5. Ivor Lewis食管癌切除术（经上腹游离胃+经右胸游离食管+胸内吻合术）、Sweet食管癌切除术（经左胸游离食管+经膈肌游离胃+胸内或颈部吻合术）及左胸腹联合切口+颈部或胸部吻合联合胸、腹二野或颈、胸、腹三野淋巴结清扫术。对于不能耐受经胸手术的cT1～2N0期食管癌患者，可选择经膈肌裂孔食管内翻拔脱等多种术式。对于食管胃结合部癌，依据Siewert分型进行术式选择：Siewert Ⅰ型参照食管外科术式；Siewert Ⅲ型参照胃外科术式；Siewert Ⅱ型外科治疗争议较大，目前更多是根据胸外科与胃肠外科医生的手术习惯及不同熟练程度共同决定。

6. 可采用的淋巴结清扫方式　若颈部区域无可疑转移淋巴结，则对于食管胸中下段癌，建议行胸、腹完全二野淋巴结清扫（常规胸、腹二野+上纵隔区域淋巴结，特别是双侧喉返神经链周围的区域淋巴结）；若颈部区域有可疑转移淋巴结（图9-7），或者食管胸上段癌，则推荐颈、胸、腹三野淋巴结清扫

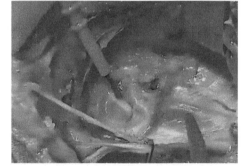

图9-7　颈部淋巴结清扫区域

术（双侧下颈区＋双侧锁骨上区＋上述完全二野淋巴结）。

7. 可选用的代食管器官及上消化道重建路径 最常用的代食管器官为胃、结肠及空肠；是否需要带蒂血管行显微外科吻合，应酌情考虑。上消化道重建路径可选择原食管床、胸骨后或胸骨前。

8. 食管外科手术数量及相关专业团队规模是影响食管癌围术期并发症率及死亡率的重要因素之一，故推荐在经验丰富的食管癌诊疗中心或接受规范化培训合格的医师治疗组实施食管癌切除术。

二、外科术后随访指南

术后2年内每3个月复查1次，2～5年每半年复查1次，5年以后每年复查1次。复查项目包括颈/胸/腹部CT或颈部及腹部超声及各项实验室检查。上消化道造影、全身PET/CT、骨扫描、颅脑MRI等影像学检查及上消化道内镜检查可根据患者术后病情变化作为选择性检查项目。随访期间如发现可疑复发或转移病灶，则可酌情行病理学活检以明确诊断。

三、简约手术流程

食管癌手术流程有许多，简单而言就是食管（病变）切除、淋巴结清扫、消化道重建。

食管是长管状器官，上承口咽，沿脊柱前左右摆动下行，接贲门入胃。从食管入口到贲门接触许多重要器官，伴行气管膜部，跨越奇静脉弓、左侧主支气管、主动脉弓，以及心包、下肺静脉。另外，还有迷走神经、膈神经伴行。这些器官是紧密相连的，但各自有自己的解剖层次。

沿着食管包膜/被膜切除食管，不易损伤周围器官。食管癌从内向外生长，由黏膜层向黏膜下层、肌层、外膜层生长，所以T3期及T3期以前的是可以切除的。

从右侧胸腔看，中段食管偏纵隔右侧，在薄的纵隔胸膜下，看得见，触得着，便于解剖。轻轻牵拉食管，就可以解剖了，牵拉出一部分，就可以牵拉着食管进行全段游离。上端到颈段，下端到贲门，然后切除食管及病变。

自贲门沿食管向上，沿途有很多淋巴结，其内有可能有癌细胞，必须清除。每一处淋巴结都有相对应的名称，如膈上淋巴结、下段食管旁淋巴结、下肺静脉旁淋巴结、隆突下淋巴结、气管旁淋巴结、上段食管旁淋巴结，还有左、右喉返神经旁淋巴结。这些不同区域的淋巴结，都有自己的界限，即解剖层面，除恶务尽，关系到长期疗效。清扫彻底，将来才不易复发、转移。清扫得足够多、充分，有利于术后客观分期，科学施治。

切除食管，通常用胃来接替/弥补，即自体器官移植，消化道重建。切断胃网膜左动脉、胃短动脉、贲门左右联结韧带、胃小弯网膜囊、胃左动脉，胃游离完毕，稍加修饰，即可将其牵拉到颈部进行吻合。当然，要清扫贲门左右、胃小弯、胃大弯、胃左动脉旁、脾动脉起始部、肝总动脉旁淋巴结。

四、标准胸腹腔镜联合食管癌根治术步骤

全身麻醉，插单腔管。术中需要麻醉医师调整通气量配合手术操作。

协助患者取左侧卧位，前倾30°，右臂置于头侧，头枕固定。

切口设计：右胸部四孔法，选择合适的位置，有利于操作；右侧腋前线第4肋间作为主操作孔；右侧腋前线第7肋间作为辅助孔；肩胛下角第6肋间作为副操作孔；肩胛下角线第9肋间作为观察孔。

通常先切开第7肋间辅助孔皮肤，嘱麻醉医师降低潮气量或暂停呼吸，穿刺10mm戳卡，置入胸腔镜，观察胸腔。接气腹机，设置压力8～10cmH$_2$O，注入二氧化碳造人工气胸。依次切开第9肋间、第4肋间、第6肋间，分别置入相应的戳卡。

探查胸腔，依次探查胸膜顶、上纵隔、奇静脉弓、食管（病变）、下肺韧带、膈肌。切开上纵隔胸膜，探查右喉返神经，清除该处淋巴组织。游离、切断奇静脉弓，切开食管前后纵隔胸膜，用超声刀切断滋养动脉，游离食管至膈肌裂孔，清除膈上、下肺韧带及下肺静脉旁淋巴结，向上过胸膜顶至胸廓入口（颈段）水平。

向前牵引食管，清除隆突下淋巴结。向前牵引并翻转气管，探查左喉返神经，清扫该处淋巴组织。检查术野，分别放置纵隔、胸腔引流管，关胸。

改平卧位，沿左侧胸锁乳突肌内侧缘纵行切开颈部，至颈动脉鞘，探查颈部食管及淋巴组织，于颈部切断食管，近端置入吻合器钉砧备吻合使用，远端缝扎留牵引线，便于牵拉食管及胃。

腹部操作应用腹腔镜。必要时行双侧颈部淋巴结清扫。

切口设计，可依术者需要灵活设计孔位，腹腔镜设计5处切孔：①脐上1～2cm左侧旁开1～2cm观察孔；②脐上2cm右侧旁开5～6cm主操作孔；③脐上2cm左侧旁开5～6cm辅助孔；④右侧肋缘下2cm锁骨中线副操作孔；⑤上腹正中剑突下辅助孔。

首先于脐上左旁切开皮肤，以巾钳悬提腹壁，刺入气腹针，造气腹，设置压力为10～12cmH$_2$O，置入戳卡、腔镜探查腹腔。

游离胃大小弯侧，保留胃网膜右动静脉，清扫胃左动脉旁、腹腔动脉旁、肝

总动脉旁、脾动脉旁淋巴结。游离胃至贲门，扩大膈肌裂孔。固定颈段食管牵引线，将食管从腹腔拉出，用直线切割吻合器切除贲门、胃小弯、小网膜，制作管状胃。

牵引管状胃经食管床至颈部，行食管胃颈部器械吻合。放置空肠营养管、胃管，彻底止血，关腹，缝合颈部切口。

第三节　术后并发症与处理

减少食管癌术后并发症是降低手术死亡率和提高手术疗效的重要因素之一，早年手术并发症的发生率较高。近几十年来，由于麻醉方法、围术期处理和手术吻合技术有了较大的改进和提高，以及手术前后抗生素的广泛应用，手术并发症显著降低。下面分别对术后常见的几种并发症的预防、诊断和处理进行讨论。

一、肺部感染

肺部感染是食管癌术后常见的并发症，发生率约为20%。

1. 病因　食管癌患者多为中老年男性，男性患者大多长年吸烟而且患有慢性气管炎或程度不同的肺气肿。术中为了手术野显露，对肺长时间挤压和牵拉，尤其食管上、中段食管癌，切口疼痛患者不敢进行用力咳嗽排痰，因而造成痰液在气管潴留，加上麻醉药物的刺激及气管插管对气管黏膜的损伤，容易引起气管炎、支气管肺炎、肺不张等肺部并发症。

2. 发病机制　由于术后呼吸肌功能障碍及胸壁机械力学改变，尤其是膈肌功能减弱，致使容积减小，特别是肺功能残气量（functional residual capacity，FRC）明显下降和（或）闭合容积（closed volume，CV）增加（CV是重力依赖区域肺组织呼气相气流终止时的肺容积），导致气道过早塌陷而出现术后低潮气量非自发性哈欠样呼吸。超过1小时的低潮气量通气即可导致微小肺不张。研究发现，胸部、上腹部术后FRC下降幅度约为术前的30%，术后第5天下降至术前的70%，胸部、上腹部联合手术后FRC的指数较下腹部手术高1.5倍。胸部、上腹部手术后48小时动脉血氧分压（PaO_2）可下降20%～30%。加上术后肺防御机制减弱等诸多因素，极易引起肺部感染。由于其常伴有不能被抗生素清除的假单胞菌和不动杆菌属等耐药菌定植，而与普通内科肺炎不同，其病死率高达10%～30%。因此，术后肺部感染的发生主要起源于肺泡萎陷、肺水增多及肺防御机制削弱，并与通气不良互为因果。

3. 诊断标准

（1）咳嗽、咳脓痰。

（2）体温升高（体温≥38.0℃）。

（3）肺部听诊可闻及啰音。

（4）血常规异常（白细胞计数＞$15×10^9$/L）。

（5）胸部X线片提示肺部浸润性改变。

术后3天内出现以上5项中的任何4项皆可诊断。部分高龄患者因免疫功能低下，感染时也可出现体温不升高、血象降低的现象。若痰培养结果显示致病菌生长亦可确诊。

4. 预防与治疗　术前应禁烟2周，给予气管炎患者雾化吸入治疗。近来采用静吸复合麻醉，以及术中、术末彻底清除气管内分泌物，对术后肺部并发症的预防都有重要意义，关键在于促进呼吸道潴留痰液排出，术后患者完全清醒后，如呼吸、血压、脉搏稳定，即应给予患者低斜坡卧位，鼓励患者进行用力咳嗽咳痰和定时行深呼吸运动，这种体位便于胸腔积液排出，促使肺早期膨胀，术中应加强神经保护，尽可能缩短手术时间，术后应充分吸痰，避免痰液潴留。术后患者出现肺部并发症时除给予常规剂量抗生素外，还应加用其他广谱抗生素，对于剧烈咳嗽和气管内潴留痰液者，应根据具体情况进行处理，对于痰液不多而剧烈咳嗽的泛发性毛细支气管炎、支气管肺炎患者，可定时给予雾化吸入治疗。吸入液中可加化痰药，亦可给予适量的镇静药，如哌替啶或异丙嗪，也可通过十二指肠营养管注入各种止咳剂，以及进行肋间神经阻滞，加用静脉或外用镇痛药缓解疼痛，利于痰液排出，这样处理常可收到良好效果。同时由十二指肠营养管内注入化痰药使痰液稀化，鼓励患者咳出。如果痰液黏稠不易咳出，应及时早期应用气管镜吸痰，必要时行气管切开以解决排痰问题。

肺部严重并发症如不及时采取有效处理措施，患者常在数天内出现呼吸和循环衰竭而死亡，故一旦发现肺部并发症，即应积极采取有效措施，切勿观察拖延，造成不良后果。

二、吻合口瘘及胸胃瘘

瘘是食管重建术后严重并发症，通常认为多是吻合口瘘，但有一部分在造影、手术或胃镜检查后证实为胸胃瘘，而非食管胃吻合口瘘，其症状与吻合口瘘相似，瘘这种并发症早年死亡率很高，据文献报道，一般为2%～30%。

1. 病因　主要有感染、吻合口裂开，其次是吻合口部血运不良，由于手术过程中胃壁和食管残端血运损伤，影响吻合口愈合，尤其是胃脾韧带过短者，不要进行大束钳夹以损伤胃壁，因胃底部是食管胃吻合处，如该处损伤，则会影响吻合口的血运，甚至会引起胃底坏死穿孔，另外食管胃吻合缘对拢不好，缝合不全，也影响吻合口愈合。如吻合口张力过大，术后胸胃膨胀，缝线易切割食管肌层而脱落。以上影响吻合口愈合的几种原因都与术者手术操作技术熟练程度和无菌术有一定关系，技术因素是吻合口瘘发生的重要因素。其中吻合口血供、张力及吻合方式是影响吻合口愈合的关键因素。

2. 临床表现 如出现胸腔内早期吻合口瘘，则患者术后脉搏、呼吸、血压多不稳定，患者常突然出现气短、呼吸困难及脉率增快，术侧出现脓气胸。有的身体虚弱患者，可发生休克或突然死亡。体温升高达39℃以上等中毒症状多在术后4～6天发生，个别病例延迟至术后10天或更晚发生。术后1周后或更晚些时间出现的晚期吻合口瘘，多半瘘口较小，因肺已膨胀粘连，常在吻合口周围形成局限性脓肿，患者有持续性低热、胸背部疼痛，以及身体虚弱较长时间不能恢复。颈部吻合口瘘多表现为皮肤切口红肿疼痛，全身症状多不明显。个别瘘口较大、感染范围大的病例，可有轻度体温升高，白细胞计数升高，局部切口多有腐臭脓液溢出，有时切口内可见瘘口存在，患者吞咽时有涎液流出。

3. 诊断 X线胸部透视可见液气胸或包裹性液气胸存在，低位食管胃吻合的病例，如发生吻合口瘘，有时会出现腹膜炎症状，胸腔穿刺可抽出浑浊发臭的稀薄脓液。在这种情况下，可让患者口服亚甲胺蓝溶液，再行胸腔穿刺，如抽出蓝色脓液，即可确定诊断，也可行消化道造影明确诊断。如手术1周后患者有持续性低热、胸背部疼痛，身体虚弱较长时间不能恢复，即便X线吞钡检查无明显造影剂漏出，也应考虑可能有小的吻合口瘘存在。

4. 预防 术前冲洗食管，预防应用抗生素，清除食管黏膜炎症。术中手术野清楚显露，操作轻柔细致，缝合准确严密，术中对手术野严格保护，减少胸腔污染。术后保持胸腔引流通畅，排出胸腔积液，使肺尽快膨胀，注意保护胃右血管、胃网膜右血管，吻合及重建膈肌食管裂孔时避免胃扭曲、挤压，以免损伤血管弓。充分游离胃，保证胃食管吻合无张力。术后保持胃管通畅，避免胃潴留引起张力增加导致吻合口瘘。吻合完成后可将胃上提与纵隔胸膜固定数针，以减轻吻合口张力。笔者将胃食管浆肌层"U"形缝合3针，使吻合口内翻包埋入胃内，减轻吻合口张力，吻合口瘘较少发生。术中精细操作，以保证组织对合良好，吻合口光滑完整，无黏膜外翻、肌层撕裂及吻合钉脱落等情况。通过笔者回顾性分析发现，年龄越小，组织愈合能力越好；吻合部位越低，吻合口张力越小；胃液引流量越多，残胃血供越好，胃壁损伤越小，术后吻合口瘘发生率越低。因此严格筛选手术患者、提高术者手术技巧及加强术后管理是降低吻合口瘘发生的根本途径。

5. 治疗 对于吻合口瘘的处理，应根据食管癌发生的时间、瘘口的大小、吻合部位及患者的身体情况采取不同的处理措施。一旦出现吻合口瘘，应禁食水，进行胃肠减压，减少胃液对胸腔的污染及刺激；放置十二指肠营养管或空肠造口管，给予肠内营养及静脉高营养支持治疗。保守治疗的关键是通畅引流，其也是有效抗感染治疗的基础。必要时造口师干预，通畅引流加快愈合。如患者一般情况不好，瘘口较小者可采取保守治疗，包括通畅胸腔闭式引流，维持营养如经十二指肠营养管滴入高热量饮食，如已经拔除，应及时行胃或空肠造瘘，以便由胃肠道供给足够的营养。适当经静脉补充液体及间断输血，应用针对感染细菌最敏感的抗生素，以控制胸腔感染，经过以上积极治疗，部分患者可以得到治愈。近年来笔者采用经胃镜直视下经瘘口放置内引流，能够通畅引流，快速缓解感染症状，缩短拔管及住院时间，无围术期死亡，操作简单，费用低，临床值得推广。带膜支架植入术是治疗食管胃胸内吻合口瘘的另一种有效办法，它能有效消除感染原，促进瘘口愈合，减轻痛苦，缩短住院时间，减少并发症。3天内的早期吻合口瘘，周围污染较轻，可直接修补瘘口，尽管瘘修补成功率较低，但能使大瘘变小瘘，消灭脓腔，缩短病程。但早期吻合口瘘多与吻合技术有关，应当避免。对于中晚期吻合口瘘，应以消灭脓腔、充分引流为主要目的。有条件者可应用带蒂肌瓣或大网膜修补瘘口，或行左侧颈部吻合口重建；食管旷置，二期行结肠代食管术。及时行通畅胸腔闭式引流，应用抗生素控制感染及采取其他支持疗法。鼓励患者经口摄入营养丰富的食物，大部分患者可以愈合或带瘘生存，对于晚期发生瘘口较小的吻合口，经胸腔引流，待胸腔感染控制后，可在接近瘘口处用肋间肌将瘘口周围的空腔填塞，多有愈合的希望。随着食管癌微创手术快速发展，术后加速康复技术和模式的兴起，吻合口瘘又出现新的变化，如何减少吻合口瘘，降低围术期死亡率，仍然是我们不断研究的课题。

三、吻合口狭窄

食管癌术后吻合口狭窄是食管癌手术的常见并发症，国内文献报道发生率为0.5%～10.5%，其多在术后2～3周后发生，也有患者迟至2～3个月后开始出现狭窄症状，造成吻合口狭窄的原因大多为食管胃吻合时对口不齐，或吻合口局部感染，愈合后产生过多的瘢痕收缩而致吻合口狭窄，对于严重的吻合口狭窄，进流食也很困难者，应在食管镜下或透视下应用球囊扩张。每1～2周扩张1次，经过几次扩张后大多数狭窄明显减轻或治愈。有研究建议对于术后3个月以内发生狭窄的患者，因扩张食管后易再次发生吻合口狭窄，所以在保证安全的情况下，扩张直径应大于12mm，特别是对于一次未达到有效扩张或反复吻合口狭窄的患者，还要注意扩张时间间隔<4周，探条扩张的效果优于球囊扩张。对于术后3个月后的瘢痕狭窄，有学者认为大多因为进行性瘢痕挛缩，扩管的成功率越

来越低。因此，对于吻合口瘘患者，建议可在术后3个月内行胃镜检查以了解吻合口情况，以便尽早发现吻合口狭窄，及时扩管，提高患者的生活质量。对于扩张无效的病例，可考虑再次手术。根据吻合口的部位及患者的具体情况，进行吻合口狭窄处切除，重行食管胃吻合或转流手术，以解决患者的进食问题。

四、乳 糜 胸

乳糜胸是食管癌术后常见并发症，其发生率为0.4%～2.6%。胸导管上自主动脉弓上缘，下至膈肌，胸中下段食管与胸导管相邻近，在对食管癌病变的游离过程中，容易损伤胸导管，术后发生乳糜胸（图9-8），在胸腔开放时，胸导管在正压下不甚充盈，发生破裂后漏出少量乳糜液被血液混染后不易辨认，如不细致检查，不容易发现，所以在游离食管中下段的过程中要注意胸导管的位置，切断食管周围组织，一定予以结扎。

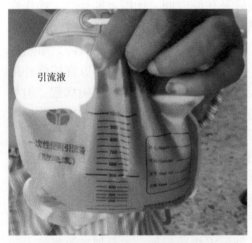

图9-8 胸导管损伤引起的引流液

1. 原因

（1）肿瘤大小：肿瘤直径较大、长度较长，以及部分双原发肿瘤时，手术操作范围较大，游离食管过程中易损伤胸导管。

（2）肿瘤浸润深度（T分期）：当肿瘤浸润深度达食管外膜甚至侵犯周围组织达T4期时，肿瘤与周围组织关系密切，粘连较严重，易累及胸导管，其术中走行及结构显示不清，游离时易受损伤。

（3）淋巴结肿大（N分期或良性淋巴结肿大）：因良性淋巴结肿大（新疆为结核高发地区，患者常伴有陈旧性纵隔及双肺门淋巴结肿大）及胸腔内多组淋巴结转移，钙化淋巴结或转移淋巴结与周围组织粘连较严重，术中需要清扫淋巴结范围过大时易损伤胸导管。

（4）术者操作因素：术者经验不足、解剖胸导管不够熟练及手术时暴露不理想或粗暴分离易造成胸导管损伤。

（5）操作方式：术中过多使用电刀、电凝游离而较少使用结扎处理。

（6）术中实施措施：术中可疑胸导管损伤而仅行破口处缝扎或部分结扎，未行低位有效结扎时，因术后乳糜量增加，管内压增加而造成乳糜胸。

（7）术前行放化疗：曾于手术前行放化疗，造成肿瘤区域及食管床组织水肿、粘连质脆等，易引起胸导管结构不清或被累及，术后易并发损伤。

（8）预防性结扎操作：于术中行预防性结扎胸导管，结扎线过细或未行组织束结扎，易造成胸导管切割性损伤；结扎操作中如过紧，则易损伤胸导管，如过松，则达不到扎闭胸导管的目的。

（9）肿瘤位置：胸中、上段食管癌，因解剖较复杂，且胸导管位置发生变化，术中易损伤胸导管，如不及时发现并处理，术后出现乳糜胸的风险高于其他部位食管癌。

2. 临床表现　乳糜胸多在术后立即发生，胸腔引流量每天500ml以上，患者进食后胸腔积液引流量更大，如拔出胸腔引流管，临床表现为胸闷，脉搏及呼吸增快，继而血压下降，严重者很快出现休克。X线胸部透视可见胸腔有大量积液，纵隔向对侧移位。胸腔穿刺可抽出大量液体，早期胸腔积液多为血性或淡黄色，进食后则呈典型的乳状白色液体，每天乳糜液的排出量不等，少者数百毫升，多者可达2000～3000ml。胸腔积液用苏丹Ⅲ染色可见脂肪滴。乳糜胸患者早期胸腔积液因无细菌感染，临床上除有胸腔积液的压迫症状外，体温多在正常范围。

3. 诊断　最主要的指标是胸腔引流液的量和外观，术后胸腔引流液大于1000ml/24h，可以诊断。术后胸腔引流液小于1000ml/24h，怀疑乳糜胸，试验性给予含脂肠内营养后，胸腔引流液增多，外观出现典型乳糜样胸腔积液改变，可以诊断，必要时可以辅以实验室检查发现大量淋巴细胞、脂肪颗粒，或苏丹Ⅲ染色可见猩红样脂肪颗粒。甘油三酰＞1.24mmol/L、胆固醇＞5.18mmol/L，可以诊断乳糜胸。

4. 预防与治疗　乳糜胸发生后，由于大量乳糜液丢失，血容量降低和水电解质紊乱，造成呼吸和循环功能紊乱。如不能及时进行有效处理，常导致患者衰竭死亡，一般情况下，给予患者全肠外营养或低脂食物，缩减胸导管内乳糜量，促使其内压降低，实施一般引流而减轻乳糜液对心肺的压迫，在胸腔内注射红霉素、高渗糖溶液等，促进胸膜粘连、闭合。若实施手术治疗，术前6小时口服或经营养管输注植物油，利于查找胸导管损伤处。一般选取原有的手术切口入胸，可以减少手术创伤区域。手术过程中主要将膈上低位胸导管与周围组织的大块实施双重结扎来治疗，这一方法操作简洁、安全有效。术后还应适时补充血浆等促进伤口愈合。因此食管癌手术中怀疑胸导管损伤破裂者，应预防性结扎胸导管，预防性术中结扎胸导管后并未发现术后任何不良后果。只要食管癌手术中足够重视，乳糜胸是可以预防的。预防的关键是手术医师具备丰富的解剖基础和临床经验及三维立体概念，辨清胸导管连属关系，熟悉胸导管走行路线，仔细轻柔操作，尽量多用电刀分离，谨慎解剖单纯胸导管，因胸导管不像血管，其壁纤薄而脆弱、透明，呈萎缩状。

传统结扎胸导管时不解剖游离胸导管，尤其是不要剪开覆盖其上的胸膜，而是大束结扎。以前开胸的经验是，用10号丝线在膈肌上至第8胸椎水平（第8胸椎水平位以下胸导管多为单根）与膈肌食管裂孔之间用小弯分离钳紧贴胸椎体前缘，将胸主动脉与奇静脉间的胸导管及其周围所有组织分离集束结扎，松紧适度，切勿过度牵拉，以免撕裂胸导管。而现在是胸腔镜下操作，因良好的成像效果，很容易解剖游离出一段胸导管，上生物夹即可。同时本病一经确诊，需要积极治疗。

五、脓胸及切口感染

随着手术技术提升及无菌术的规范应用，术后脓胸发生率下降。其多为术后胸腔引流不畅，胸腔积液、感染所致，开始多表现为胸腔积液，反复胸腔穿刺，液体逐渐浑浊，变为脓性，患者临床表现有轻度或中度体温升高，呼吸、脉搏增快，白细胞计数升高，X线胸部透视可见胸腔积液，有时积液呈包裹性。

1. 诊断标准 如胸腔引流管拔除后数天，患者体温升高，有胸腔感染征象，胸部透视显示胸腔有较多量积液，经反复胸腔穿刺，液体仍未消失，不论穿刺抽出液体是否为脓性，均应视为胸腔感染。血白细胞计数常达$16×10^9$/L以上，中性粒细胞百分比0.9左右；X线透视、胸部X线片可见胸腔积液；B超定位胸腔穿刺，积液比重超过1.018，白细胞计数超过$0.5×10^9$/L，蛋白定量超过2.5g/L，可诊断为脓胸。但早期诊断比较困难，常延误诊断，影响治疗效果。笔者体会一旦临床上出现上述症状，应想到脓胸，其是早期诊断、及时治疗的关键。

2. 治疗 传统认为首先考虑行单纯胸腔闭式引流，抗感染、禁食水、胃肠减压，营养支持治疗，考虑患者术后身体营养状况差而放弃二次开胸手术治疗，有研究者认为手术治疗效果好于保守治疗。

笔者认为手术优点如下：①可以明确脓胸原因。术后脓胸有时无法查明原因，反复检查拖延、加重病情，失去手术机会，手术可以治疗原发病，缩短病程，减少痛苦，减轻经济负担。②利于充分引流。开胸手术后，胸膜腔粘连多已形成，术后脓胸常被分隔包裹，传统闭式引流治疗无法达到充分引流，手术可以游离粘连，打通分隔，充分引流，减少术后中毒症状，即使无法修补瘘口，可在附近放置引流管以做到充分引流。③手术同时可以行空肠造瘘术。给予肠内营养，经济实惠，可以改善营养状况。

应当注意，在吻合口瘘发生后，重新放置、留置胃管时可能会加重吻合口损伤，或位置不当达不到胃肠减压目的，应在X线下妥善放置以保证安全、有效。

另外，开胸手术时不要盲目追求行瘘口修补术，因术后吻合口炎症水肿、组织条件差，强行吻合会适得其反，有报道修补的成功率只有33.3%。只要做到充分引流、胃肠减压及有效营养支持，均可治愈。笔者采用手术治疗尚无死亡病例发生。

手术切口感染与术中失血、无菌操作是否规范、手术部位、切口大小、患者自身免疫力等均有关。不同区域、医院或病区内手术切口感染的病原菌分布有可能不同，其耐药性也有一定差异。切口感染时全身反应多不明显，有时可有低热，切口局部红肿或有稀薄脓性分泌物溢出。应及时拆除感染处切口缝线引流，以免向胸壁深层侵犯。鼓励咳嗽，随时观察，保证引流通畅，促进胸腔积液排出，会减少甚至消除胸膜腔感染。

六、膈　疝

膈疝是食管癌较为少见的一种术后并发症，但是延误其诊治会造成严重后果。食管癌术后膈疝发生率为0.1%～1.6%，一般发生于术后1～2年。

1. 病因　膈疝常因急性胃扩张、幽门梗阻、剧烈咳嗽或呕吐及膈肌缝线撕脱所致，亦有术后化疗呕吐致膈疝的报道。食管癌术后，由于患者剧烈咳嗽，腹压增高，或个别膈肌切口缝合不牢固，而致膈肌缝合部分裂开发生膈疝。术后出现膈疝多与手术操作相关。

2. 临床表现　膈疝多表现为胸闷、呼吸困难、脉率增快及肠梗阻症状，有的病例出现上腹或左季肋区疼痛，患者在平卧位时疼痛加重，早期有的病例在胸部可听到肠鸣音，X线胸部透视可见疝入胸腔内充满气体的肠管阴影，纵隔向健侧移位。

3. 诊断　对于食管癌术后并发膈疝，早期膈疝诊断有一定困难，而远期膈疝容易诊断。因术后早期发生膈疝容易被误诊为严重肺部感染、多房性包裹性积液、肺不张、吻合口瘘等常见并发症。如术后患者表现出病情不稳定或呼吸困难，除应详细查体外，早期进行辅助检查是十分必要的。X线透视或摄片、复方泛影葡胺上消化道造影或胸部CT都能提供有力诊断依据。

4. 治疗　术后并发膈疝一经确诊，应及时再次开胸或开腹，将疝入胸腔的肠管还纳入腹腔，加固缝合膈肌裂口。早期膈疝通常因为没有得到及时治疗进而演变为嵌顿性疝，危及生命。因此食管癌术后膈疝应注意早期诊断，一经确诊，应立刻手术治疗。方法：可经原切口或下一肋间切口入路进胸，根据病情需要，必要时加做上腹部切口。松解胸腔内粘连，扩大膈肌裂孔，在检查疝内容物时，应尽量避免损伤疝入胸腔的器官。如无器官缺血坏死，可用0.05%氯己定冲洗干净后，按正常解剖结构将疝内容还纳腹腔；如肠祥出现缺血坏死，应进行肠切除、肠吻合，重新加强对膈肌裂孔的修补并进行胃膈固定。

七、胃肠道并发症

食管癌及贲门癌切除行食管胃吻合术后，胃肠道并发症发生率很低。国内外曾有学者主张行主动脉弓上食管胃吻合术，且要常规行幽门成形术，以预防术后发生幽门梗阻，实践证明这种并发症很少。近年来，国内不少外科专家在术中都放置十二指肠营养管，这一措施对幽门梗阻不仅具有预防也具有治疗作用。幽门梗阻的发生率已明显改善。假膜性肠炎是食管癌及贲门癌术后严重的并发症，发病后患者常有高热、腹痛，以及严重腹泻，海水样便或粪便呈浑浊黄绿色。其中漂浮片状假膜，严重腹泻很快导致患者脱水、电解质紊乱及中毒性休克。对假膜性肠炎的治疗，应立即停用广谱抗生素，改用对葡萄球菌作用良好的药物。经静脉充分补充水分和电解质以纠正患者的脱水和电解质紊乱，经胃肠道给予镇痛止泻药物，同时给予激素治疗。这种并发症，由于广谱抗生素的严格掌握，已极少发生。当术后早期因迷走神经切断后胃肠道功能紊乱时，在患者开始进食后常发生腹泻，应立即禁食，经静脉输入足量葡萄糖溶液及电解质，由十二指肠营养管注入复方樟脑酊或鸦片酊等止泻药物2～3天后多可治愈。国内有学者提倡在开始滴入营养液时即在营养液内加入适当剂量的金双歧，有防止发生早期腹泻的作用。

八、其他并发症

食管癌及贲门癌术后还有其他少见的并发症，如手术中损伤喉返神经所致的喉返神经麻痹，损伤气管引起的气管瘘，以及术后自发性气胸和术后继发性出血等。如果做到术中操作细致，严密止血，术后对患者的剧烈咳嗽及时进行有效处理，以上并发症有可能避免。其他如肝衰竭、肾衰竭及心血管系统并发症，如果能对手术适应证严格选择，术前对患者做到详细检查，术后做到周密细致及时处理，这种严重并发症也会减少。

第四节　术后快速康复理念

笔者所在医院食管肿瘤外科以中国医学科学院肿瘤医院李印教授为特聘教授，通过定期进行手术交流、查房和授课等，目前已顺利开展食管胃吻合口吻合法"李氏吻合（手工分层套入吻合法）"。通过术中放置纵隔管代替胸管、鼻胃管、营养管及造瘘管，术后开展"免管、免禁"，促使患者术后早期进食，明显减轻了患者痛苦，并减少了住院时间和住院费用，加速了患者康复，为食管癌患者带来福音。

（1）术后患者的反流症状少见，反流及吞咽困难评分均低于既往单纯分层缝合患者，比起传统器械吻合，天然抗反流结构（贲门）术中已切除，术后患者长期反流、反酸烧心及咳嗽症状明显。

（2）食管癌根治术后"免管、免禁"打破消化道手术传统"禁食水"理念，使食管癌术后早期"进食水"变成现实，其是继微创手术后减轻患者痛苦的又一里程碑式举措；手工分层套入吻合法在不同层面分层吻合，更符合人的生理，吻合口瘘发生率明显下降，是早期（第2、3天）进食的重要保障。

（3）术后快速康复，减轻患者痛苦，明显降低术后吻合口瘘发生率，进而减少患者住院费用。我们都知道食管癌患者术后经鼻腔留置胃管及营养管，非常难受，存在咽喉部疼痛，说话、咳嗽明显受影响，一旦营养管脱落，将没有营养餐维持肠内营养；增加肠外营养量，不但费用明显增加，长时间液体输注明显增加患者痛苦。

第十章　食管癌的内镜治疗

第一节　内镜黏膜下剥离术/内镜黏膜切除术

一、内镜黏膜下剥离术

内镜黏膜下剥离术（endoscopic submucosal dissection，ESD）是治疗早期消化道恶性肿瘤及癌前病变的最佳手段。早期食管癌是指病变局限于黏膜层，无论有无淋巴结转移。食管癌前病变是指可以发展成癌的一种病理变化，主要指食管上皮内瘤变。

1. 适应证

（1）绝对适应证：治疗前评估为食管高级别上皮内瘤变及M1期（上皮表层）或M2期（黏膜固有层）的早期食管癌。

（2）相对适应证：术前评估无可疑淋巴结转移的M3期癌（黏膜肌层）、累及食管3/4周以上的上述病变。

2. 禁忌证

（1）患者不同意。

（2）患者不能配合。

（3）有严重出血倾向者。

（4）严重心肺功能异常不能耐受治疗者。

（5）生命体征不平稳者。

（6）有食管静脉曲张或静脉瘤，无有效的出血预防对策者。

（7）病变位于食管憩室内或波及憩室者。

（8）术前评估有淋巴结转移的M3及SM1期癌患者。

（9）低分化食管鳞状细胞癌及未分化食管鳞状细胞癌患者。

3. 围术期准备

（1）知情同意：将治疗中可能出现的不良事件（如麻醉意外、黏膜损伤或感染、出血、穿孔、病灶切除不完全或基底部有恶变需要进一步行根治性手术、术后狭窄及术中心、肺、脑血管意外等）告知患者并签署术前知情同意书。

（2）完善术前各项相关检查，稳定高龄患者及合并其他内科疾病患者的病情。

（3）做好上消化道准备，如术前禁食8小时，术前30分钟口服去泡剂、去黏液剂，术前5分钟含服局部浸润麻醉润滑剂。

（4）准备手术需要的各种器械及药物，特别注意抢救设备及药品的准备。

4. 手术过程

（1）标记：用电刀或氩气刀在病灶周围按要求的位置进行电凝标记。

（2）黏膜下注射：于病灶标记点外侧进行多点黏膜下注射，直至病灶明显抬起。

（3）环形切开：应用内镜下切开刀沿病灶边缘标记点外约0.5cm切开病灶外侧缘黏膜。

（4）黏膜下剥离：借助透明帽反复黏膜下注射，应用内镜下切开刀分离黏膜，将病灶从黏膜下层逐步分离，直至完全剥离。

（5）创面处理：确认病灶有无出血，若有出血，应用止血钳或止血夹处理。

（6）取出送检：取出剥离下的病灶标本，先在泡沫塑料板上平铺，周边用大头针固定，拍照或染色，然后固定送病理检查，若为癌组织，应以每2mm宽度切片观察病灶是否被完整剥离。

5. 术后康复

（1）术后当日禁食，可进水，次日可进流食，逐渐增加食量。

（2）给予黏膜保护剂，给予质子泵抑制剂进行抑酸治疗。

（3）一般不用抗菌药物，当切除面积较大、患者年龄较大及患者免疫功能低下时可预防性使用抗菌药物。

（4）在治疗后的第1年每3个月复查1次，后续每年复查1次。

6. 注意事项

（1）使用各类不同种类黏膜剥离刀切割黏膜时需要熟练掌握和控制内镜操作，谨防穿孔。

（2）使用止血钳时应确认抓住出血部位后再进行止血操作，防止组织炭化。

（3）安装透明帽时需要将侧孔安装在离内镜微型图像传感器最近位置，如安装错误，将影响内镜的吸引功能。

二、内镜黏膜切除术

内镜黏膜切除术（endoscopic mucosal resection，EMR）为在内镜下从消化道内切除息肉或早癌的微创手术，通常可切除小于2cm的病灶或将大片病灶分块切除。

1. 适应证 可一次性完全切除的食管高级别上皮内瘤变、M1 期癌、M2 期癌及术前评估无可疑淋巴结转移的 M3 期癌。

2. 禁忌证

（1）有胃肠镜检查禁忌证的患者。

（2）凝血功能障碍，有出血倾向者。

（3）病变表面有明显溃疡或瘢痕者。

（4）起源于固有肌层的食管黏膜下肿瘤，浸润至黏膜下深层的食管癌患者。

3. 围术期准备

（1）知情同意：将治疗中可能出现的不良事件（如麻醉意外、黏膜损伤或感染、出血、穿孔、病灶切除不完全或基底部有恶变需要进一步行根治性手术、术后狭窄及术中、肺、脑血管意外等）告知患者并签署术前知情同意书。

（2）完善术前各项相关检查，稳定高龄患者及合并其他内科疾病患者的病情。

（3）做好上消化道准备，如术前禁食 8 小时，术前 30 分钟口服去泡剂、去黏液剂，术前 5 分钟含服局部浸润麻醉润滑剂。

（4）准备手术需要的各种器械及药物，特别注意抢救设备及药品的准备。

4. 手术过程

（1）基底注药：确定病灶范围后，于病灶基底部多点注射 1：10 000 肾上腺素生理盐水，使病变处黏膜呈丘样隆起。

（2）负压吸引并圈套：拔出内镜后将专用透明帽安装于内镜头端，张开圈套器并置于透明帽内，进镜至病变处，对准病灶负压吸引，使病灶进入透明帽内，用圈套器套住病灶，收缩圈套器，同时松开负压吸引，将圈套的病灶推出透明帽，仔细查看是否套准病灶，必要时松开重新圈套病灶。利用双通道内镜切除时，先经一通道插入抓持钳固定提起病灶，再经另一通道送入圈套器切除病灶。

（3）病灶切除：确认病灶套取无误后，以高频电流切除。

（4）创面处理：确认病灶有无出血，若有出血，应用止血钳或止血夹处理。

（5）取出送检：取出整个切下的病灶标本，先在泡沫塑料板上平铺，周边用大头针固定，拍照或染色，然后固定送病理检查，若为癌组织，应以每 2mm 宽度切片观察病灶是否被完整切除。

5. 术后康复

（1）术后当日禁食，可进水，次日可进流食，逐渐增加食量。

（2）给予黏膜保护剂，给予质子泵抑制剂进行抑酸治疗。

（3）一般不用抗菌药物，当切除面积较大、患者年龄较大及患者免疫功能低下时可预防性使用抗菌药物。

（4）在治疗后的第 1 年每 3 个月复查 1 次，后续每年复查 1 次。

6. 注意事项

（1）切除前用色素内镜或注射色素标记病灶范围，用内镜超声显示病变深度和黏膜下层病变的性质，与固有肌层和血管的关系，这是确保手术成功和预防并发症的关键。

（2）对于<3cm的高分化非溃疡型黏膜内癌，可试行切除。

（3）仔细观察病变的黏膜和周边，要求癌组织边缘距切除边缘最短距离>2mm。若癌组织距切除边缘≤2mm或边缘不清，应在1周内再次行内镜黏膜切除，或外科根治切除。若有黏膜下侵犯或血管侵犯，应行外科根治切除。

第二节　光动力治疗

一、适　应　证

1. 根治性治疗适应证　根治性光动力治疗是指经光动力治疗后病变完全缓解的一种治疗方法。

（1）食管癌的癌前病变，如食管黏膜上皮内瘤变。

（2）早期食管癌T1N0M0患者。

（3）手术或放化疗后局部复发的，或者经过内镜下微创治疗后局部复发的表浅肿瘤。

2. 姑息治疗适应证

（1）不适宜手术、放化疗的晚期食管癌患者或要求行光动力治疗患者。

（2）放化疗后或术后肿瘤复发食管梗阻者。

（3）高龄且不能耐受根治性治疗的患者。

二、禁　忌　证

1. 绝对禁忌证

（1）对光敏剂过敏的患者。

（2）原有血卟啉病，或伴随其他因光照而加重的疾病，如系统性红斑狼疮、皮肌炎等。

（3）食管癌合并食管静脉曲张者。

（4）食管癌合并食管-气管瘘或食管-纵隔瘘者。

2. 相对禁忌证

（1）严重或未控制的心血管疾病及肺部疾病患者；或各种原因导致的生命体

征不平稳者。

（2）明显的凝血功能障碍者。

（3）溃疡型病灶并出血或估计病灶坏死后容易发生穿孔者。

（4）超声内镜检查显示肿瘤侵犯食管全层，光动力治疗后可能发生瘘者。

（5）存在眼部疾病，近1个月内需要接受眼科灯光检查的患者。

（6）计划在30天内行手术治疗者。

（7）孕妇及哺乳期妇女慎用。

三、围术期准备

1. 临床资料

（1）内镜检查：1周以内的胃镜检查，必要时行放大胃镜及染色检查，有条件者最好行超声内镜检查，明确肿瘤部位、大小、形态、梗阻情况及肿瘤浸润深度等。

（2）影像学检查

1）钡餐造影：内镜不能通过的病灶需要做钡餐造影以明确肿瘤长度、梗阻程度及是否有瘘等，尤其是局部晚期食管癌无法正常进食的患者。

2）CT或MRI检查：有助于了解肿瘤分期及治疗靶病灶的侵犯范围、深度、与毗邻器官的关系和淋巴结转移情况等。

3）骨扫描检查：明确全身有无骨转移，必要时行全身PET/CT检查。

（3）实验室检查：血常规、肝肾功能、电解质、凝血功能、肿瘤标志物等。

（4）其他检查：心电图、超声心动图、肺功能检查等。

2. 手术室配备急救物品，心电监护设备，吸氧、吸痰装置，备有简易呼吸球囊等。

3. 完成光动力设备调试，保证设备正常运行。

4. 光敏剂滴注

（1）血卟啉注射液（喜泊分，0℃以下保存）皮试阴性，按照2～5mg/kg的剂量加入250ml生理盐水中，在1小时内用避光输液器滴注完毕。滴注过程中严密观察患者的生命体征。滴注结束后48～72小时，进行激光治疗。

（2）冻干粉剂（Photofrin，低温避光保存）皮试阴性，按照2mg/kg的剂量加入5%葡萄糖溶液中，按2.5mg/ml比例浓度配制溶液，并在1小时内用避光输液器滴注完毕，滴注过程中严密观察患者的血压、脉搏，个别患者可能出现血压偏低现象。滴注结束后48小时对肿瘤部位行激光照射治疗；72～96小时行第2次激光照射治疗。

5. 胃镜等检查设备准备　食管癌光动力治疗应在胃镜直视下完成，照射治前检查胃镜主机是否正常运行，以及胃镜的送水、送气及吸引功能是否正常。

6. 患者准备

（1）常规准备：患者治疗前需要禁食水8～12小时。治疗前30分钟，皮下注射阿托品以减少分泌物，必要时可以给予镇静药及镇痛药。如果患者有老年病如高血压和心脏病，或患者精神高度紧张，对治疗高度敏感，可行静脉麻醉。建立静脉通路，应用心电监护仪监测患者心率、呼吸、血压、心电图和血氧饱和度。治疗前给患者行胃镜检查，以明确肿瘤范围和肿瘤大小，制订相应的光动力治疗计划，确定治疗方案。

（2）签署知情同意书：告知患者及其家属光动力治疗过程、术中和术后的风险和并发症、预后及随访情况。告知治疗的优缺点及可替代的治疗方案，征求患者及其家属同意。

1）给药第1周时患者的皮肤和眼对光线十分敏感，此时需要严格避光，避免直接暴露在阳光下的一切可能，需要留在暗室内，暗室内可使用一个装有60W以下的黄炽灯泡的台灯，可以观看电视，安全距离为2m，并佩戴墨镜，最好不要使用计算机或手机。

2）第2周患者眼对明亮的光线仍十分敏感，仍需要继续佩戴墨镜，皮肤对光线也是敏感的，仍需要避免直接暴露于阳光下，但本周光敏药物处于代谢过程中，应逐渐增加室内光线照射的亮度，直至恢复至正常的室内照明状态。本周仍需要避免使用手机或计算机，观看电视需要保持安全距离。

3）第3～4周患者皮肤对光线还有一定的敏感性，需要避免强烈阳光直射和室内强光照明，患者可以在夜晚外出活动，如必须白天去户外，建议其阴天出行，或避开上午10：00至下午2：00光线较强时段，患者需要戴墨镜（＜4%透光率）、手套、宽边帽及穿长袖衬衫、长裤和袜子。在此期间建议患者避免明亮的光线如阅读灯的照射，尽管普通室内光线不是有害的，但天窗直接照射的光线也应该避免，需要挂窗帘或躲避在阴影内。

4）30天后，建议患者进行光敏感试验，将手放在一个有直径2cm洞的纸袋内，暴露在阳光下照射10分钟，如果在24小时内出现肿胀、发红或水疱，则患者应继续避光2周，再重新进行测试；如果在24小时之内没有任何反应发生，患者可逐渐恢复接触阳光。可尝试第1天暴露于光照下15分钟，如无异常反应，可逐步增加暴露时间。初期建议避开阳光较强时段（10：00～14：00），至少3个月不要进行日光浴，还需要避免眼部检查。

四、手术过程

激光光敏剂产生光动力作用的强度由能量密度决定；能量密度（J/cm²）=功

率密度（W/cm²）×照射时间（s）。治疗时应根据患者的目标病灶调节输出功率，并由激光功率计检测光输出端的实际输出功率（W）。

1. 根治性光动力治疗　早期食管癌和癌前病变进行光动力治疗的目的是达到完全缓解，以保留正常食管的完整性，从而避免手术和放疗的创伤及副作用。患者行胃镜检查，取左侧卧位，咽部麻醉后插入胃镜，观察食管腔内情况，确定病变的部位和大小，将病变置于视野中央，由活检孔插入柱状光纤，照射时尽量使光纤贴近病变位置，根据病变范围采用不同的柱状光纤（弥散端长度2.5～4.0cm），照射范围需要超过病灶边缘0.5cm，使其充分覆盖病灶。治疗结束后观察有无活动性出血及其他异常，如无异常，则退镜。术后监测生命体征，为了防止术后胃酸反流损伤创面诱发出血等，建议术后常规使用质子泵抑制剂（PPI）1～2周。如有必要，应用抗生素及激素减轻炎症反应。功率密度为100～250MW/cm²，照射时间为900～1200秒，能量密度为120～300J/cm²，可根据肿瘤范围适当补充照射剂量。

2. 姑息性光动力治疗　中晚期食管癌光动力治疗的目的是缓解梗阻、控制病情和延长生存期，可以按照如下操作进行。

（1）激光初次照射：患者常规行胃镜检查，取左侧卧位，咽部麻醉后插入胃镜，观察食管腔内情况，确定病变部位和大小，若管腔狭窄致胃镜不能通过，则先应用探条或球囊进行适当扩张，或更换超细胃镜。将病变置于视野中央，由活检孔插入柱状光纤，使光纤尽量于病变位置进行照射，根据病变范围采用不同的柱状光纤（弥散端长度2.5～4.0cm），照射范围需要超过病灶边缘0.5cm，使其充分覆盖病灶。治疗结束后观察有无活动性出血及其他异常，如无异常，则退镜。若管腔狭窄致胃镜不能通过，也可在X线下行光动力治疗。术后监测生命体征，为了防止术后胃酸反流损伤创面诱发出血等，建议术后常规使用PPI 1～2周。如有必要，则应用抗生素及激素减轻炎症反应。照射光剂量为300～400MW/cm²，照射时间为750～1200秒，柱状光纤设定能量密度为225～480J/cm²。

（2）复照：初次激光照射后，24小时需要进行复照者，复照前需要清除坏死组织，坏死组织的清除对光动力治疗的临床疗效极为重要。复照要根据肿瘤大小和部位的不同而确定照射剂量，根据具体病灶情况适当降低或升高。

五、术后康复

1. 对患者进行避光教育，告知患者使用保护性服装及注意事项是十分重要的。一旦发生光过敏反应，应立即避开阳光，冷水湿敷发热、红肿的部位，对于出现皮疹者，可口服抗过敏药物，局部涂抹含激素的药膏。明显肿胀、出现水疱为严重的光毒性反应，需要静脉使用激素类药物、口服抗过敏药，避免接触阳光。

2. 对于面积比较大的病灶，光动力治疗后常规给予皮质醇激素以减轻水肿反应。胸痛可根据患者数字分级评分法评分给予不同阶梯的镇痛药，但要警惕食管瘘，晚期患者还要警惕大出血可能。

3. 早期低热与肿瘤组织坏死引起的全身炎症反应有关，一般无须特殊处理，必要时给予对症处理，如物理降温、口服解热镇痛药等。若发热持续不退，则应考虑是否合并感染、食管瘘等，需要进一步行影像学检查，必要时行胃镜检查，根据血常规等实验室检查指标，必要时使用抗生素治疗。

4. 肿瘤侵犯食管壁全层时，易导致肿瘤组织完全坏死脱落，发生穿孔，术前需要明确肿瘤的侵犯深度及其毗邻关系。在激光照射后密切观察该不良反应的发生情况，一旦发生穿孔，应立即禁食水，建立全胃肠外营养静脉通路，予以抗感染治疗，必要时可以考虑放置食管覆膜支架、放置胃肠营养管或行经皮胃（空肠）造瘘。

六、注 意 事 项

1. 注射光敏剂前，应进行皮肤过敏试验，确认阴性后才可给药，以免引起过敏反应。

2. 光敏剂对其他光线如阳光、荧光灯的光线也有光感性，可发生光敏反应，因此，在用药后应至少避光1个月。

3. 为了提高照光效果，术前应给予较强的解痉剂，如异可利定（解痉灵）、地西泮（安定），以减少胃肠蠕动，使光斑较准确地落在癌灶上。

4. 为避免消化道内分泌物对光导纤维末端沾染而影响激光功率传递，光纤末端可隐藏在内镜孔道内；一旦发现被分泌物沾染，应及时擦拭干净后再用。

5. 治疗期间定期复查内镜，观察癌灶的变化并活检。

6. 术后密切观察过敏反应症状与体征。

第三节　其他经内镜治疗

一、氩等离子体凝固术

氩等离子体凝固术（argon plasma coagulation，APC）是借助氩离子束的电传导将高频电能量传递至目标组织，对目标组织发挥非接触式热凝治疗的方法，通常又称氩气刀，为内镜下止血、凝除息肉、消除消化道病变组织的重要方法。

1. 适应证

（1）早期食管癌：其主要用于黏膜切除后的残留病变、复发性病变、拒绝手术的患者、具有手术高危因素的患者，癌变切除困难的病变，无明显淋巴结转移的病变。

（2）进展期食管癌：其为以解除狭窄、缩小肿瘤或止血为目的的姑息治疗。

2. 禁忌证

（1）严重或未控制的心血管疾病及肺部疾病患者，或各种原因导致的生命体征不平稳者。

（2）明显的凝血功能障碍者。

（3）食管癌合并食管静脉曲张者。

（4）食管癌合并食管-气管瘘或食管-纵隔瘘者。

（5）溃疡型病灶并出血或估计病灶坏死后容易发生穿孔者。

3. 围术期准备

（1）按内镜检查常规做术前准备，为减轻反应及胃肠道蠕动，可于术前15分钟注射镇静药及解痉药。

（2）器械准备

1）准备前视式纤维内镜或电子内镜。

2）术前首先打开氩离子凝固器的氧气钢瓶阀门，注满氩气。一般氩气流量为1～4L/min，电场强度近5000V/mm峰值，表面热凝深度为2～3mm。氩气流量设置为2.4L/min。功率设定为40～80W，导管直径2.3mm，长度分别为2.2m和3.2m，适合胃肠内镜使用。导管连接高频电凝器，常用电凝指数为A60（专为氩等离子体凝固术配设）。体外预试验可将浸湿水的肥皂放在垫板上，脚踏开关蓝色标记的电凝板，每次1～3秒，内镜直视下导管前端产生短暂的可见性蓝红色火光，同时出现少量无味烟雾。

4. 手术过程

（1）在内镜直视下，进镜观察病灶。

（2）经内镜活检孔道插入氩离子凝固器导管，导管伸出内镜头端，直至病灶上方0.3～0.5cm处，以每次1～3秒的时间施以氩离子凝固治疗。氩离子凝固治疗后，病灶呈现泛白、泛黄甚至出现黝黑样变。

（3）氩离子凝固治疗次数视病灶大小、质地情况而定，一般以内镜下整个病灶灼除为止。氩离子凝固治疗时，病灶周边黏膜初始发生肿胀，继而因蒸发而发生固缩和塌陷现象。

（4）操作过程中应抽吸腔内烟雾，以免影响视野和治疗进行。

5. 术后康复

（1）术后禁食1～2天，如无特殊情况，可先进流食，渐进软食或普食。

（2）术后常规补液，给予制酸剂及胃黏膜保护剂，必要时应用止血剂。

（3）术后有疼痛及发热者给予对症处理。

（4）术后注意观察有无胸痛、腹痛、呕血、黑便、皮下气肿等消化道出血及穿孔并发症。

6. 注意事项

（1）早期病变定位应准确，切勿盲目照射。

（2）晚期梗阻性食管癌导管对准管腔中心癌组织，切勿偏离，以免损伤正常组织。

（3）为保证导管传递能量，每次治疗开始时必须清除上次治疗产生的灼焦坏死组织。

（4）照射时导管应伸出内镜活检孔道，以免损伤内镜。

（5）注意氩气注入量不宜过大，治疗后应将气体抽尽，以防术后腹胀。

二、胃镜下营养管置入

1. 适应证

（1）食管癌侵犯喉返神经引起进食困难者。

（2）食管癌合并食管梗阻或者术后吻合口梗阻者。

（3）食管癌合并食管穿孔或食管-气管瘘者。

2. 禁忌证

（1）严重而无法纠正的出、凝血功能障碍者。

（2）全身情况差，不合作者。

（3）消化道急性穿孔者。

（4）完全性口、咽、食管、幽门梗阻者。

3. 围术期准备

（1）患者评估及准备同胃镜前准备。

（2）器械准备：胃镜或超细鼻胃镜、导丝、胃空肠营养管。

4. 手术过程　　患者取左侧卧位，清醒操作置入营养管时，应用利多卡因局部麻醉，不耐受清醒胃镜操作的患者，可行全身静脉麻醉后进镜。进镜到胃腔充分观察后抽吸胃内气体，然后通过幽门，循腔进镜，尽量进镜到十二指肠深部，通过活检孔道置入导丝，胃镜观察下尽量使导丝较深置入，防止导丝头反折回十二指肠或脱出幽门，边观察导丝相对不移动，边退出胃镜，胃镜退出口腔后助手抓紧导丝，胃镜循活检孔道与导丝分离。在维持口腔外导丝长度相对不移动情况下沿导丝送入营养管至导丝先端部，退出导丝，给予置换至鼻腔，记录鼻腔外的刻度并贴鼻贴固定。如管腔通过允许，将营养管从鼻腔插入，在胃镜和活检钳牵引及引导下将其置入至合适部位。

5. 术后康复

（1）营养管打入的内容最好为专业的营养液制剂，温度以35～45℃为宜，并用温水或碳酸氢钠溶液冲洗。一般单次注液＜200ml，时间间隔＞2小时。

（2）容易出现堵管、长期留置营养管的患者可能需要6个月左右更换一次营养管。

（3）长期留置营养管者，应每天用液状石蜡滴鼻，防止鼻黏膜干燥糜烂。

（4）术后注意口腔护理，以保持口腔湿润、清洁。

6. 注意事项

（1）内镜尽可能抵达降部以远，内镜下导丝的放置也应尽可能多送一点距离，这样可以尽量保证导丝不会脱出。

（2）退镜的过程中应用右手扶镜并进导丝，左手负责退镜，这样边退镜边进导丝才可以做到协调一致，不使导丝滑脱。

（3）术后应妥善固定营养管，保持其通畅、清洁，防止营养管移位及脱出。

三、经内镜支架置入

1. 适应证

（1）无法手术切除的食管恶性梗阻。

（2）食管-气管瘘。

（3）食管穿孔。

（4）食管癌术后恶性吻合口瘘。

2. 禁忌证

（1）无法纠正的凝血功能障碍。

（2）心肺功能障碍无法耐受手术。

（3）败血症。

（4）存在严重气道受压风险，为相对禁忌证，可同时置入气管支架。

（5）颈段食管癌，为相对禁忌证，因支架置入后有较高的移位率及难以忍受的异物感。

3. 围术期准备

（1）完善术前检查：包括内镜检查、钡餐造影或气钡双重对比造影、CT或MRI检查、心电图、血常规、凝血功能及肝炎、梅毒、艾滋病等抗原抗体检查。

（2）支架选择：首选覆膜自膨式金属支架，根据食管肿瘤位置、长度和食管直径选择合适的食管支架，通常支架至少比病变长度长3～4cm，使支架置入食管后支架远端超过狭窄段15～20mm，近端高出病变20mm左右，确保支架覆盖整个病变范围，但对于肿瘤邻近主动脉弓者，食管支架近端应超出主动脉弓上缘，以避免随着主动脉搏动，支架上极机械摩擦导致食管穿孔，甚至主动脉穿孔大出血。

（3）患者准备

1）患者术前禁食6小时，禁水2小时，确保食管和胃排空。告知患者术中可能出现不适，为患者准备苯二氮䓬类静脉镇静剂或阿片类镇痛药。

2）知情同意：告知患者（及其家属）支架置入术的必要性、优缺点，手术方式，术中及术后可能发生的并发症和风险（如疼痛、出血、食管穿孔等，部分患者可能无法耐受疼痛等不适需要移除支架，少数可能因食管穿孔、大出血等需要进行紧急抢救，严重者可能危及生命），可替代的其他治疗方案（如空肠营养管、胃造瘘、肠外营养等），向患者提供书面信息，征得患者（或家属）的知情同意并签名。

4. 手术过程

（1）患者口服二甲硅油散及含服盐酸利多卡因胶浆麻醉，或由麻醉科医师实施无痛胃镜麻醉，患者取左侧卧位，咬住口垫，对于内镜可以通过食管狭窄段的患者，常规置入内镜通过狭窄段进入胃内，观察并记录食管狭窄段近端及远端距门齿的距离，直视下将导丝经内镜工作钳道插入胃腔内，保留导丝，退出内镜，选择合适规格的支架并在支架输送装置外套管做好标记。

（2）沿导丝送入支架输送装置使支架到达预定位置，或置入内镜监视支架上端，在内镜直视下将支架输送装置送入支架上端距狭窄上缘20mm处，缓慢退出输送装置外套管释放支架，退出输送装置及导丝，内镜观察支架位置及张开程度，必要时使用活检钳调整支架位置，检查支架定位准确、无活动性出血，退出内镜。

（3）对于内镜无法通过食管狭窄段的患者，常规内镜下测量狭窄段近端距门齿距离，观察狭窄段近端，直视下经内镜工作钳道送入导丝至狭窄段入口，在X线透视下缓慢推送导丝，使导丝头端顺利通过狭窄段进入胃腔内，固定导丝，退出内镜。

（4）重度狭窄而支架输送装置无法通过者，需要先扩张狭窄段（可在导丝引导下用探条或球囊扩张），随后再沿导丝置入支架，操作方法同前，待支架释放完毕后退出支架输送装置，在X线透视和内镜直视下，观察支架位置及张开程度，若支架定位欠佳，应及时调整。

5. 术后康复

（1）术后需要提醒患者支架置入后可能会出现暂时性胸痛，胸痛常由支架置入后持续性扩张压迫引起，通常持续几天，必要时需使用阿片类药物镇痛。还应提醒患者注意早期或晚期潜在出血和瘘管引起的风险。

（2）应向所有患者提供术后饮食和药物的清晰书面说明和建议。通常，在顺利置入食管支架后，患者应禁食4小时。如果没有观察到并发症（如穿孔或出血），患者可以开始进食流食，逐渐过渡到低纤维正常饮食，避免进冷、硬、粗糙食物及黏性食物，以降低支架移位或阻塞的风险，患者应直立进食。

（3）食管支架置入后建议患者以30°头高足低位睡觉。对于胃食管结合部支架置入的所有患者，建议应用质子泵抑制剂预防/减少胃食管反流。

6. 注意事项

（1）支架置入后无正常食管的节律性蠕动，若患者进食大块粗糙、黏性强、纤维条索状食物，则可能因食物停滞于支架管腔造成再梗阻，可通过反复行食管冲洗或内镜下异物取出术处理。

（2）注意支架置入后可能出现的各种并发症，包括胸痛、支架移位、胃食管反流、复发吞咽困难、出血、食管穿孔、食管-气管瘘、气管受压、肺炎及发热等。

四、经皮内镜下胃造口术

经皮内镜下胃造口术（percutaneous endoscopic gastrostomy，PEG）是无须外科手术及全身麻醉的胃造口术。在患者难以承受剖腹手术的情况下，采用PEG重建消化道营养通路，具有重要的临床意义。该方法操作简便易行、安全快捷，并发症少，已成为胃造口管饲营养的首选方法。

1. 适应证

（1）食管癌侵犯喉返神经引起进食困难者。

（2）食管癌合并食管梗阻或术后吻合口梗阻者。

（3）食管癌合并食管穿孔或食管-气管瘘者。

2. 禁忌证

（1）严重而无法纠正的出、凝血功能障碍者。

（2）大量腹水，过度肥胖者，全身情况差，不合作者。

（3）胃部疾病，尤其是胃前壁病变影响手术操作者。

（4）胃大部切除术后残胃太小，无法从上腹穿刺进入胃腔者。

（5）器官变异，妨碍穿刺造口者。

3. 围术期准备

（1）患者准备

1）按内镜检查常规做术前准备，禁食8～12小时，为减轻反应及胃肠道蠕动，可于术前给予镇静剂、镇痛药及解痉药。

2）携带血常规、凝血功能检查及心电图结果。

3）其他同胃镜检查前准备。

（2）器械准备

1）活检管道内径为2.8mm的前视或前斜视型治疗用胃镜；内镜用圈套器、小手术切开包、导丝或3号丝线（150cm）、16号套管穿刺针。

2）各种形状的胃造口管，目前多用一次性胃造瘘套件产品。

3）胃造口管按其头部外形可分为水囊式、蘑菇头式、多孔梅花式等。

4. 手术过程　不管采用哪一种操作方法，其腹壁穿刺部位均为左肋缘下4～8cm处，对应于胃前壁中、下部近胃角处。

操作应在暗环境中进行，以便观察内镜在腹壁的光亮点，确定穿刺部位。

（1）水囊法

1）患者取仰卧位，常规插入胃镜，注气使胃腔充盈扩张，以使胃前壁与腹壁紧密接触。

2）根据内镜在腹前壁透光点，选择血管较少区域作为穿刺点，用示指按压该处腹壁，内镜直视下见胃前壁有压迹，即可确定此处为造口部位。

3）常规消毒，铺无菌洞巾，应用1%利多卡因局部麻醉至腹膜下。

4）胃壁固定器放置于距离预定造瘘点约0.5cm处，将穿刺针垂直插入胃腔，拔除管芯针，插入缝合线，并收纳于线把持环圈内，上提管芯针并将缝合线收至穿刺针内，拔除胃壁固定器，用缝合线在腹壁结扎。

5）于穿刺部位皮肤做一1cm的小切口至皮下，沿皮肤切口将装有穿刺针的T形管鞘垂直刺入胃腔，拔除穿刺针，留下管鞘。

6）迅速插入导管，在导管前端球囊注入特定量的灭菌蒸馏水或灭菌注射用水，使其充盈胀大，并向外牵拉，使胀大的囊紧贴胃黏膜。

7）剥脱并去除塑料外套，腹壁外用配套的橡胶片及固定器固定好，操作结束。

（2）牵拉置管法：本操作方法前期准备与水囊法相同，穿刺点浸润麻醉。

1）助手将圈套器经内镜活检孔插入胃腔，张开并置于胃前壁指压迹处，以便圈套器在此处套住进入胃腔的穿刺针。

2）于穿刺部位皮肤做一1cm的小切口至皮下，轻柔钝性分离浅筋膜至肌层。

3）助手沿皮肤切口将16号套管穿刺针垂直刺入胃腔，术者使用圈套器套住针头并收紧，以免滑脱。

4）助手将套管针的金属针芯拔出，并沿套管插入环形导丝使其进入胃腔。环形导丝进入10cm左右后，术者用圈套器将其套紧，勿使其脱落。

5）术者将胃镜、圈套器及环形导丝一并从患者口中退出，与此同时，助手应使环形导丝顺利经腹壁进入胃腔并引出口腔外。

6）将环形导丝与造口管鼠尾状扩张导管的环形导丝套牢，缓慢将造口管引导送入胃腔，并经腹壁轻轻拉出。

7）再次插入胃镜观察蘑菇头与胃壁贴紧，并确认胃前壁与腹壁紧密接触后，将皮肤垫盘锁牢固定，剪掉胃管末端，接上接头，术毕。

（3）推进置管法：本操作方法基本与牵拉置管法相似，但使用的器械是Push System，其中胃造口管末端为鼠尾状，一根18号Seidinger套管穿刺针；一根240cm长外涂特氟隆的导丝及其他附属配件如注射针、洞巾、局部麻醉药等。

操作方法与牵拉置管法的区别如下。

1）用Seidinger套管针穿刺至胃腔，拔除金属针芯。然后将240cm长的导丝沿套管穿入胃内，圈套器套住导引钢丝，与内镜一同退出口腔，再将导丝拉直。

2）用导丝引进胃造口管，一边沿导丝推进胃造口管至胃前壁，一边将腹壁的Seidinger套管向前推进，以便与胃造口管的锥形部分接触，便于将其拉出腹壁，直至蘑菇头贴紧胃黏膜，手术操作结束。

5. 术后康复

（1）胃造口术后当天禁食，予以输液，适当应用抗生素及止血剂。

（2）24小时后可经造口管给予营养要素饮食，并用生理盐水或温开水冲洗造口管以保持其清洁、通畅。

（3）造口管切口周围皮肤要及时清洁换药，预防切口感染。

（4）经皮内镜胃造口术后可采取经造口管滴入法和推入法给予营养要素溶液、牛奶、豆浆、果汁等，以尽量满足机体生理需要。

6. 注意事项

（1）操作过程中要注意保持无菌，避免感染。

（2）妥善固定空肠造瘘管，避免牵拉、扭曲和脱出。

第十一章　　**食管癌的放疗**

第一节　概　　述

1895年，德国物理学家威廉·伦琴发现了X射线。不久之后，X射线被用于治疗癌症患者。1898年，玛丽·居里和皮埃尔·居里夫妇发现了镭元素，20世纪初，镭首次用于皮肤癌的治疗。亨利·库塔尔是镭放射治疗的先驱之一，19世纪20年代至30年代他与巴黎镭研究所合作，开发了针对头颈部肿瘤的分次放射治疗方法，这一方法成为现代癌症治疗的重要基础。至今，肿瘤放射治疗已有一百多年的发展历史。

肿瘤放疗是使用放射线（电离辐射）对恶性肿瘤和少数良性疾病进行治疗，放射线包括放射性同位素产生的α、β、γ射线，以及各类X射线治疗机或加速器产生的X射线、电子线、质子束及其他粒子束等。当肿瘤细胞吸收任何形式的辐射线后，射线都可能直接或间接损伤细胞的DNA，从而导致细胞死亡。广义的放疗既包括放疗科的肿瘤放疗，也包括核医学科的内用同位素治疗（如 ^{131}I 治疗甲状腺癌和甲状腺功能亢进症）。狭义的放疗一般仅指前者，即人们一般所称的肿瘤放疗。

如今，放疗已成为治疗肿瘤的主要手段之一。与手术治疗和化疗这两种治疗手段相比，放疗最大程度将放射线的剂量集中于病灶（靶区）内，避免周围的危及器官（organs at risk，OAR）和正常组织受到不必要的照射，从而可以在不同程度上保留治疗器官的功能，提高患者愈后生活质量。放疗的有效性使其在肿瘤临床治疗中得到广泛应用，据世界卫生组织（World Health Organization，WHO）统计，约50%以上的癌症患者在疾病的特定时期需要接受不同程度的放疗，包括单纯放疗、术前或术后放疗，以及药物治疗配合放疗。此外，约40%的恶性肿瘤治愈率源自放疗的贡献。

食管癌是我国的高发恶性肿瘤，其发病率和病死率分别位居第七位和第五位。在食管癌综合治疗中，放疗发挥着重要作用。虽然手术治疗具有许多优点，如尽可能切除肿瘤、减轻肿瘤负荷、缓解吞咽困难和疼痛等临床症状，以及提高患者的生活质量，而且在相当长的一段时间内，手术治疗一直是食管癌的一线治疗方案。但是，令人遗憾的是，由于食管癌早期症状不明显，很多食管癌患者错过了最佳的治疗时机，就诊时已经进入Ⅲ期甚至Ⅳ期。数据显示，仅有不到20%的食管癌患者适合进行手术切除，而且单纯食管癌手术的成功率并不尽如人意。

在我国，单纯依赖手术治疗的食管癌患者术后5年生存率仅为10%左右。这主要与食管的自身生物学特点及局部解剖结构密切相关。食管壁由4层结构组成，其外膜比较特殊，由疏松的纤维组织构成，富含较多的血管、淋巴管及神经，它与黏膜下层及周围的器官相连，使肿瘤极易发生局部侵犯及转移。在临床工作中发现，有超过50%的患者就诊时已经是局部晚期，肿瘤外侵及转移明显，无法行根治性手术。有时即使肿瘤较小、淋巴结转移情况尚可手术，但是考虑食管特殊的毗邻关系，前方有气管、心包、右肺动脉等，后方有胸主动脉，左侧有左颈总动脉、主动脉弓和胸主动脉，右侧有奇静脉弓，尤其当肿块位于颈段和上胸段时，手术完整切除难度很大，生存率受到严重影响。

对于可手术的食管癌，新辅助放化疗后手术是标准治疗方案；对于不可手术的食管癌，同步放化疗是唯一的根治性方案；而术后辅助放疗对于经过选择的病例可以提高局部控制率和生存率。同时，对于不能手术切除或由于其他原因无法进行手术治疗的食管癌患者，单独采用放疗作为完全性或姑息性治疗手段也被证实有效。放疗可以根据肿瘤的体积轮廓给予精准、均匀一致的放射剂量，同时保障周围正常组织受照射的剂量较小，尽可能抑制肿瘤细胞进一步增殖生长，提高患者的生活质量，并延长患者的生存时间。

放疗主要有两种形式，即外照射和内照射。外照射，又称体外远距离照射，是指高能量射线（包括放射性元素产生的α、β、γ射线，或医用加速器产生的X射线）从体外一定距离照射到肿瘤组织。而内照射，又称体内近距离照射或腔内照射，是将放射源直接放入人体组织内进行照射。

近年来，为提高放疗的治疗效果，增加肿瘤控制率（tumor control probability，TCP），降低周围正常组织并发症发生率（normal tissue complication probability，NTCP），医学界不断推动放疗技术发展。随着计算机技术、医学图像处理技术、CT和MRI等医学影像学诊断技术及相关硬件制造技术的不断更新，放疗逐步向着"精确定位、精确计划、精确治疗"的高精度方向发展。在常规放疗的基础上，先后出现了许多放疗新技术，如立体定向放疗、三维适形放疗（three-dimensional conformal radiation therapy，3D-CRT）、调强放疗（intensity modulated radiation therapy，IMRT）、图像引导调强放疗（image guided radiation therapy，IGRT）、剂量引导调强放疗（dose guided radiation therapy，DGRT）和容积旋转调强技术（volume modulated arc therapy，VMAT）等。

三维适形放疗（3D-CRT）是一种较高精度且成熟的放疗技术。它基于CT图像对肿瘤、正常器官和敏感器官进行三维重建。在此基础上，设置不同入射方向的射野，并根据三维重建在各个射野方向上使用多叶光栅（multi-leaf collimator, MLC）或挡铅，以形成与靶区投影一致的射野形状。这样，射野在二维层面上与肿瘤保持一致，最终在三维空间中实现高剂量区的剂量分布与靶区的包围形状一致，从而在一定程度上保护了靶区周围的正常组织。

调强放疗（IMRT）是一种基于适形放疗的精确放疗技术。它通过优化各个射野的剂量分布，在三维层面上将高剂量区限制在靶区范围内。早期的调强放疗使用正向计划，定义好射野数目和方向，最终利用楔形板或补偿器实现。随着技术发展，逆向计划及使用多叶光栅的静态调强和动态调强使调强放疗更加精准、便捷。具体而言，静态调强的特点是将每个射野拆分成多个均匀子野，并且在叶片、机架及治疗床运动过程中，加速器不出束，因此治疗速度较慢。而动态调强是指在射野出束过程中不断调整叶片位置，以实现射野的不均匀照射，从而实现更快的治疗速度。

容积旋转放疗（VMAT）通过加速器机架进行单弧或多弧旋转，实现调强放疗（图11-1）。在旋转过程中，加速器不断出束，同时多叶光栅（MLC）子野形状、剂量率及机架转动速度都在不断变化。理论上，连续射野（可理解为无限射野）可以使剂量分布达到最优，并且与传统调强相比，治疗时间明显缩短。

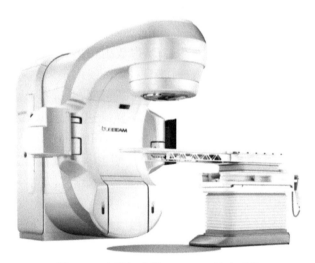

图11-1 直线加速器TrueBeam放疗系统

螺旋断层放疗（图11-2）将直线加速器与螺旋CT整合，利用特殊MLC形成扇形束围绕患者旋转照射，采用切片治疗方式，完成一个切片后依靠治疗床移动进而继续下一个切片的治疗。其能够提供较好的剂量分布，很好地保护正常组织，并且能够实现大范围乃至全身调强放疗。

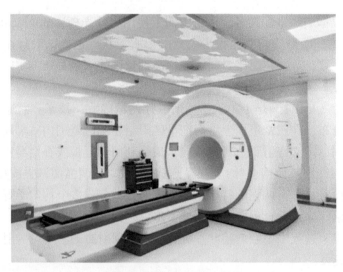

图 11-2 螺旋断层放疗系统

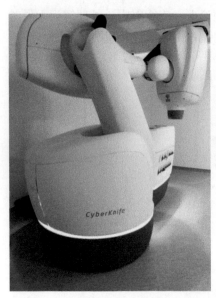

图 11-3 立体定向放疗系统（射波刀 M6 型）

立体定向放疗（stereotactic body radiation therapy，SBRT）是一种基于对小体积肿瘤的精确定位，并使用集束单次大剂量照射的治疗技术（图 11-3）。在 SBRT 中，应用以 ^{60}Co 为放射源的 γ 刀和以 X 射线放射源的射波刀对靶区使用集束，从而很好地保证了靶区剂量适形度，并使其边缘剂量梯度下降较大。这样既达到了肿瘤的调强放疗效果，同时又保护了靶区周围的正常组织。由于单次大剂量照射，剂量精准及定位精准成了 SBRT 的重点和难点。

随着放疗技术的快速发展，三维适形放疗、调强放疗及图像引导技术在食管癌治疗中得以广泛应用。肿瘤治疗药物进展快速，但与放疗联合的最佳方案包括化疗、靶向治疗或免疫治疗及放射增敏剂仍需要深入研究。

第二节　治疗流程

整个放疗过程可划分为临床检查及诊断、确定治疗方案、模拟定位、治疗计划设计、治疗计划验证、治疗计划执行（即治疗）和随访7个阶段（表11-1）。任何患者的放疗都需要依次经历上述7个阶段。如果将整个放疗过程比喻为一个链条，那么每个阶段就是链条上的一个环节。这些环节环环相扣、有机配合是放疗取得成功的关键。任何一个环节出现差错，都会影响整个放疗的质量。

治疗过程中的不同阶段涉及不同的工作任务，由放疗医师、物理师、技师及其他医务人员共同承担，或其中的一部分人负责。这些人员构成了放疗团队，只有整个团队精诚合作、协调配合，才能顺利完成每个阶段的工作任务。主管医师是团队的领导者，也是团队的核心。在整个治疗过程中，主管医师负责患者的治疗，并做出关系患者疗效的所有重要决策，如确定治疗方案和批准治疗计划。其他工作人员是团队中的重要成员，通常在治疗的某个阶段或多个阶段承担工作任务，发挥着关键作用。例如，物理师负责治疗计划的设计，而技师则负责治疗计划的执行。

表11-1 放疗流程

阶段	执行者
临床检查及诊断	医师
确定治疗方案	医师、物理师
确定治疗目的和治疗模式 [根治、姑息、综合治疗（与手术综合，术前、术中或术后放疗与化疗综合）或单一放疗]	医师
确定放射源（外照射治疗：常规，适形或调强，近距离治疗）	医师、物理师
模拟定位	医师、技师
选择体位	医师、技师
制作或准备体位固定附件	技师
确定体表参考标记	技师、医师
常规模拟机下拍片或 CT 模拟机断层扫描	技师
治疗计划设计	医师、物理师、技师
定义靶区	医师
定义危及器官	医师、物理师
开剂量处方	医师
设计照射方案	物理师
评价照射方案	物理师、医师
制作铅挡块	技师
等中心校位	医师、技师
治疗计划验证	医师、物理师、技师
位置验证	医师、技师

续表

阶段	执行者
剂量验证	物理师
治疗计划执行	医师、物理师、技师
第1次治疗摆位（对光野、拍射野片或采集射野影像）	医师、物理师、技师
每周拍射野片或采集射野影像	技师、医师
每周核对治疗单	物理师
每周检查患者（必要时更改治疗计划）	医师、物理师
治疗结束时进行总结	医师、技师
随访	医师、护士

在放疗7个阶段中，重要且最能反映放疗特点的4个阶段是模拟定位、治疗计划设计、治疗计划验证、治疗计划执行（即治疗）。在这4个阶段，每种放疗技术可能有不同的工作内容且采用不同的放疗设备。例如，传统二维放疗技术在模拟定位阶段需要用常规模拟机；计划设计阶段只需要用二维计划系统，甚至不需要计划系统；在治疗计划验证阶段只需要验证等中心位置和射野形状；在计划执行阶段，只需要常规加速器。而采用IMRT，在模拟定位阶段要采用CT模拟机；在治疗计划设计阶段要采用具备调强计划功能的三维计划系统；在治疗计划验证阶段不仅要验证等中心位置和射野形状，还需要模拟患者治疗条件进行剂量验证；在治疗计划执行阶段要使用具备调强放疗功能的加速器或常规加速器配合外接的调强装置。

食管癌CT模拟定位：患者仰卧于CT扫描床固定体架上，可采用头颈肩一体化热塑面膜、体膜真空负压袋、发泡胶等技术进行体位固定，也可多种技术配合以提高体位可重复性和患者舒适度（图11-4）。双臂可平行置于体侧（考虑到射野不穿过双臂，可能限制计划的部分射野角度），亦可双手抱肘置于前额，双腿自然并拢，全身放松。扫描条件设为轴位扫描，行静脉造影增强扫描（有造影剂过敏史者可不行增强扫描），层厚一般为3～5mm，扫描范围根据病变部位范围设定。为了对呼吸运动进行管理，可以在进行CT扫描时配合主动呼吸控制、四维CT、呼吸门控等运动管理技术。颈段、胸上段食管癌标记点可放于下颌层面，胸中、下段食管癌标记点可放于胸部较平坦层面，且增加盆腔部位前部十字标记线，以便治疗前摆位时纠正躯干左右偏摆。对于食管下段及食管胃结合部癌，或者需要照射胃左淋巴结、腹腔淋巴结的患者，为了减少胃部充盈大小造成的照射体积差异，CT模拟定位前空腹3～4小时，CT扫描前及每次放疗前15分钟，患者需要服用200～300ml半流质饮食（如稠粥、酸奶等，每次定量）。术后残胃位于纵隔的患者，不要充盈胃，以胃内无内容物时定位为佳，放疗时亦如此。食管癌MRI模拟定位：MRI模拟定位在保证装置、患者均为磁安全的情况下进行，还应尽可能避免线圈与身体接触，保证与CT定位过程体位、标记、扫描层厚的一致性。

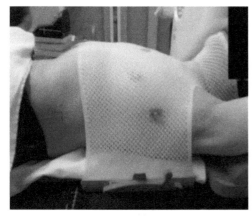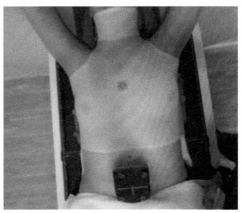

图11-4　食管癌放疗体膜固定

在食管癌放疗计划设计中，可以选择适形、调强和螺旋断层调强技术。具体来说，适形放疗使用6～8MV X射线作为射线能量，通常采用4～5个射野，前后野的权重较大，以减少肺部的受照剂量，侧野要避开脊髓。固定野调强建议使用6MV X射线，一般设定5～7个射野，尽量避开穿射到两侧肩部。旋转调强一般采用6MV X射线，使用2个弧等中心共面照射，以降低肺部的受照剂量，特别是低剂量照射体积，建议使用2个非全弧，避免横向穿射肺组织。螺旋断层调强可以在靶区层面通过设置屏蔽角度的方式，避免射线从肺的两侧横向穿射。

食管癌放疗前影像引导包括二维和三维在线影像。建议前3～5次治疗前采集在线影像，后续每周采集1次。由于螺旋断层放疗摆位完成后进床，有可能存在治疗床再次沉降，因此，对于中下段食管癌患者，建议提高影像引导频次，每次选择不同层面进行兆伏计算机断层扫描（MVCT），以降低某一段解剖结构所受额外辐射剂量。首程放疗后的复位一般在放疗到40Gy左右时。

第三节　整体策略

（一）放疗适应证

1. 新辅助放化疗　主要适用于分期cT1b～2N+或cT3～4aN0/N+的腺癌、非颈段食管鳞状细胞癌患者。

2. 根治性放化疗 / 放疗

（1）cT1b～2N+或cT3～4aN0/N+颈段食管鳞状细胞癌患者，或非颈段食管癌拒绝手术者。

（2）cT4bN0/N+患者。

（3）胸段食管癌仅伴锁骨上淋巴结或腹膜后淋巴结转移者。

（4）经过术前放化疗 / 放疗后评估，不能手术者。

（5）存在手术禁忌证或手术风险大的患者，如高龄、严重心肺疾病患者等。

3. 术后放化疗

（1）鳞状细胞癌患者，未接受过术前放化疗的R1、R2切除者，R0切除的N+或pT3～4aN0者（其中，pT3N0者仅需要放疗）

（2）腺癌患者，未接受过术前放化疗的R1、R2切除者，R0切除的N+或pT3～4aN0、高危pT2N0者。

4. 姑息放疗

（1）晚期病变化疗后转移灶缩小或稳定，可考虑原发灶放疗。

（2）存在较为广泛的多站淋巴结转移，无法行根治性放疗者。

（3）远处转移引起临床症状者。

（4）晚期患者为解决食管梗阻，改善营养状况者。

（5）食管癌根治性治疗后部分未控、复发者。

（二）放疗禁忌证或相对禁忌证

1. 一般状况差，伴恶病质者。
2. 心肺功能差或合并其他重要器官系统严重疾病，不能耐受放疗者。
3. 已有食管大出血或大出血先兆征象者。
4. 食管瘘合并严重感染者。

第四节 靶区勾画

一、放疗靶区定义

1. 根治性放疗 在放疗靶区勾画中，大体肿瘤靶体积（gross target volume，GTV）包括原发肿瘤（GTVp）和转移淋巴结（GTVn）（图11-5，图11-6）。GTVp是指可见的食管病灶，其确定应综合影像学检查[如食管造影、增强CT、MRI和（或）PET/CT]和内镜检查[如电子上消化道内镜和（或）腔内超声]结果。而GTVn则是指可见的转移淋巴结，其标准为CT和（或）MRI显示的短径≥10mm（食管旁、气管食管沟≥5mm）的淋巴结，或PET/CT显示标准摄取值

（standard uptake value，SUV）较高（炎性淋巴结除外）。此外，虽然低于上述标准，但淋巴结具有明显坏死、环形强化、强化程度与原发灶相仿、偏心钙化的情况时也可以作为GTVn。

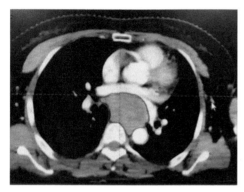
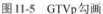

图11-5 GTVp勾画

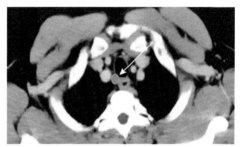

图11-6 GTVn勾画

临床靶体积（clinical target volume，CTV）：根据美国国立综合癌症网络（NCCN）指南，根治性放疗推荐选择性淋巴结照射，但越来越多的证据支持基于现代影像的累及野照射；对于靶区范围过大，或PS评分较差、病期较晚、心肺功能不能耐受者，推荐累及野照射。累及野照射时，CTV定义为GTVp前后、左右方向均外放5~6mm，上下方向各外放30mm，GTVn各方向均外放5~6mm（外放后将解剖屏障包括在内时需要进行调整）。选择性淋巴结照射时，除食管原发病灶和转移淋巴结区外，尚需要包括淋巴结转移率较高的相应淋巴引流区域，以下可供参考[淋巴结引流区分组可参照日本食管协会（JES）第11版食管癌TNM分期标准（图11-7）]。

颈段：双侧101、双侧102、双侧104、105、106rec。

胸上段：双侧101、双侧104、105、106、部分108组。

胸中段：双侧101、双侧104、105、106、107、108、部分110及腹部1、2、3、7组。

胸下段：107、108、110及腹部1、2、3、7组。

上段跨中段：双侧101、双侧104、105、106、107、108组。

中段跨上段：105、106、107、108、部分110组。

中段跨下段：部分105、部分106、107、108、110及腹部1、2、3、7组。

下段跨中段：107、108、110及腹部1、2、3、7组。

内靶区（internal target volume，ITV）：根据四维CT等测定肿瘤运动情况确定。

计划靶区（planning target volume，PTV）：ITV（CTV）各方向外放5mm，纵向外放可至8mm（实际外放可根据各中心质控数据自行决定）（图11-8）。

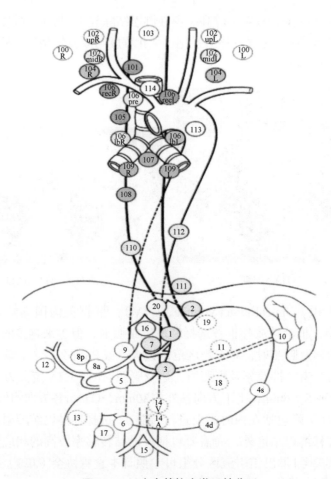

图 11-7　日本食管协会淋巴结分区

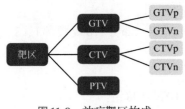

图 11-8　放疗靶区构成

一般选择性淋巴结照射首程给予预防剂量后需要重复定位。若无新发病灶，则后续仅进行累及野照射，至根治量。同期加量照射（SIB）技术亦有研究及临床应用，值得关注。

2. 新辅助放疗　目前国际上尚无专门针对新辅助放疗的靶区规定，建议依据根治性放疗累及野照射原则。勾画靶区时需要考虑后续手术切除时吻合口的位置，应尽量避免吻合口位于照射野内，从而降低吻合口瘘发生率。

3. 后装腔内放疗　对于食管癌，后装腔内放疗通常不作为常规推荐，而是作为外照射的一种补充治疗。对于放疗效果未达到控制、不适合外科手术的患者，可以考虑进行后装放疗，补充剂量为 10～20Gy。此外，如果原发病灶在放化疗后复发，可以采用后装结合外照射的方式（外照射剂量为 40～50Gy，后装放疗每次3～5Gy，共2～3次），或者选择单纯后装照射（剂量范围为20～40Gy）。

4. 放射性粒子植入　^{125}I放射性粒子植入主要应用于以下两个方面。

（1）食管癌颈部和纵隔淋巴结转移放疗后复发的挽救性治疗：建议采用治疗计划系统（TPS）设计术前计划和三维打印共面或非共面模板引导。推荐粒子活度：14.8～29.6MBq；处方剂量：放疗后6个月内复发者100～120Gy，放疗后6个月以上复发者120～160Gy。术后应进行剂量验证。

（2）晚期食管癌的姑息治疗：食管粒子支架是晚期食管癌的一种姑息治疗方法，可迅速解除吞咽困难，提高生活质量，与普通支架相比，其能够延长食管的通畅时间，并不增加术后并发症。其适用于年老体弱不适合放疗、拒绝放疗或放疗后复发伴严重吞咽困难的晚期患者。

5. 术后放疗　NCCN指南不推荐食管鳞状细胞癌根治术后辅助治疗，但根据国际上特别是国内大宗病例报道的复发率、前瞻性分层研究和大样本病例的回顾性分析结果，对于淋巴结阳性和（或）pT3～4aN0期食管癌高危pT2N0腺癌，推荐行术后放疗或放化疗。

术后放疗CTV：双侧锁骨上区及上纵隔区，即104、105、106、107组。如果下段食管癌且淋巴结转移≥3枚，采取单一放疗时，建议包括以下淋巴结区：104、105、106、107及腹部1、2、3、7组。如果为胸上段食管癌或上切缘≤3cm，建议包括吻合口。

二、放疗计划优化

适形计划射野遵循以下4个原则：①从入射平面到靶区中心距离短；②避开危及器官；③射野边平行于靶区横断面的最长边；④与相邻射野夹角一般不小于40°（补量小野除外）。另外，射野等中心点一般放置于肿瘤中心处，可考虑实际照射摆位情况进行微调。颈段及胸上段食管癌：颈段、胸廓入口处、胸上段食管由于其所在身体部位厚度差异大，食管位置距体表深度不一，如果解剖位置较深的靶区剂量不够，可增加1个补量小野。胸中、下段食管癌：分前后左右4个野，或左前、右后、右前、左后、前5个野，或在此基础上再加1个整体适形野（其中至少有2个射野完全避开脊髓）；对于术后放疗的患者，布野时应尽量避免穿过胸腔胃，如果无法避免穿过胸腔胃，则应尽量减少穿过胸腔胃射野的权重。调强设野方案：颈段、胸上段食管癌可采用等角度分布，胸中、下段食管癌以减少肺照射体积为原则，可采用沿体中线两侧蝴蝶形布野，权重平均分配。

危及器官勾画：主要包括脊髓、双肺、心脏、肝脏、气管、主支气管、胃。

1. 脊髓、双肺、心脏、肝脏受量限值　参照临床正常组织效应的定量分析（QUANTEC）（2012年版）标准，具体如下。

（1）颈段脊髓≤45Gy，胸段脊髓≤50Gy。

（2）双肺V20（受照射剂量20Gy所占体积）≤30%时，有症状的放射性肺炎风险＜20%；双肺平均剂量分别为7Gy、13Gy、20Gy、24Gy、27Gy时，有症状的放射性肺炎风险分别为5%、10%、20%、30%、40%。

（3）心脏平均剂量＜26Gy时，心包炎风险＜15%；心脏V30（受照射剂量30Gy所占体积）＜46%时，心包炎风险＜15%；V25（受照射剂量25Gy所占体积）＜10%时，远期心源性死亡风险＜1%。

（4）肝脏平均剂量＜30～32Gy时，典型放射性肝病风险＜5%（适用于不存在既往肝病或肝细胞癌的患者）；＜28Gy时，典型放射性肝病风险＜5%（适用于既往有肝脏疾病或肝细胞癌的肝功能Child-Pugh分级A级，且排除乙型肝炎病毒再激活患者）。

2. 气管、主支气管、胃受量限值 参照文献规定，具体如下。

（1）气管邻近食管，即使采用适形调强精确放疗技术，仍难免接受高剂量。文献罕见关于常规分割下气管耐受剂量的报道，建议气管可耐受的最大剂量＜75Gy，并避免热点剂量（≥110%处方剂量）落入靶区内气管壁。

（2）胃受照射后发生的严重不良反应包括溃疡和穿孔，在受照体积为1/3、2/3和全胃时，其最小的损伤剂量（TD5/5）分别为60Gy、55Gy和50Gy，最大的损伤剂量（TD50/5）分别为70Gy、67Gy和65Gy。建议接受40Gy的胃体积应小于全部胸腔胃的40%～50%。QUANTEC标准给出的胃受量限制为D100%（100%胃体积受照时的剂量限量）＜45Gy，对应胃溃疡风险＜7%。

3. 放疗剂量

（1）新辅助放疗：40～50.4Gy，常规分割。

（2）根治性同步放化疗：50～60Gy，常规分割。前瞻性研究显示标准剂量与高剂量根治性放疗组的局部控制率、生存率差异均无统计学意义，而部分回顾性研究提示高剂量放疗有利于提高食管鳞状细胞癌的局部控制率和生存率，但有争议。

（3）单纯放疗：60～70Gy，常规分割。

（4）术后放疗：R1/R2术后辅助放疗50～60Gy，常规分割。辅助同步放化疗50.4Gy。R0术后辅助放化疗45～50.4Gy，常规分割。

第五节　前沿与进展

放疗在临床上的应用相当广泛，50%～70%的恶性肿瘤患者需要接受放疗，约50%的患者接受了根治性放疗。

放疗的科技发展过程经历了以下3个时代。

（1）早期的初级放疗：在20世纪40年代至20世纪50年代，外科发展很强大，放疗在其中相当于是"跑龙套"。放疗的装备可比喻成火炮，火炮打出去，乌烟瘴气，云山雾绕，目标精度也不高，打出去的火药分散不集中，得到的疗效很低。

（2）20世纪50年代至20世纪末放疗地位提升：大概50年的时间，常规放疗成为癌症辅助治疗的配角，且是配角中的明星。

（3）现代的高端放疗：首先由于CT、MRI等影像学检查的进步，准确定位肿瘤，使治疗目标更加精准、清晰。其次，计算机技术的进步让现代放疗从配角进入主角时代。不是所有肿瘤，但相当一部分肿瘤已可以直接依赖于现代放疗技术，以往很多学者认为必须要手术，或不手术就治不了的肿瘤，现在通过放疗可以达到根治。

现代放疗在肿瘤治疗领域已经形成主导，放疗的发展从龙套、配角到主角，历经了100多年。

随着技术进步，现在的放疗可根据肿瘤种类、大小、位置、形状定制治疗方案。目前的技术可最大程度减少正常细胞损伤和不良反应及延长生存时间。

一、放射疗法治疗肿瘤的发展历程

1895年11月，伦琴发现了X射线（又称伦琴射线），开创了放射线在医学领域中的应用。

1896年，亨利·贝克勒尔发现了铀的放射性。

1897年，X射线开始应用于临床治疗。

1898年，玛丽·居里和皮埃尔·居里夫妇成功分离出镭，并深入研究了放射性现象。

1899年至1902年，X射线被试验性地用于皮肤癌的治疗，取得了显著的疗效。

1901年，Danlos尝试将含镭盐的小棒插入肿瘤内进行治疗。

1903年，Alexander Graham Bell建议物理学家将细小的镭颗粒密封入细玻璃管内，然后放置肿瘤旁进行治疗，从此诞生了腔内放疗技术。宫颈癌是首先治疗的疾病，且效果非常好。这一技术至今临床上仍在使用。

1906年，Bergonie和Tribondeau发表了有关放射敏感性的著名定律"B-T定律"，同期研究对离子辐射的生物学效应有了一定的认识。

1914年，Stevenson和Joly将镭的硫酸盐放入不锈钢制成的镭针内，直接插入肿瘤内治疗，从此开创了组织间插植放疗。

1920年，巴黎的镭研究所研制了可长期使用且无广泛损伤的用于口腔放疗的镭针。

1922年，美国Coulidg发明首台200kV级深部X射线治疗机；同年，巴黎国际肿瘤学会议上，Contard和Hautant报道了X射线治疗进展期喉癌取得成功，并且无严重并发症，奠定了放疗在肿瘤学中的地位。

1934年，Contard提出了分次治疗的分割照射方式，一直沿用至今，成为目前放疗的基础；同年，镭疗平面插植剂量学系统即"曼彻斯特"系统诞生。

1946年，英国Fry研制的MV级X射线医用直线加速器问世。

1950年，发现了其他可利用的医用放射性核素^{137}Cs和^{192}Ir。

1951年，加拿大第一台^{60}Co远距离治疗机问世，放疗学进入了现代外照射时代，改变了过去X射线治疗机只能治疗比较表浅肿瘤的状况。放疗适应证扩大，疗效明显提高；同年，瑞典Leksell首先提出了立体定向放射外科（SRS）的概念。

1959年，日本Takahashi首先提出了原体照射的概念，开创了用多叶准直器实现适形放疗的技术，即3D-CRT，实现了照射野的形状与病变一致。

20世纪60年代，在离体细胞培养技术的基础上，发现了细胞死亡与放射剂量之间的关系，提出了细胞存活曲线的概念，为放射生物学研究提供了有力的方法。

1960年以来，美国、比利时等国家陆续开始研制的粒子（中子、质子和重离子）加速器问世。

1964年，Pietguin和Dutreix确定并命名了使用^{192}Ir微型线源的组织间治疗剂量学系统，即"巴黎系统"。

1967年，瑞典Leksell的第一代立体定向放射外科治疗系统"γ刀"诞生。

1968年，美国利用直线加速器实现了非共面多弧度等中心旋转治疗，即用多个小照射野从三维方向照射病变，现在称其为"X刀"。

20世纪60年代至20世纪70年代，科学家通过肿瘤细胞动力学方面的放射生物学相关研究，建立了4R概念；英国以Fowler为代表的放射学家建立了著名的"L-Q数学模型"，为不同分割方式的放疗提供了理论依据，推动了非常规放疗技术的发展。

1976年，CT开始应用于临床放疗中，与治疗计划系统相连接共同构成了一个快速、精确的放疗计划与优化系统，放疗进入了崭新的历史时期。

1977年，美国Bjarngard等提出调强适形放疗（IMRT）。IMRT不仅要求照射野的形状与病变完全一致，还要求病变内各点的剂量分布均匀，这是在3D-CRT基础上的又一发展；我国在1977年、1978年开始成立国产医用直线加速器的研发基地。

20世纪80年代，我国开发出国产γ刀系统。

1986年，微型多功能后装机问世，进一步扩大了近距离治疗的适应证，还提高了治疗精度，改善了剂量分布和正常组织的防护，并保证了工作人员的安全。到21世纪，三维治疗计划系统开发成功，使高剂量区的剂量分布更均匀，个体化治疗更精确和安全。

1987年，John R.Adler教授进行射波刀的研发并获得成功。

1999年，射波刀获美国FDA批准治疗头颈部肿瘤。

20世纪90年代，随着放疗技术的进步，体部立体定向放疗（SBRT）开始应用于临床，在肺癌、肝癌、胰腺癌等体部肿瘤中优势凸显。其在不可手术的早期非小细胞肺癌的治疗中获得了根治性疗效。

2000年以来，放射物理学、剂量学、计算机技术及医学影像学技术的发展，图像引导放疗（IGRT）作为一种四维放疗技术实现了真正意义的精确放疗。

2001年，射波刀获美国FDA批准适应证扩大至身体任何部位肿瘤的治疗。2010年，Accuray公司推出第五代射波刀，即cyberknife VSI（多功能智化射波刀）。2012年，研发出第六代射波刀，即cyberknife M6。

2004年，由美国的Mactie领导研发出了螺旋断层放疗系统（TOMO），其是在CT的基础上融合了直线加速器技术，该系统既能实现优异的IMRT，又能做出优越的IGRT，甚至可以完成剂量引导下的放疗技术。

2008年后，在IGRT基础上又研发出了快速回转调强放疗技术（Rapid-Arc）、容积旋转调强放疗技术（VMAT）。这几种新型的放疗技术不但可对肿瘤精确定位，还可显著缩短放疗时间，更重要的是减少了治疗时的各种误差，降低了正常组织并发症的概率，开创了调强放疗计划、治疗实施和验证为一体的精确放疗新时代。

近20余年，放疗进入了精确放疗年代，广泛开展了立体定向放疗、调强放疗（IMRT）、图像引导放疗（IGRT）、旋转调强放疗（VMAT）或螺旋断层放疗等。新技术依托强大的影像学诊断技术和计算机技术及先进的仪器设备，在物理上通过调节剂量强度分布，使照射剂量范围最大程度适合于肿瘤形状，使肿瘤得到最大照射剂量，而最大程度降低正常组织照射剂量，有效保护了正常组织，提高肿瘤治疗增益比。通过新技术的应用，在临床工作中可以达到提高局部控制率和生存率，降低正常组织照射剂量，保护重要器官的效果。新技术的应用可以改变某些肿瘤的分割照射模式，还扩大了放疗的适应证。

二、食管癌放疗的研究进展

1. 食管癌根治性放疗的高剂量放疗与低剂量放疗的对比　食管癌根治性放疗

的剂量之争由来已久，核心争论在于食管鳞状细胞癌同期放疗、化疗模式下提高照射剂量能否生存获益？

根治性同步放化疗的研究具有里程碑意义的两个研究是RTOG 8501研究和RTOG 9405研究。前者奠定了同步放化疗在局部晚期不可切除食管癌中的基石地位；后者显示在同步放化疗模式下，将放疗剂量由50.4Gy提高至64.8Gy并不能带来生存获益。

基于RTOG 8501研究与RTOG 9405研究，NCCN指南推荐不能手术的cT-1b～T4aN0-/+及cT4b食管癌（包括腺癌及鳞状细胞癌）行同步放化疗（50～50.4Gy）。因当时国内食管癌同步放化疗放疗剂量的研究缺乏循证医学的Ⅰ类证据，2011年卫生部颁布食管癌诊疗规范参考国外推荐同步放化疗放疗剂量为50～50.4Gy（1.8～2Gy/d）。

国内学者认为欧美国家食管癌以腺癌居多（占75%），且强调化疗参与治疗；而我国食管癌以鳞状细胞癌为主（占90%以上），且存在种族差异、生活及饮食习惯不同等因素，国内临床治疗更偏向使用60Gy作为同步放化疗的放疗剂量。仔细推敲RTOG 9405研究是一项基于二维放疗技术的研究，照射范围相对较大，高剂量组（64.8Gy/36f/7.2周）死亡人数11例，标准剂量组（50.4Gy/28f/5.5周）为2例。实际上高剂量组中8例患者是在剂量≤54Gy的照射时死亡的，且最早的死亡病例是在照射剂量为5.4Gy（3次）时出现的。显然，如此多的病例死亡其实并不是剂量毒性引起的。高剂量组放疗实际完成率仅有67%，这些可能是高剂量组未能局部控制获益的原因。

由浙江省肿瘤医院陈明教授牵头的多中心前瞻、随机、对照研究（5060研究，NCT01937208），采用IMRT技术对比了低剂量组（50Gy/25f）与高剂量组（60Gy/30f）联合多西他赛＋顺铂每周同期化疗并序贯2个周期多西他赛＋顺铂的疗效。此研究结果显示50Gy组在局部区域无进展生存期（LRPFS）、无进展生存期（PFS）、总生存期（OS）及毒副作用方面均不劣于60Gy组，50Gy组可能是中国不可手术食管鳞状细胞癌同步放化疗比较合适的常规放疗剂量。这项研究填补了国内食管癌同步放化疗的放疗剂量一直没有循证医学Ⅰ类证据的空白。

2. 食管癌同步放化疗方案的选择

（1）RTOG 8501、INT 0123

化疗方案：4周方案。

·氟尿嘧啶（5-FU）1000mg/（m^2·d），持续泵入，第1～4天。

·顺铂（DDP）75mg/m^2，第1天。

·放疗第1天开始，放疗期间完成2个周期，放疗结束后休息1个月，给予辅助2个周期化疗（针对中国人群，5-FU可结合经验进行剂量调整）。

RTOG 8501研究和INT 0123研究奠定了非手术食管癌患者标准治疗手段，即放疗联合PF方案化疗，PF方案化疗4周期，放疗50.4Gy/28f。

（2）RTOG 0436

1）化疗方案1：每周方案。

·紫杉醇（PTX）50mg/（m^2·w）

·DDP 25mg/（m^2·w）

·西妥昔单抗（C225）第1周400mg/m^2，随后每周250mg/m^2。

·放疗方案：50.4Gy/28f，累及野照射原则。

2）化疗方案2：每周方案。

·PTX 50mg/（m^2·w）。

·DDP 25mg/（m^2·w）。

抗EGFR单抗西妥昔单抗（C225）提高了头颈部肿瘤及晚期结直肠癌患者疗效，RTOG O436研究将C225联合紫杉醇+DDP方案作为同步化疗方案探索C225是否能够提高非手术食管癌患者同步放化疗的疗效，该研究的结是阴性的，临床完全缓解率、局部控制率及总生存率都没有提高，但至少证明每周紫杉醇、DDP同步化疗方案是有效的，相比PF方案的泵入使用方法而言，具有使用方便且胃肠道反应减小的优点，我国医生更倾向采用这个方案。

（3）ESO-Shanghai1

1）化疗方案1：每4周1次，共2个周期，同步化疗2个周期后巩固化疗2个周期。

·5-FU 1800mg/m^{2}持续静脉泵入72小时，第1天。

·DDP 25mg/m^2，第1～3天。

2）化疗方案2：每4周1次，共2个周期，同步化疗2个周期后巩固化疗2个周期。

·5-FU 1800mg/m^{2}持续静脉泵入72小时，第1天。

·PTX 175mg/m^2，第1天。

3）化疗方案3：每周方案，共5次，同步放化疗后巩固化疗2个周期。

·5-FU 300mg/m^{2}持续静脉泵入96小时，第1天。

·PTX 50mg/m^2，第1天。

放疗方案：61.2Gy/34f，1.8Gy/f。

RTOG 8501研究奠定了PF方案作为不可手术食管癌患者根治性同步放化疗的标准化疗方案，然而使用此方案的研究显示疗效还有待进一步改善，5年生存率26%，3级急性毒副作用发生率为42%，慢性毒副作用发生率为25%。尽管缺乏Ⅰ类循证医学证据，但在临床实践及临床研究中，紫杉醇为基础的化疗方案被广泛应用于不可切除食管癌患者的同步放化疗，ESO-Shanghai1对PF方案和TF

方案进行了疗效对比，结果提示两组的3年生存率（TF 55.4% vs. PF 51.8%）和3年无进展生存率（TF 43.7% vs. 45.5%）均无显著差异。两组副作用谱不同，临床医生可根据患者的身体状况，个体化选择不同的治疗方案，TF组较PF组显著降低了≥3级急性贫血、血小板减少、厌食、恶心、呕吐、疲劳，但TF组较PF组的≥3级急性白细胞减少、放射性皮炎和放射性肺炎显著增高。

（4）ESO-Shanghai 2

1）化疗方案1：每4周1次，共2个周期，同步化疗2个周期后巩固化疗2个周期。

·PTX 175mg/m^2，第1天。

·DDP 25mg/m^2，第1～3天。

2）化疗方案2：每周1次，共6个周期，巩固化疗2个周期，每4周1次。

·每周方案：PTX 50mg/m^2，第1天；5-FU 300mg/m^2，持续静脉泵入96小时。

·巩固方案：PTX 175mg/m^2，第1天，每周4次；5-FU 1800mg/m^2，持续静脉泵入72小时。

3）化疗方案3：每周1次，共6周期，巩固化疗2周期，每4周1次

·每周方案：PTX 50mg/m^2，第1天；卡铂（CBP）AUC=2，第1天。

·巩固方案：PTX 175mg/m^2，第1天，每周4次；卡铂（CBP）AUC=5，第1天。

放疗方案：61.2Gy/34f，1.8Gy/f。

ESO-Shanghai 1回答了紫杉醇+5-FU方案与经典PF方案相比是否有疗效差异的问题，研究结果提示两种方案疗效相当，但毒副作用谱有区别，要根据具体情况做出选择。在此基础上，ESO-Shanghai 2进一步探究紫杉醇与不同化疗药物联用是否有疗效和毒性反应的差别，将TC、TF、TP三种方案进行对比，此研究结果提示在放疗相同的情况下，不管是周方案还是月方案，紫杉醇联合的3种化疗方案就总生存率、局部控制率而言，并未见明显差异，三种方案都可以选择，但实际应用中，要参考不同方案的副作用谱，根据患者的实际情况选择。

（5）EXEL-0910

化疗方案：每周方案。

·PTX 45mg/（m^2·w）。

·DDP 20mg/（m^2·w）。

（6）MD Anderson NCT 00561197

化疗方案：每周方案。

·DOC 20mg/（m^2·w）。

·5-FU 1000mg/（m^2·d），周一至周五，持续泵入。

3. 食管癌同步放化疗与手术对比　同步放化疗有效的局部晚期胸段食管癌患

者，尤其是鳞状细胞癌患者，与继续完成足量同步放化疗相比，续以手术治疗并无益处。FFCD 9102研究中，444例T3N0～1M0期胸段食管癌患者接受同步放化疗。放疗采取常规方案（2Gy/f，4.5周完成46Gy）或分程方案（3Gy/f，第1～5天和第22～26天各完成15Gy），化疗方案为2个周期的氟尿嘧啶+顺铂。随后将同步放化疗有效的259例患者随机分组，A组进行手术，B组继续进行同步放化疗（常规放疗者加20Gy，分程放疗者加15Gy，化疗继续3个周期）。结果显示，A、B两组的2年生存率及2年局部控制率均无明显差异。对于同步放化疗有效的局部晚期胸段食管癌，尤其是鳞状细胞癌患者，与继续完成足量同步放化疗相比，手术治疗无获益。

4. 食管癌的新辅助同步放化疗　目前新辅助同步放化疗后行食管癌根治术是局部晚期可切除食管鳞状细胞癌的标准治疗。来自荷兰的CROSS研究及中山大学的NEOCRTEC 5010研究奠定了新辅助同步放化疗的地位。2021年4月CROSS研究公布了10年生存率，术前放化疗组和单纯手术组为38%和25%，绝对生存获益13%，死亡风险下降40%，CROSS研究是迄今为止食管癌-食管胃结合部癌领域唯一随访超过10年的随机对照研究，证实了新辅助放化疗相对单纯手术的生存优势。由于CROSS研究纳入的患者中腺癌占75%，且鳞状细胞癌患者亚组单纯手术的5年生存率仅为30%，故CROSS研究对鳞状细胞癌的结论仍存在争议，而来自中国NEOCRTEC 5010研究很好地解决了这个争议，证实了新辅助同步放化疗联合手术治疗局部进展期胸段食管鳞状细胞癌安全有效，耐受性良好。

（1）CROSS

化疗方案：每周方案，共5个周期。

·PTX 50mg/（m^2·w）

·CBP AUC=2/w。

放疗方案：41.4Gy/23f。

（2）NEOCRTEC 5010

化疗方案：3周方案，共2个周期。

·长春瑞滨（NVB）25mg/m^2，第1、8天。

·DDP 75mg/m^2第1天或25mg/m^2，第1～4天。

放疗方案：40Gy/20f，2Gy/f。

三、食管癌放疗的新技术与新进展

1. 放疗的新技术与新进展　在过去25年中，由于技术的进步和对放射生物学原理的更好理解，放射肿瘤学领域发生了重大变化。改变分割模式，即改变每次治疗的辐射剂量，以及治疗的频率，包括每天多次的照射，已经成为一种常见的方案。化疗与放疗相结合，无论是序贯还是同步，也已成为众多部位疾病的标准治疗方法。以下部分将简要回顾一些放疗的技术进展。

2. 调强放疗（IMRT） 传统上，当采用外照射放疗时，首先要考虑肿瘤的部位和周围的正常组织结构以确定放疗技术，然后选择要使用的射束方向、能量和数量以保障靶体积最佳覆盖照射的同时相邻正常组织结构受照射最少。IMRT的剂量分布是通过改变射野的大小或权重，添加射野挡块或添加其他诸如组织补偿器之类的装置（如楔形板等）重新分布能量来保护正常组织结构。这就是所谓的正向治疗计划。

最近，随着计算机技术和设备工程的进步，开发了一种不同的方式称为逆向治疗计划。在这里，放射肿瘤医师在制订治疗方案时要首先设置靶组织及正常器官的剂量参数。每个勾画对象都有优先权或等级顺序。计算机程序可以不断优化放疗计划以达到预期目标。考虑多种可能性并评估迭代次数。这种评估通过使用剂量-体积直方图分析优化，其可以将正常危及组织器官所受辐射剂量进行量化。只有在找到可接受的放射剂量分布后，才能最终确定使用哪一种技术。

IMRT可以通过一步一拍（静态IMRT）或滑动窗口技术（动态IMRT）实现。在静态调强方法中，在多叶光栅（MLC）调整其正确的形状时，加速器停止出束，而在后一种方法中，MLC调整过程中加速器持续出束。IMRT计划高度适用于危及器官的最佳保留，特别是凹形靶区的覆盖。然而，IMRT计划通常有更高的总监控装置（MU），并增加对周围组织的低剂量照射（图11-9）。

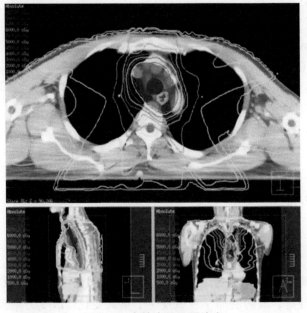

图11-9　食管癌的调强放疗

IMRT的延伸是容积弧形调强放疗（VMAT），它将机架旋转/动态MLC运动和剂量率的变化相结合以创造高度适形放疗剂量分布。VMAT计划可以使用单个360°弧线或多个弧线进行治疗，也可以采用螺旋状，类似CT的输送方式。VMAT相对于传统IMRT的主要优点是减少了治疗时间，同时累积剂量也可能下降；对于高度复杂的靶目标，其也有可能产生更大的肿瘤剂量适形性。

3. 图像引导放疗（IGRT）　从计划阶段转向治疗需要精确实施所选择的治疗技术。在首先确认患者在模拟定位过程中创建的支撑平台内的位置正确后，可以通过几种方式实现。尽管大多数患者接受的是更深层次位置的放疗，但在治疗皮肤或浅表恶性肿瘤的情况下可以直接观察浅表肿瘤的临床变化。每个射野或光束的平片图像已经使用几十年，随着技术进步，诊断成像已经融合到治疗中，使治疗可以基于患者处于治疗位置时获得的CT扫描。放射肿瘤医师可以利用兆伏级或锥形束CT扫描直观显示靶目标，根据靶目标当前的位置进行调整，然而也需要考虑相邻的正常组织结构。放置在肿瘤内或附近的替代物（如基准标志物）可用于评估放疗的聚焦点。其他系统包括（但不限于）超声引导成像、三维光学表面监测、红外线或光学标志物追踪，以及射频-信标引导模式。因此IGRT在放疗期间使用实时成像进行治疗定位（图11-10）。

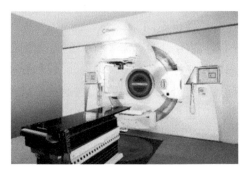 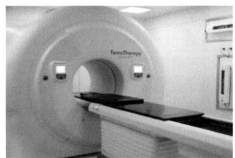

图11-10　具有图像引导功能的直线加速器

从IGRT收集的信息可以用来修改治疗计划。在典型的6周治疗过程中，肿瘤体积、患者解剖结构和患者体位的改变会显著影响靶目标及危及器官的位置和体积。因此，图像引导可以帮助识别患者治疗时的那些变化，这可能导致重新制订治疗计划，重新模拟定位，或两者都需要。这个过程称为自适应放疗，其是指根据解剖变化调整放疗。自适应放疗可以与功能成像结合，如F FDG PET，以区别提高残存肿瘤或放射抗拒的肿瘤区域的照射剂量。后一种技术称为"剂量雕刻"放疗。IGRT与自适应放疗联合使用，可使剂量加至靶目标，同时保护了危及器官。

4. 立体定向放射外科/立体定向放疗　1951年，瑞典神经外科医生Lars

Leksell首先提出了采用高剂量放疗方法治疗脑病变的概念。立体定向放射外科（SRS）提供了每分次大剂量（通常是单次或3～5次）治疗局灶性脑病变，由于其剂量梯度跌落极快，故最大限度减少了对周围正常组织的毒性。立体定向放疗（SBRT）是SRS的延伸，其利用图像实时引导治疗颅外转移灶。SBRT可用于治疗肺、脊柱、肝脏、胰腺、肾脏和前列腺的局灶性病变（图11-11）。

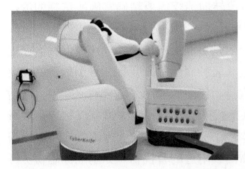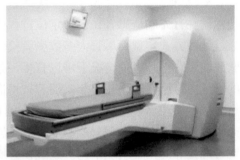

图 11-11　立体定向放疗设备——射波刀、伽马刀

5. 粒子束放疗　虽然放疗通常使用不带电荷的能量（光子），但它也可以给出带电粒子如电子或质子，或不带电粒子如中子。这些粒子在物理性质上有着不同的优势，因此它们在组织中的分布及生物有效性也不同。

在质子治疗中，主要优势在于空间分布，能给周围有需要保护的区域提供高剂量照射（图11-12）。当考虑肿瘤接近剂量限制性器官组织如眼、大脑和脊髓时，质子治疗优势最明显。使用质子，目标区域之外也会有小的照射剂量。碳离子可以提供类似的剂量梯度，提高生物有效性。重要的是，了解这些放疗方式的专业知识是必要的，因为增加适形性同时会带来丢失靶目标的风险。也就是说，

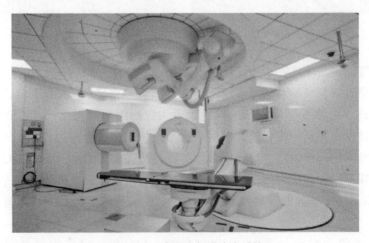

图 11-12　质子重离子治疗系统

保护正常组织结构会增加恶性肿瘤覆盖率不足的风险。另一条原则是："如果没有击中你需要击中的东西，就不要错过你原本想错过的东西。"

中子有助于治疗生长缓慢的肿瘤。它们不像其他粒子具有空间优势，但是它们的放射生物学效应更大，并且在治疗放疗抗拒的肿瘤时是有利的。缺乏空间优势导致临床潜力有限，因为难以向肿瘤提供足够的剂量，也不会给邻近组织结构带来潜在的风险。解决这一问题的方法之一是使用硼中子俘获治疗（BNCT），即含硼化合物优先集中于肿瘤内，随后用中子照射肿瘤。中子与硼的相互作用导致α粒子（重的带正电的粒子）和锂核的释放。它们都具有非常短的辐射范围，因此可以优先与紧邻的细胞相互作用，对肿瘤造成显著的损伤。这种类型的治疗已被用于恶性脑肿瘤。

6. 近距离放疗 近距离放疗或短程治疗要在肿瘤附近放置密封放射源。历史上最初使用镭作为放射源，但现在使用更安全并具有更多实际特性的放射源如碘、钯、铱和铯。近距离放疗有3种形式：①将模具或敷贴器置于浅表病变的皮肤或黏膜上，如眼敷贴器已被用于治疗视网膜母细胞瘤、眼部黑色素瘤和翼状胬肉；②组织间插植是将含有放射源或粒子的导管置于软组织内，如前列腺组织间插植；③腔内照射是将放射源放置于体腔中，如阴道近距离放疗，其通常用于子宫内膜癌的辅助治疗。

7. 术中放疗（IORT） 在过去的30年中一直存在，但近年来该技术已经越来越受欢迎。这要归功于TARGIT-A试验的成功，其是一项国际多中心、随机、前瞻性的Ⅲ期非劣效性试验，试验将早期乳腺癌患者随机分配到全乳放疗和对瘤床进行靶向的IORT组，使用低能量X射线（kV级范围内）。

IORT在麻醉状态下肿瘤（原发或复发）切除后对瘤床开始照射。IORT的理论优势是通过最大限度保护/屏蔽正常组织并向瘤床实施大剂量单次照射以改善局部控制而获得较高的治疗比。IORT可作为单一治疗，但更常用于联合外照射治疗（±化疗）。目前，市场上存在使用电子、低kV级光子和^{192}Ir高剂量率的术中机器。

8. 非密封源 几十年来，未密封的放射性同位素被用于治疗恶性肿瘤。在这种类型的治疗中，放射性药物可口服或静脉给予患者，如^{32}P、^{131}I、^{90}Y、^{89}Sr和^{153}Sm，它们产生β射线可杀伤肿瘤细胞。尽管第一种放射性药物通常具有在靶器官或部位累积的内在倾向，但是由于它们的血液学毒性，使用潜力有限。最近，新一轮的研究促进了生物分子靶向药物的进展，其通过调节免疫系统优化细胞毒性药物向特定类型的体细胞递送。

四、放疗的新技术与新进展在食管癌中的应用

食管癌是我国的高发恶性肿瘤，放疗在食管癌综合治疗中发挥着重要作用。

对于可手术的食管癌患者，新辅助放化疗后手术是标准治疗方案；对于不可手术的食管癌患者，同步放化疗是唯一根治性方案；术后辅助放疗对于经过选择的病例可提高局部控制率和生存率。

1. 放疗技术选择 食管癌放疗可选择适形、调强、螺旋断层调强技术。适形放疗一般采用6～8MV X射线，以4～5野为宜，前后野权重为主，以减少肺受量，侧野避开脊髓；固定野调强建议采用6MV X射线，一般设5～7个射野，尽量避免穿射两侧肩部；旋转调强一般采用6MV X射线，2个弧等中心共面照射，为降低肺受量，特别是低剂量照射体积，建议采用2个非全弧，即避免横向穿射肺组织；螺旋断层调强可以在靶区层面通过设置屏蔽角度的方式，避免射线从肺两侧横向穿射。

2. 图像引导技术 食管癌放疗前影像引导包括二维和三维在线影像。建议前3～5次治疗前采集在线影像，后续每周采集1次。

由于螺旋断层放疗摆位完成后进床，有可能存在治疗床再次沉降，因此，对于中下段食管癌患者，建议提高影像引导频次，每次选择不同层面进行兆伏计算机断层扫描（MVCT），以降低某一段解剖结构所受额外辐射剂量。

定位技术规范如下。

食管癌CT模拟定位：患者仰卧于CT扫描床固定体架上，可采用头颈肩一体化热塑面膜、体膜、真空负压袋、发泡胶等进行体位固定，也可多种技术配合以提高体位可重复性和患者舒适度。

双臂可平行置于体侧（考虑到射野不穿过双臂，可能限制计划的部分射野角度），亦可双手抱肘置于前额，双腿自然并拢，全身放松。

扫描条件设为轴位扫描，层厚一般为3～5mm，扫描范围根据病变部位、范围设定。为了对呼吸运动进行管理，可以在进行CT扫描时配合主动呼吸控制、四维CT、呼吸门控等运动管理技术。

颈段、胸上段食管癌标记点可放于下颌层面，胸中、下段食管癌标记点可放于胸部较平坦层面，且增加盆腔部位前部十字标记线，以便治疗前摆位时纠正躯干左右偏摆。

食管癌MRI模拟定位：MRI模拟定位在保证装置、患者均为磁安全的情况下，尽可能避免线圈与身体接触，保证与CT定位过程体位、标记、扫描层厚的一致性。

首程放疗后的复位一般在放疗到40Gy左右时。

3. 特殊放疗手段的应用（2B类证据）

（1）质子、重离子放疗：基于质子、重离子治疗食管癌仅有小样本的临床研究，建议有条件的中心开展相关临床研究和治疗。质子调强放疗技术比被动散射质子治疗能够更好地减少肺脏、心脏和肝脏受量。射束能量为150～250MeV，靶区勾画参照上述累及野相关标准要求。

新辅助质子推荐剂量为50.4Gy（RBE）/28f（5次/周）。

鳞状细胞癌根治性质子同步化疗推荐剂量为50.4～60Gy（RBE）/28f（5次/周）。

腺癌根治性同步放化疗推荐中位剂量为50.4Gy（RBE）/28f[5次/周，36～63Gy（RBE）]，同步化疗方案为氟尿嘧啶＋顺铂。

单纯质子治疗中位剂量可提高到76～82Gy（RBE），但其疗效劣于光子同步放化疗。

危及器官剂量：肺平均剂量＜20Gy，全肺V20＜30%，心脏V40＜40%，肝脏V30＜30%，脊髓最大剂量＜45Gy。

可采用X射线联合质子束混合照射：X射线中位剂量为36Gy（16.2～60Gy，每次1.8～2.0Gy），质子束中位剂量为36Gy（RBE）[17.5～54.5Gy，每次2.5～3.7Gy（RBE）]。小样本研究显示食管癌放化疗后复发者，质子放疗症状控制率高、不良反应小，推荐中位剂量为54.0Gy（RBE）[50.4～61.2Gy（RBE）]。

（2）重离子治疗：食管癌的重离子治疗以碳离子（$^{12}C^{6+}$）为主（仅有小样本临床研究）。日本碳离子放射肿瘤研究组（J-CROS）治疗指南推荐Ⅱ、Ⅲ期食管癌新辅助放疗，剂量为33.6Gy（RBE）/8f；Ⅰ期食管癌根治性放疗，剂量为48～50.4Gy（RBE）/12f。

食管癌根治术后孤立复发淋巴结碳离子放疗48Gy（RBE）/12f安全有效。

重离子可能造成正常组织不可逆损伤，应注意保护正常组织。

（3）后装腔内放疗：对于食管癌，后装腔内放疗不作为常规推荐，多为外照射的一种补充。放疗未控不宜外科手术者，可考虑后装补量10～20Gy；原发病灶放化后复发者，可采取后装结合外照射（外照射40～50Gy，后装3～5Gy/次，2～3次）或单纯后装照射（20～40Gy）。

（4）放射性粒子植入：^{125}I放射性粒子植入主要应用于以下两个方面。

1）食管癌并颈部和纵隔淋巴结转移放疗后复发的挽救性治疗：建议采用治疗计划系统（TPS）设计术前计划和三维打印共面或非共面模板引导。推荐粒子活度：14.8～29.6MBq；处方剂量：放疗后6个月内复发者100～120Gy，放疗后6个月以上复发者120～160Gy。术后应进行剂量验证。

2）晚期食管癌的姑息治疗：食管粒子支架是晚期食管癌的一种姑息治疗方法，可迅速解除吞咽困难，提高生活质量，与普通支架相比，其能够延长食管的通畅时间，并不增加术后并发症。其适用于年老体弱不适合放疗、拒绝放疗或放疗后复发伴严重吞咽困难的晚期患者。

第六节　食管癌患者放疗不良反应处理及注意事项

放疗在食管癌综合治疗中发挥着重要作用，随着新型药物的出现，食管癌治疗模式发生着改变，化疗药物、血管靶向药物及免疫检查点抑制剂的应用使食管癌患者的生存状况得到改善，但同时也不可避免会带来一些并发症。食管癌放疗常见不良反应主要包括全身不良反应、放射性食管炎、食管穿孔、食管梗阻、气道反应、放射性肺炎、心脏损伤等。

一、初次放疗不良反应及处理

1. 全身不良反应　目前临床食管癌治疗较多采取放化疗同步应用，全身不良反应会比较明显，常见症状有乏力、食欲下降、进食疼痛、梗阻稍重甚至呕吐等。如出现食欲下降、恶心，给予输液支持治疗及增加食欲的药物治疗，即可保证顺利完成放化疗。单纯放疗患者全身症状不明显，多数患者无明显的全身不良反应或很轻，无须处理。有个别的患者较明显。

2. 放射性食管炎　是颈胸部肿瘤放疗最常见的并发症，通常多数患者症状开始于放疗后2周（放射剂量相当于10～20Gy），临床主要表现为胸骨后烧灼感、吞咽困难和疼痛，晚期表现为食管溃疡、食管狭窄、气管-食管瘘等。近年来，急性放射性食管炎的发生率明显增加，严重影响患者治疗依从性及临床疗效。

（1）病因：食管黏膜充血、水肿、渗出及糜烂，尤其联合化疗者，疼痛症状比较明显，甚至急性食管炎达到1～4级程度，给予消炎、镇痛、静脉营养或鼻饲管营养支持治疗，口服镇痛合剂或应用镇痛栓剂或静脉给予镇痛药物治疗，可获得较好的效果。临床表现为吞咽疼痛、进食梗阻感加重、胸骨后烧灼感或不适，严重者可出现脱水、营养不良、电解质紊乱或体重减轻，少数极重者可能出现食管出血、穿孔或其他危及生命的症状。高龄、颈段或胸上段病变、接受同步化疗或加速超分割放疗者出现更早、更重。

（2）影响因素

1）临床特征

A. 性别：有报道认为女性患者更倾向于发生放射性食管炎。根据美国癌症协会（American Cancer Society，ACS）统计结果，胸部肿瘤以肺癌和食管癌最常见，两种肿瘤又以男性患者多见，所以性别差异大，性别预测放射性食管炎的预测价值不明确。

B. 年龄：RTOG94-10试验中，年龄大于70岁的老年患者较年轻患者发生3级食管炎的风险明显增加，在常规分割同步放化疗试验组中，其老年患者的发生率为42%（年轻患者为33%）；在超分割同步放化疗组中，其发生率增加为60%（年轻患者为4%）。但也有报道年龄越大，食管炎发生率越低。

C. 体能评分：有报道体能评分越低，食管炎发生率越高。患者体能评分是否与放射性食管炎发生有关目前没有共识，有待进一步验证。

D. 临床分期：局部分期越晚（包括T分期、N分期），在放疗计划制订时靶区食管长度越长，靶区食管的平均剂量越高。2006年一项回顾性研究表明，多因素分析结果显示N2～3分期可作为2级以上急性放射性食管炎的预测因子之一，两者具有显著相关性，可能是由于纵隔淋巴结的受累程度影响了食管受照体积。T分期与放射性食管炎的关系目前尚未明确。

E. 治疗前体重：有研究报道治疗前体重下降的患者，发生食管炎的风险增加。

2）放疗剂量：研究表明，食管所受最大剂量与食管晚期反应密切相关。放射敏感性、靶区食管长度、靶区食管的平均剂量及V50是放射性食管炎发生的独立预测因素，其中，V50是更为重要的预测因素。

3）放疗的分割方式：有临床试验比较常规分割放疗组、常规分割同步卡铂治疗组、加速超分割放疗组（每天照射2次，每次2Gy）和加速超分割同步卡铂治疗组，结果发现加速超分割放疗是影响食管炎持续时间的独立预后因素。

RTOG94-10试验报道了在超分割同步放化疗的患者中，45%的患者发生3级急性放射性食管炎，这揭示了重症急性食管炎与超分割同步放化疗存在显著相关性。

4）放疗技术：Gomez（PMID：22920974）等使用Lyman-Kutcher-Burman（LKB）模型发现分割剂量和总剂量明显影响重症食管炎的发生率，而在接受IMRT的患者中，重症食管炎的发生风险可能降低。

5）同步化疗：同步放化疗较单独放疗明显降低了食管对放疗的耐受性。

美国肿瘤放射治疗协作组织（Radiation Therapy Oncology Group，RTOG）急性放射损伤分级标准如下。

0级：无症状。

1级：轻度吞咽困难或吞咽疼痛，需要用表面麻醉药、非麻醉药镇痛或进半流饮食。

2级：中度吞咽困难或吞咽疼痛，需要麻醉药镇痛或进流质饮食。

3级：重度吞咽困难或吞咽疼痛，伴脱水或体重减轻大于15%，需要鼻饲或静脉输液补充营养。

4级：完全梗阻，溃疡、穿孔或瘘管形成。

（3）治疗：治疗原则为收敛、消炎、保护食管黏膜及镇痛、营养支持等。

1）轻度食管炎可以使用氢氧化铝、氢氧化镁及含铝制剂的混悬液。盐水或碳酸氢钠口腔盥洗液，口服黏稠的利多卡因、制霉菌素混悬液或硫糖铝混悬液等对症治疗；或多种西药联合应用，如以庆大霉素、地塞米松、利多卡因等为主方的自制口服液，但仅能缓解症状，不能达到治愈的效果。

2）中重度疼痛影响进食者，可给予静脉补液、抗炎、抑酸、口服消化道黏膜保护剂如硫糖铝等处理，口服稀释后的利多卡因可达到黏膜表面麻醉效应，能减轻局部疼痛，但要注意有过敏反应情况。必要时需要暂停放疗。严重者要使用镇痛药。

3）质子泵抑制剂可以改善胃酸反流，减轻胸骨后烧灼感。

4）钙通道阻滞剂可以缓解食管痉挛。

5）及时漱口，做好口腔护理，念珠菌感染时可应用制霉菌素和氟康唑治疗。

6）关注电解质变化，如有脱水，及时给予补液，还原型谷胱甘肽可通过巯基与自由基结合转化为酸类物质，从而加速自由基排泄，具有广谱解毒作用，可用于防治放疗、化疗、神经类药物不良反应引起的正常组织细胞损伤，放疗同步用药可有效减轻患者放射性食管损伤。

7）持续14天的患者推荐采取介入治疗，可考虑经皮胃造瘘置管营养或肠外营养。

8）中药：众多的临床报道及基础研究证实，中药可使部分放疗症状减轻甚至消失，从而使患者得以完成放疗疗程。目前，放射性食管炎的中医治疗则多为清热解毒、养阴生津、清热祛湿、活血化瘀等，其手段不仅有内服，还有穴位贴敷，均取得了较好疗效。

3. 放射性肺炎 人体组织暴露于电离辐射后会不同程度产生损伤，放射性肺炎（radiation pneumonitis）是肺组织受到照射后发生放射性肺损伤所导致的一种肺部疾病。不同患者在接受不同剂量射线下可出现不同程度的放射性肺炎。既往二维放疗时代常规放疗照射范围大，肿瘤周围的正常肺组织发生严重损伤概率高。放疗新技术的发展极大改善了这一缺陷，调强放疗（intensity-modulated radiation therapy，IMRT）、影像引导放疗（IGRT）、质子和重离子治疗等多种放疗技术在保证对肿瘤精准剂量照射的前提下，尽可能减少对周围正常肺组织的照射，从而降低患者肺损伤。RTOG 0617研究提示，IMRT较三维适形放疗（three-dimensional conformal radiation therapy，3D-CRT）显著降低了患者3级及以上放射性肺炎发生。即使如此，临床仍有近30%的肺癌放疗患者出现有症状的放射性肺炎。

（1）病因：放射线对机体组织的作用主要体现在对DNA的直接损伤，以及通过对水分子的电离导致DNA双链断裂的间接损伤，处于G_2/M期的细胞对损伤更敏感。放射线作用于肺组织，表现在对肺泡上皮细胞和内皮细胞的损伤，引起肺泡黏膜屏障破坏，从而产生一系列炎症级联反应。在几天或几周内，炎性细胞聚集，血管通透性增加，炎性细胞因子释放，巨噬细胞活化、聚集，造成局部乏氧，导致活性氧和活性氮生成及释放，产生促炎、促纤维化、促血管生成等效应，造成肺组织损伤经久不愈，形成慢性放射性肺损伤。

（2）临床表现：放射性肺炎的临床症状没有特异性，一般表现为咳嗽、气短和发热等。咳嗽最常见，为刺激性干咳；其次为气短，气短程度不一，轻者只在用力活动后出现，严重者在静息状态下也可出现明显呼吸困难；约50%的患者伴有发热，多发生于咳嗽、气短等症状出现前，体温为37.0～38.5℃，伴发感染时患者也可出现高热。放射性肺炎的体征无特异性，部分患者可表现为呼吸音粗糙、干湿啰音、呼吸音降低和胸膜摩擦音等。

（3）辅助检查

1）胸部CT：推荐胸部CT作为放射性肺炎的早期检查方法。放射性肺炎的影像学改变主要为与受照射范围一致的斑片状淡薄密度增高影、通气支气管征、条索影、肺实变影或蜂窝样改变，并且病变不按肺叶或肺段等解剖结构分布。少数患者除存在照射区域内改变外，也可伴有照射区域外的相应影像学改变。早期改变可在受照射后6个月内消散，也可进展为晚期纤维化影像学改变。

2）血常规：多表现为中性粒细胞百分比高于正常，白细胞总数多无明显升高，C反应蛋白、血清乳酸脱氢酶、血沉等可升高。轻症患者在剧烈活动时可测得动脉血氧分压下降，重症患者静息状态下血氧分压下降。

3）肺功能检查：肺功能改变可发生于患者未出现临床症状时，可作为放射性肺炎的早期预测指标。主要体现在FEV_1、D_LCO、用力肺活量（forced vital capacity，FVC）、肺总量（total lung capacity，TLC）等几项指标中。在接受放疗后，FEV_1可因组织水肿致支气管阻塞而轻度下降；FVC和TLC作为反映肺顺应性指标，也可出现下降，反映一定程度的肺硬化；D_LCO下降反映了间质肺组织受损，弥散功能障碍，换气功能降低。

（4）诊断与鉴别诊断

1）放射性肺炎的诊断标准：①既往有肺部受照射病史，多发生于放疗开始后6个月内。②可有咳嗽、气短、发热等症状及胸部听诊呼吸音异常的体征，上述症状、体征为放疗后新出现或较前加重，或经放疗减轻或消失后重新出现或加重。同时需要排除由肿瘤进展、肺部感染（细菌、真菌或病毒感染）、慢性阻塞性肺疾病急性加重、心源性疾病、肺栓塞、药物性肺炎等因素所致。③CT影像学改变与放射性肺炎特点相符。不可将影像学改变作为唯一的诊断标准，应结合临床病史特点。当与其他疾病难以鉴别时，应由呼吸科、影像科医师等参与进行多学科讨论以明确诊断。

2）鉴别诊断：①肿瘤进展，肺门肿物压迫气管、肺内出现多发转移、癌性淋巴管炎等均可引起咳嗽、气短等症状，易与放射性肺炎混淆，需要行胸部增强CT，必要时行PET/CT检查加以鉴别。②肺部感染，放疗后，由于放射线对免疫系统的抑制作用，加之肺部肿瘤患者自身常伴有慢性肺部基础疾病，极易发生肺部感染。痰培养可查找致病菌，抗感染治疗可缓解症状，但不能排除合并放射性肺炎，应谨慎分析。肺孢子菌肺炎（pneumocystis pneumonia，PCP）是一种肺部真菌感染，由耶氏肺孢子菌引起，临床表现为发热、干咳、胸闷、呼吸困难等，肺部可无阳性体征或听诊闻及散在干湿啰音。影像学X线检查表现为双肺透亮度降低，或以肺门为中心弥漫分布的磨玻璃影；胸部CT可表现为粟粒影、斑片影、弥漫磨玻璃影、间质纤维化等。PCP确诊依靠痰液或支气管肺泡灌洗液或肺活检组织等发现肺孢子菌的包囊或滋养体。③肺栓塞，发生肺栓塞患者多数有深静脉血栓史，咳嗽、气促明显，发病急，病情进展快，D-二聚体明显升高，肺动脉造影CT检查可以发现栓子，抗凝治疗有效。④药物相关性肺炎，在应用博来霉素、吉西他滨等细胞毒性药物联合治疗时可能会发生药物相关性肺炎，应注意与放射性肺炎进行鉴别。

此外，联合应用免疫治疗药物或EGFR-TKI等靶向药物治疗时，也会引起间质性肺炎，影像学上表现为肺部间质性改变，也易与放射性肺炎混淆。目前，在肺癌放疗中最常见的易与放射性肺炎混淆的是免疫相关性肺炎，其在使用免疫药物治疗后出现，影像学表现如下。①隐源性机化性肺炎：在支气管血管周围出现多灶性斑片状磨玻璃样改变；②非特异性间质性肺炎：由斑片状或弥漫性磨玻璃样改变组成，典型者以肺外周和下肺区为主，随着病情进展，可以发生肺部纤维化，包括网状、牵拉性支气管扩张，偶尔伴蜂窝状改变；③弥漫性磨玻璃样肺炎：渗出期存在大面积磨玻璃影，纤维期表现为支气管牵拉扩张，肺体积减小；④过敏性肺炎：单侧或双侧结节或磨玻璃影，消退较快。真实世界研究数据提示，免疫相关性肺炎的发生率高达19%，且大部分的免疫相关性肺炎需要激素或免疫抑制剂治疗。在免疫治疗中，免疫相关性肺炎是最常见且具有致命威胁的毒副作用，在程序性死亡蛋白-1（programmed death-1，PD-1）及其配体PD-L1抑制剂相关死亡事件中占35%。当放疗联合免疫治疗时，应注意免疫相关性肺炎与放射性肺炎的鉴别，根据是否出现症状分为症状性放射性肺炎和无症状性放射性肺炎。症状性放射性肺炎可有咳嗽、气急、发热等临床表现及影像学改变，影响患者的生活质量，需要临床及时处理。无症状性放射性肺炎伴有影像学上的改变，但一般不产生临床症状，不影响日常生活，一般无须临床处理。还有几种特殊类型的放射性肺炎：①放射记忆性肺炎（radiation recall pneumonitis，RRP），指既往肺部曾接受放疗的患者，在进行其他如细胞毒性药物治疗、免疫治疗、靶向治疗等系统性抗肿瘤治疗过程中诱发的放射性肺炎，是一个急性反应过程。放射性肺炎常于放疗后接受首程抗肿瘤治疗时发生，也可发生于治疗期间的任何时期，表现为低热、咳嗽、气短等临床表现，症状不具有典型性，其严重程度与放疗系统性抗肿瘤治疗之间的时间间隔无关，与患者个体差异有关。②远隔效应，放射线可诱发一些炎性细胞因子、免疫相关细胞因子表达，通过信息传递和放大效应，引发炎症细胞和免疫细胞浸润产生照射野以外的抗肿瘤效应，是一种免疫炎症反应。

（5）分级：目前尚未建立明确的放射性肺炎临床分级标准，根据患者临床表现、影像学改变及所需治疗或医疗支持类型，美国国家癌症研究所制定的常见不良反应事件评价标准见表11-2。

表11-2 放射性肺炎发生情况及分级标准

级别	发生率（%）	临床特征	影像学改变
1	20～24	无症状，临床检查时发现，无须治疗	磨玻璃样改变，＜25% 的肺实质受累
2	18～22	有症状，需要治疗，影响工具性日常生活活动	广泛的磨玻璃样改变超出照射区域，无或伴有较小的局灶性实变迹象，25%～50% 的肺实质受累
3	7～16	有严重症状，影响个人日常生活，需要吸氧	有明显的局灶性实变迹象，有或没有纤维化证据，＞50% 的肺实质受累
4	2～4	危及生命的呼吸障碍，需要紧急处理（如气管切开或气管插管）	致密实变、肺不张、牵拉性支气管扩张伴明显肺容量减少

如明确诊断放射性肺炎，则暂停放疗。根据放射性肺炎分级治疗，具体治疗流程见图11-13。

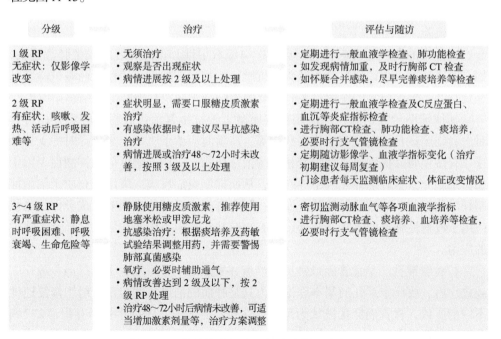

图11-13 放射性肺炎（RP）的诊断及治疗流程

（6）基本药物治疗：糖皮质激素治疗用药遵循早期、足量、个体化的原则。1级放射性肺炎通常不需要治疗，定期监测观察为主。症状明显的2级放射性肺炎患者推荐口服泼尼松，剂量为（0.5～1.0）mg/（kg·d）。服用2～4周病情好转并稳定后，在4～12周按照每周或每2周5～10mg逐步减量。应根据患者的具体情况决定泼尼松初始剂量和减量速度，如减量过程中出现病情反复，除外其他因素后，需要重新调整激素用量及减量方案，可恢复至最小有效剂量或略高剂量，并适当放慢减量速度。≥3级放射性肺炎患者首先推荐地塞米松或甲泼尼龙静脉注射[按甲泼尼龙（1～4）mg/（kg·d）的等效剂量计算]，在咳嗽、呼吸困难等症状好转并稳定后（通常用药1～2周后），激素逐渐减量。根据激素使用初始剂量及病情不同，制订减量方案应遵循个体化原则。建议可每3天减去原剂量的1/3～1/4，直至较小剂量。若病情继续稳定或好转至≤2级，则改口服泼尼松并逐渐减量，若仍为3～4级，则适当增加激素用量，但更高的剂量疗效改善有限。徐慧敏等对80例放射性肺炎患者以应用泼尼松或地塞米松为主的方法进行治疗，回顾性分析发现65%的患者激素敏感，32%的患者激素依赖。糖皮质激素的使用应遵循缓慢减量原则，以防放射性肺炎反弹。对于肺功能提示较基线有气流阻塞者，可予以吸入激素，以减轻气道炎症，改善咳嗽等症状。用药注意事项：大剂量激素治疗期间应预防性使用质子泵抑制剂以减少胃黏膜损伤；长期使用糖皮质激素时应补充钙剂及维生素D以降低骨质疏松的风险；应在正确时间对发生不同等级的放射性肺炎患者给予合适剂量的糖皮质激素；应根据患者的基础疾病、合并症、放射性肺炎严重程度及激素耐受情况进行个体化治疗，以降低产生潜在并发症的风险。

抗生素的使用：有症状的2级及3～4级放射性肺炎患者容易发生肺部感染，如有感染证据，建议尽早给予经验性抗感染治疗，并根据痰培养及药敏试验结果等及时调整抗菌药物的使用，尤其需要警惕肺孢子菌及其他肺部真菌感染发生。

其他辅助治疗措施：除应用糖皮质激素及抗生素治疗放射性肺炎外，可针对患者临床症状使用止咳、化痰药物等，严重时应给予吸氧、雾化等对症支持治疗。有多项研究探索放射性肺炎相关的治疗药物：应用己酮可可碱抑制促炎因子如白细胞介素、肿瘤坏死因子等产生，从而抑制炎症反应；应用间充质干细胞抑制纤维化作用，减缓放射性肺炎发展；阿奇霉素由于其免疫调节及抗炎作用也被应用于放射性肺炎的治疗；此外，还有止咳祛痰养阴等中药在放射性肺炎治疗中的应用。

4. 食管穿孔　是食管癌最常见的严重并发症之一，可发生于放疗前、放疗中或放疗后。放疗中穿孔的基本理论认为其是肿瘤的消退速度与正常组织修复速度不均衡所致，食管癌穿孔被认为是灾难性并发症之一。1997年肖泽芬报道277例食管癌穿孔患者中的62.2%在3个月内死亡，81.5%的患者在6个月内死亡，当然与穿孔部位和穿孔性质不同有关。穿孔性质的诊断和处理非常关键。

（1）主要原因：穿孔易发生于溃疡型、髓质型食管癌患者；与肿瘤对放疗很敏感有关（如X线片显示腔内型或蕈伞型）。照射剂量大，肿瘤缩退速度快，常是周剂量和（或）单次剂量大，放疗剂量超过66Gy时，穿孔风险会增加。

T4分期是食管穿孔发生的高危因素（T4期患者放疗前肿瘤浸润食管全层至周围组织，放疗中或放疗后肿瘤消退，特别是肿瘤消退速度高于正常组织修复速度时，极易形成食管瘘）。

肿瘤缩退速度快的患者易穿孔；与肿瘤对放疗敏感有关，肿瘤消退过快，合并感染，影响正常组织修复能力，造成退缩性穿孔。

若肿瘤本身侵犯大血管或血供丰富，在放疗过程中由于血管破裂，从而出现大咯血，容易合并穿孔情况。

若短期内实施胃镜检查或进食硬块食物，也容易增加穿孔风险。

放疗后穿孔还有一种可能的原因为放疗后肿瘤未完全消失，疾病进展时极容易出现食管穿孔。

血管靶向药物应用导致肿瘤退缩较快，局部血供下降导致正常组织修复不足而致穿孔。

（2）临床表现：实验室炎性指标升高，白细胞计数升高，特别是中性粒细胞高。

部分患者出现咳嗽、呛咳，常伴发热。

患者存在胸背痛或胸部不适、发沉的感觉。一旦穿孔，胸背痛可能消失，并可能伴有饮水呛咳，且可能伴有其他情况如恶病质、感染。

（3）治疗

1）放疗前X线片显示有穿孔前征象（如尖刺、龛影等）时：放疗单次剂量为180～200cGy/次，周剂量为900～1000cGy，因为放疗剂量至少要达到肿瘤的有效剂量。

加强抗感染和促进正常组织修复的治疗，使用有效抗生素；加强和及时补充营养，纠正贫血，促进食欲等。每次进食后饮清水冲刷食管，避免食物残留，还可口服庆大霉素。

在放疗过程中动态观察，每周X线钡餐透视1次，观察穿孔前征象的变化。经上述处理，多数患者能顺利完成放疗。

2）在放疗中或放疗后X线造影检查诊断食管溃疡或穿孔的标准及处理措施：在放疗DT≥40Gy或放疗结束后出现溃疡或穿孔者，有一定的比例（22%～32%）为非癌性，即放射性溃疡。前者常见表现如下：①放疗前X线造影显示多数为敏感型，如腔内型或蕈伞型；②放疗过程中原充盈缺损明显改善或消失或仅显示溃疡或穿孔；③吞钡透视下显示病变扩张较好。要考虑非癌性穿孔的可能性。后者在原病变部位和（或）放疗区内出现溃疡或穿孔，不伴有明显的充盈缺损。但因放疗后的纤维化可能出现局部管腔狭窄。在诊断上有困难的，建议处理如下：①先进行积极有效的抗炎治疗和应用促进蛋白合成的药物治疗；②给予食管镜检查并取活检，镜下可直接观察局部情况，诊断的阳性率比未抗炎治疗前要高；③动态观察原发病变及溃疡的变化。确诊食管穿孔后，立即停止放化疗，同时禁食水、静脉抗炎、抑酸、置鼻饲管或胃造瘘，补充蛋白、脂肪乳等，必要时给予静脉营养支持。

3）根据食管穿孔的部位酌情置入食管支架，一旦发生食管-气管瘘，置入带膜的食管支架也是有效的姑息手段之一，但需要控制感染，否则有发生大出血的可能。支架置入术能覆盖瘘口、保持管腔通畅，是目前采用较多的食管癌穿孔治疗方法，但置入支架后存在不适、支架滑脱甚至大出血、再次穿孔等致命风险。

首先立即禁食水，给予静脉抗感染、肠外营养维持水电解质平衡。置入胃管或胃空肠营养管鼻饲饮食。静脉用药主要包括抗感染、静脉营养支持两方面。

对于放疗中出现穿孔的食管癌患者，是否继续放疗是一个艰难的决定，既往研究结果支持穿孔的食管癌患者继续进行放疗，认为在控制感染、充分肠内营养支持下完成放化疗将有利于食管穿孔愈合，特别是对于放疗疗效好的患者。营养状态较好，发现穿孔及时，无明显感染，且瘘口小（点片显示瘘口直径为0.5cm）的食管癌患者，经评估可继续放疗，必要时及时置入胃管或胃空肠营养管鼻饲饮食。

食管癌放疗中或后穿孔的患者生存期短、预后极差，对于放疗前肿瘤浸润全层至周围组织，放疗中肿瘤缩退过快，放疗中或放疗后出现低热、胸背痛、呛咳症状的患者，应给予足够重视，及早检查发现食管穿孔，积极治疗，力求提高患者生活质量，延长患者的生存时间。

（4）预后：在食管癌穿孔患者中，约50%的患者易在短期内死亡，对患者健康造成影响。虽然积极给予对症治疗，但穿孔至死亡的时间仅为0.6～6.0个月，72.7%的患者在穿孔后3个月内死亡。死亡原因为大出血、重症感染、心肺功能衰竭、恶病质等。

5. 食管梗阻　放疗期间因食管局部水肿可能出现梗阻加重的情况，表现为唾液增多、进食困难。

（1）临床表现

1）多数患者为突然发生。

2）梗阻前进半流食或流食顺利。

3）梗阻后滴水不进。

4）明显与进食有关。

（2）处理

1）已置入鼻饲管或胃造瘘患者不用特殊处理。无管饲患者，可静脉营养支持，口服流质营养餐或临时置入鼻饲管，以保证每天能量摄入。抗生素和激素有助于缓解水肿。

2）一般放疗至40Gy左右梗阻可缓解。

3）需要注意的是，如放疗后出现梗阻，则首先明确是否为肿瘤复发。

4）利用胃镜检查排除肿瘤复发后，考虑食管壁放疗纤维化造成的局部管腔狭窄。为了解决进食问题，可行内镜下食管扩张。

6. 气道反应　气管受到放射线照射时可能产生气道反应。

（1）临床表现：患者多表现为刺激性干咳，夜间加重。但咳嗽的原因较多，上呼吸道感染、食管反流等均可能引起咳嗽。

（2）处理：一般给予雾化吸入治疗，治疗效果较好，可每天数次，每次15～20分钟。雾化液可加入氨溴索、异丙托溴铵、糜蛋白酶、少量激素等。

7. 放射性心脏损伤　是放疗后一系列心血管并发症的统称。

发病原因主要包括无症状心肌缺血（隐匿性冠心病）、心律失常、心包炎、心绞痛、心肌梗死、缺血性心力衰竭甚至猝死，潜伏期长。心脏受照射体积和照射剂量是最重要的影响因素，吸烟、高血压、血脂异常、肥胖、糖尿病等是高危因素，联合化疗可能会增加其发生率。放射性心脏损伤缺少有效、特异的治疗方案。

（1）临床表现：多数患者无明显全身反应或很轻，无须处理。个别患者症状比较明显，常表现为乏力、食欲缺乏、恶心欲吐。可给予支持治疗及增加食欲的药物（甲地孕酮）治疗。

（2）治疗原则：减少放射性心脏损伤的危险因素，给予抗炎、抗血栓及营养心肌治疗。

他汀类药物是目前最有效的降脂药物，还具有抗炎、抗血栓形成和抗纤维化作用，可以减轻放射诱导的心肌纤维化。血管紧张素转化酶抑制剂（ACEI）能抑制心肌纤维化。阿司匹林具有抗血小板聚集的作用，但治疗放射性心脏损伤的价值仍需要进一步证实。

8. 放射性脊髓病　食管癌患者接受放疗如深部X线放疗可造成脊髓损伤，其发病机制尚未完全明确，有以下学说：①直接照射损伤；②血管受累引起脊髓缺血继发软化、坏死；③自身免疫反应；④自由基损伤。

（1）临床表现：由于多在颈部及其周围接受放疗，故颈髓受累多见。其起病隐匿，早期主要表现为感觉异常，可出现颈肩部疼痛、Lhermitte征、进展性感觉缺失，之后出现运动障碍，晚期出现括约肌功能障碍。有以下几种临床类型：①早期短暂型，症状轻微，一般3个月后症状可消退；②急性瘫痪型，起病较快，主要表现为截瘫或四肢瘫，症状达高峰后病情逐渐稳定，其原因可能是血管病变导致脊髓坏死；③慢性进展型，最为常见，潜伏期3个月至5年，以感觉障碍和运动障碍逐渐加重为特点，是放疗最严重的并发症；④下运动神经元损伤型，极为少见，表现为下运动神经元损害征象，系脊髓前角细胞损害所致。

（2）治疗原则：目前尚无有效治疗方法。部分患者应用糖皮质激素和神经细胞营养剂、抗氧化剂后症状可改善；亦可采取针灸和康复治疗。本病治疗效果欠佳，应注意预防，进行放疗时应控制放疗剂量、时间，保护非放射区组织，减少本病发生。

二、食管癌术后放疗并发症及治疗

1. 吻合口狭窄　表现为进食阻挡感逐渐加重，严重者完全不能进食。其由局部水肿、炎症反应及纤维化引起。在抗炎、消肿的同时，可考虑食管扩张术、支架置入术等处理方法。

2. 吻合口瘘　包括颈部吻合口瘘和胸内吻合口瘘。前者表现为颈部皮肤红肿、压痛、皮下气肿，切开引流后可见脓液；后者表现为高热、剧烈胸痛、呼吸困难、休克。应早诊断、早治疗，可行手术治疗或保守治疗。

3. 残胃炎　主要表现为胃纳不佳、恶心、上腹痛或胸骨后烧灼感、呕吐等。轻者继续放疗，同时给予对症处理，重者应停止放疗。

4. 反流性食管炎合并放射性食管炎　表现为吞咽困难加重、局部疼痛、胸骨后烧灼感、胃内容物反流等。可给予抑酸药、镇痛药等对症处理。

5. 放疗后复发的处理　根治性放化疗患者多数在1～2年复发，多为病变局部未控或复发，或区域淋巴结复发转移。再次放疗前，病理诊断是必需的，如果胃镜检查肉眼未见明显肿物，显微镜下仅为不典型增生或原位癌，建议密切观察。复发后的治疗方法：①手术治疗，根治性放疗后纤维化明显，肿瘤乏氧，再次放疗效果很差。如能手术切除，应尽量手术，但手术难度较大，手术死亡率和并发症较单一手术者高，且在首程治疗中多数患者病期偏晚，已失去手术机会者居多，因此能手术治疗的患者并不多。②放疗，复发后再程放疗的效果各家报道不一，再程放疗有延长患者生存时间的作用，但是在放疗过程中或放疗后有25.5%的患者可能出现食管大出血、穿孔、瘘形成，再程放疗剂量不宜过高，目前没有统一的标准，一般以不超过50Gy为好。再程放疗确有延长生存期、改善症状、提高生活质量的作用，但是，在放疗过程中7%～25.5%的患者因全身情况及症状恶化，或因食管穿孔，大出血死亡而终止治疗。因此，认为有以下情况者不宜再采取放疗：①全身情况不佳，年老体弱者；②梗阻严重，只能进流食者；③食管钡餐造影有明显的尖刺突出或有大龛者。但上述情况是相对而言的。

目前的治疗手段、静脉高营养、肠外营养较以前明显改善，对于食管穿孔，认为感染是主要原因。因此，可考虑加强营养，积极有效抗感染治疗，或置入食管支架以改善进食困难问题的同时，可试探性放疗，采用适形放疗，建议放疗剂量为95% PTV 50Gy（1.8～2.0Gy），照射范围为局部病灶。

6. 放疗注意事项

（1）放疗前医生会和家属或患者交代放疗的必要性及放疗过程中可能出现的各种不良反应，并签署放疗知情同意书或委托书。

（2）放疗前照射区域内不可以贴胶布、涂抹药膏；禁止照射区域作为穿刺点。

（3）放疗前剃毛发宜用电动剃须刀，以防损伤皮肤造成感染；建议穿柔软宽松的低领开衫，减少对皮肤的刺激，同时易于穿脱。

（4）放疗开始定位前应提前沐浴，保持皮肤洁净，防止溃疡、感染。

（5）定位时医生在患者身上画的标记线是以后制订放疗计划及放疗摆位的参考，非常重要，千万不要擦掉。每天需要自查，体表标志线不清时，应及时与主管医生联系，重新描画，禁止患者本人或家属私自描画。

（6）术后患者应在伤口完全愈合后行术区放疗。

（7）患者还要维持营养平衡、健康饮食、适当运动，管理好自己的体重，避免体重变化幅度过大，这样会保证放疗的精确性。

（8）放疗时，患者要按放疗技师的叮嘱摆好体位，切不可自行移动。若在治疗过程中出现不适，可立即招手，抬高腿或喊话，放疗工作人员会通过监控屏幕看到患者的示意，也可以通过音响系统听到患者的声音。

（9）放疗时，严禁患者触碰治疗机上的任何按键。

（10）放疗时，如遇机器故障停机或停电，不必惊慌，要保持体位不变。若机器瞬间恢复正常，便可继续治疗，如需要暂停治疗，工作人员会进入机房帮助患者下床。

（11）放疗结束时，一定等放疗技师解除患者身上的固定装置，将治疗床降下来以后再下床，切忌自己匆忙下床。由于治疗床较窄，患者臀部不宜太靠近治疗床的边缘，严防后仰或前倾坠地，造成事故。

（12）放疗后，照射区域皮肤应避免暴晒或淋雨，不可涂乙醇、碘酊及对皮肤有刺激的药物。忌用碱性肥皂搓洗、粗毛巾擦拭，忌局部冷热刺激。皮肤出现红斑、灼痛、刺痒时及时与医务人员联系。

（13）在放疗前、后半小时内，患者尽量不进食。

（14）放疗过程中，鼓励患者多饮水，以利于毒素排泄。必要时静脉输液以增加尿量，减轻全身放疗反应。

（15）放疗过程中，患者每周需要查血常规1～2次，尤其是同步放化疗患者，放疗期间，每周复查血常规，血象低于正常值时应遵医嘱停止放疗或做出相应处理。

（16）对于颈部食管癌患者，放疗后继续保持口腔卫生，建议使用含氟牙膏。避免过冷过热食物对口腔和牙齿产生刺激。口腔受照射后2年内不能拔牙，以防止放疗后因牙床血管萎缩、牙齿坏疽而引发放射性骨髓炎。坚持张口锻炼，避免颞颌关节损伤引起张口困难，坚持颈部功能锻炼，避免颈部肌肉纤维化导致转头运动受限。坚持放疗后每3～6个月进行1次口腔检查，发现患牙及时治疗。

（17）放疗结束1个月后回医院复查，1～2年，每3个月查1次，最长不超过4个月；3～5年，每半年复查1次；5年后，每年复查1次。若有特殊不适，随时就诊。

第十二章　食管癌的中医药防治

食管癌属于中医噎膈的范畴。噎膈是指吞咽食物哽噎不顺，难以咽下，或咽下后再呕吐出来的疾病。噎是指吞咽食物哽噎不顺，膈是指食物不能咽下。噎膈病名最早见于《黄帝内经》，其明确指出了发病脏腑与大肠、小肠、膀胱有关，精神因素对本病的影响甚大。隋代医家巢元方根据病因将噎膈分为气、忧、食、劳、思五噎；忧、恚、气、寒、热五膈。宋代医家严用和补充了饮食、酒色、年龄与本病的关系。后世医家朱丹溪、李用粹、张景岳、叶天士等进一步发展了噎膈的理论，形成了理、法、方、药完善的独立疾病。

需要说明的是，中医的一些疾病是以症状命名的，所以食管癌属于噎膈的范畴，是噎膈最主要的疾病组成部分，但噎膈不仅仅包括食管癌。贲门癌、贲门痉挛、贲门失弛缓症、食管憩室等均可参考噎膈辨证论治。

第一节　病因病机

一、病　　因

1. 饮食不节　指的是饮食不加节制，包括：①饮食不规律、偏食、暴饮暴食、饮酒无度、过食辛辣油腻食物等。这些因素会导致胃肠积热、阴虚火旺、痰热内结。②饮食过热、过冷，或食物粗糙，或常食发霉食物，损伤食管而致食管病变。

2. 七情内伤　中医讲，思伤脾、怒伤肝。忧思伤脾，脾伤则气机不畅，津液在体内运行不畅，常滋生水湿痰饮；恼怒伤肝，肝伤则气郁不舒，气不行，则血不运，瘀血内生，瘀血阻滞食管而成噎膈。

3. 久病年老　胃痛、呕吐、反酸等病变日久，饮食减少，气血产生不足，食管失去濡养；或年高体衰，精血亏损，气阴渐伤，津气不能正常运行，气滞、痰凝、血瘀相互交阻，而成本病。

二、病　　机

　　噎膈的基本病变与发病机制，总体来讲属于气、痰、瘀相互胶着，阻隔于食管而致病。病变部位在食管，属胃气所主，与肝、脾、肾三脏密切相关，因三脏的经脉皆与食管相连，影响食管功能。七情内伤、饮食不节、年老体虚均可致肝、脾、肾三脏功能失常。脾之功能是帮助胃消化食物并运送水谷精华至全身、将糟粕排入肠道，脾的功能失调，那么，胃消化的食糜就无法区分精华和糟粕，更不能将水谷精华运送至全身，在这种情况下，就会产生水湿痰饮；肝的功能是调节全身气的运行，肝的功能失调，则全身气的运行就不通畅，就会出现因气滞不通导致的瘀血，气滞日久又会化生火热；肾为全身阴阳之根，肾阴不足直接导致脾阳虚，脾阳虚则出现脾的功能失调；脾阴虚会直接导致咽喉阴液不足，这与肾的经络走行有关，咽喉阴液不足，则虚火上炎，久则出现噎膈。

　　本病的病理性质总体属于本虚标实。本病初期，以标实为主，由痰气交阻于食管，故吞咽之时哽噎不顺，继则瘀血内结，痰、气、瘀三者相互胶着，中焦脾胃之通降阻塞，上下不通，因此饮食难下，食而复出。久则气郁化火，或痰瘀生热，伤阴耗液，病由标实为主转为正虚为主，病情由轻转重。病情进一步发展，胃及食管失其濡养，阴阳互损，阳气衰败，痰气瘀结进一步加重，病情转为虚实夹杂。

第二节　中医诊断

一、诊断依据

　　1. 轻症患者主要表现为胸骨后不适，烧灼感或疼痛，食物通过有滞留感或轻度梗阻感，咽部干燥或有紧缩感。

　　2. 重症患者见持续性、进行性吞咽困难，咽下梗阻或咽下即吐，吐出黏液或白色泡沫黏痰，严重时伴有胸骨后或背部肩胛区持续性钝痛，进行性消瘦。

　　3. 患者常有情志不畅、酒食不节、年老肾虚等病史。

二、鉴别诊断

　　1. 噎膈与反胃　两者都有咽下后吐出的症状。噎膈多系阴虚有热，主要表现为吞咽困难，阻塞不下，咽下后很快吐出；反胃多属阳虚有寒，主要表现为进食情况尚可，但进食一段时间后再吐出，常见朝食暮吐、暮食朝吐现象。

2. 噎膈与梅核气 两者均见咽中梗阻不舒的症状。噎膈是食管有新生物阻挡，吞咽困难。梅核气是指气逆痰阻于咽喉，为无形之气，无吞咽困难及饮食不下的症状，常表现为喉中有物，咳之不出，咽之不下。

三、相关检查

现代医学的检查手段均可用来协助诊断。胃镜检查，可在直视下观察食管、贲门、胃体的情况，以了解有无肿瘤及炎症、溃疡狭窄等，若有肿瘤，可进行组织活检，以确定病性。X线上消化道钡餐检查，可直接观察食管的蠕动情况、管壁舒张度、食管黏膜改变、充盈缺损及梗阻程度等。CT检查，可了解全食管壁的结构及其与周围器官的关系，以帮助诊断。

第三节 辨证论治

一、辨证要点

本病早期轻症仅有吞咽时哽噎不顺，全身症状不明显，病情严重时吞咽困难呈进行性加重，甚至吞咽后食物再次吐出，甚则胸膈疼痛，滴水难入，临床应辨清轻重缓急、标本主次。然后应辨清气结、痰凝、血瘀、正虚的不同。而正虚多表现为阴液不足为主，发展至后期可见阳气衰减。

二、论治纲要

本病的治疗应权衡本虚标实的程度，酌情处理。初期重在治标，宜理气、化痰、消瘀、降火为主，后期重在治本，宜滋阴润燥，或补气温阳为主。但是噎膈病机复杂，通常表现为虚实兼夹的证候，应区分主次，分别采用攻邪为主、兼顾扶正，或扶正为主、兼顾攻邪。结合古今医家的理念及医案，噎膈的主要证型可以分为四大类，分别为气痰交结证、津亏热结证、津枯血结证、气虚阳微（参照中医内科学之噎膈病）。

1. 气痰交结证 进食有哽噎、阻塞不畅，上腹部满闷不舒甚至疼痛，可以随情绪波动出现加重或减轻，伴随异常打嗝、呃逆，咽喉有较多黏液涌出甚至呕吐黏液，同时口咽干燥，大便排泄不顺畅。舌苔脉象：舌红苔薄腻，脉弦滑。

2. 津亏热结证　进食时哽噎不顺，伴干涩疼痛，饮水尚可以，但进食困难、吞咽不下，甚至吞咽后吐出。伴随胸背部灼热、疼痛感，形体进行性消瘦，皮肤干燥、心烦、咽燥、口干、喜饮冷水，大便干结不下。舌苔脉象：舌质干红或有裂纹，脉弦细数。

3. 津枯血结证　进食时噎膈不下，或吞咽后吐出，甚至滴水不进，伴胸部疼痛，伴随面色晦暗无光泽，皮肤干燥枯槁，形体进行性消瘦，大便干结坚硬如羊粪，或便血。舌苔脉象：舌质红甚至紫暗，少津，脉细涩。

4. 气虚阳微　进食时噎膈不下，症状持续加重，滴水不进，伴面色苍白，神态疲惫，身体发凉、气短不足以息，头面及双下肢水肿，频繁呕吐黏液，腹部胀满，大便稀溏频繁。舌苔脉象：舌淡苔白，脉细弱。

三、传统中药治疗

传统中医对食管癌的治疗是基于噎膈病经典的辨证分型进行的，基于上述四大证型，业内推荐的供参考的经典方剂如下。

1. 气痰交结证

（1）治疗方法：理气开郁、健脾和胃化痰。

（2）方剂：启膈散加减。

（3）药物及剂量：丹参12g、郁金9g、砂仁9g、沙参9g、川贝母12g、茯苓15g、荷叶蒂6g、杵头糠6g。

（4）根据症状调整药物：痰多者加瓜蒌9g、半夏9g、天南星9g；口咽干燥症状突出者加玄参9g、麦冬9g、天花粉12g；心烦口苦者可以加黄连6g、栀子9g；便秘重者加玄参9g、生地黄12g；呕吐明显者加半夏9g、陈皮9g、旋覆花9g。

2. 津亏热结证

（1）治疗方法：养阴润燥、泻热散结。

（2）方剂：沙参麦冬汤。

（3）药物及剂量：沙参9g、麦冬9g、玉竹12g、桑叶9g、花粉9g、生扁豆20g、甘草3g。

（4）根据症状调整药物：咽燥、口干重者可以加玄参9g、生地黄12g、石斛12g；心烦、皮肤干燥、胸骨后灼热重者可以加黄连6g、栀子9g；便秘突出者可以加玄参9g、生地黄12g；腹部胀闷不舒严重者可以加大黄3g，但见大便顺畅、腹胀减轻即可停止。

3. 津枯血结证

（1）治疗方法：濡养阴血、破瘀散结。

（2）方剂：通幽汤。

（3）药物及剂量：桃仁9g、红花12g、当归9g、生地黄12g、熟地黄12g、槟榔9g、升麻9g、炙甘草6g。

（4）根据症状调整药物：大便黑、呕吐物带黑色血块者加乳香、没药、三棱、莪术；呕吐物夹带痰痂、浓痰块者加海藻、昆布、瓜蒌、贝母；皮肤干燥枯槁症状突出者加沙参、麦冬、白芍；胸膈胀闷疼痛明显者加赤芍、川芎、柴胡、枳壳；服药后随即呕吐者可以先服用山慈菇、五倍子、大戟、朱砂、雄黄、麝香所熬成的汤剂，再服通幽汤。

4.气虚阳微

（1）治法：温肾回阳、补脾益气。

（2）方剂：温脾汤加右归丸。

（3）药物及剂量：人参6g、附子1.5g、肉桂3g、干姜9g、甘草6g、熟地黄15g、山药12g、鹿角胶12g、枸杞12g、山茱萸（酒炙）6g、菟丝子12g、杜仲（盐炒）12g、当归9g、大黄15g、芒硝6g。

（4）根据症状调整药物：呕吐较重者可以加旋覆花、代赭石；如果表现为少气懒言、心悸、胸闷、气短，呼吸加快，可改用十全大补汤加减（人参、黄芪、肉桂、炙甘草、白术、熟地、茯苓、白芍、当归、川芎、远志、白芷、防风、金银花）。

四、中西医结合治疗

中医联合西药治疗食管癌的研究早在19世纪70年代就已经开始，主要目标是中西医结合治疗后，疗效增加而毒性降低，同时促进体能恢复，延长生存期并提高生活质量。例如，早在1975年，河南省医学科学研究所岳邦仪研究员就通过研究证实了中西医结合治疗食管癌能达到增效减毒的效果。

河南科技大学第一附属医院肿瘤内科以理气通络散结为治疗方法，拟方联合西医治疗食管癌，增效解毒效果明显。方药：旋覆花、代赭石、丁香、枳壳、竹茹、天龙、威灵仙、白花蛇舌草、半枝莲、牡蛎、夏枯草、海螵蛸。该方用于中医辨证属于痰气交阻证的食管癌，可以与放疗、化疗、同步放化疗等联合使用，也可以用于围术期治疗。

综合各医家的思路及病案可知，中医在中西医结合治疗食管癌方面的总体思路是扶正为主、祛邪为辅。治疗方法大多采用健脾益气、和胃理气、养阴益胃、化痰散结、行气散瘀等。下面就中医与化疗的联合、与放疗的联合、围术期的治疗及并发症的治疗分而论之。

（一）与化疗联合治疗

目前，现有的研究证实，无论是复方还是中成药，与经典化疗方案联合使用均可实现增效减毒的效果。河南省肿瘤医院刘怀民教授采用益气通络解毒方（旋覆花、代赭石、半夏、生姜、全虫、蜈蚣、土鳖虫、桃仁、冬凌草、石见穿、党参、大枣、炙甘草）联合TP方案（紫杉醇、顺铂）治疗晚期食管癌痰气交阻证，增效减毒作用明显。上海交通大学医学院附属胸科医院杨茜雯等以食管通结方（党参、制南星、石见穿、急性子、天龙、诃子、枳实）联合TC方案（紫杉醇、卡铂）治疗中晚期食管癌，明显提高了3年生存率并减轻患者症状、提高生活质量。河南省荣康医院刘士霞采用益气养阴、活血化瘀方药（太子参、制半夏、急性子、桃仁、白芍、赤芍、陈皮、熟地黄、生地黄、制南星、炙黄芪）联合DLF方案（顺铂、四氢叶酸、氟尿嘧啶）治疗中晚期食管癌患者，增效减毒效果明显。

中成药存在服用便利、价格低廉、疗效确切等优势，在中西医结合治疗食管癌方面，优势也很明显。全国名中医郑玉玲教授用山豆根、郁金、三七、沉香等8味中药制成豆根管食通口服液，联合化疗药物治疗食管癌，不仅取得了显著的疗效，而且在提高患者免疫力、促进患者体能恢复等方面具有显著优势。人们所熟知的中成药华蟾素，联合化疗药物治疗食管癌，与单纯化疗相比，显示出了高效低毒的效果。

对于化疗后的常见不良反应，中药同样发挥了独特优势。对于化疗后食欲差、恶心呕吐患者，多从健脾和胃、调理中焦气机着手，恢复胃肠功能及食欲。常用方药包括生姜半夏汤（半夏、生姜）、保和丸（山楂、莱菔子、神曲、半夏、陈皮、茯苓、连翘）、橘皮竹茹汤（橘皮、竹茹、大枣、生姜、甘草、人参）等。

便秘患者，多伴随恶心呕吐、食欲差，故多在上述治疗基础上，根据患者具体证型加入相应药物：气虚者加入黄芪、党参；阴虚者加入玄参、生地黄、麦冬；阳虚者加入肉苁蓉、牛膝；血虚者加入火麻仁、桃仁、枸杞、当归、生地黄；热胜者加入火麻仁、杏仁、大黄、白蜜；气滞者加入木香、槟榔、枳实、厚朴。

化疗后手足麻木患者，多考虑化疗所致气血不足，经脉失养所致，河南科技大学第一附属医院肿瘤内科以补中益气汤为主方，加减为成方应用于临床，疗效显著。具体方药：黄芪、党参、白术、炙甘草、升麻、柴胡、当归尾、陈皮、天麻、杜仲、牛膝、威灵仙、桑枝。需要指出的是，由于奥沙利铂的特殊性，应用含奥沙利铂方案化疗的患者，出现手足麻木后，在笔者所在医院方药基础上，酌情加入桂枝、干姜、菟丝子等。

在骨髓抑制方面，中医药也取得了很大进展，目前已经有成熟的中成药广泛应用于临床治疗骨髓抑制。例如，地榆升白片（主要成分为地榆）、升血小板胶囊（牡丹皮、仙鹤草、连翘、青黛、甘草）、复方皂矾丸[皂矾、西洋参、海马、肉桂、大枣（去核）]等，疗效显著。

（二）与放疗联合治疗

中医药联合放疗在食管癌中的应用始于19世纪70年代，最早由中国中医研究院和中国医学科学院林州食管癌科研队协作研究，初始的研究目标是以中医药防治食管癌放疗的不良反应。随着研究深入，该研究已经深入减毒增效的层面。

传统中医对放疗所致食管癌不良反应的诊疗思路是着眼于燥、热、火、毒等病邪展开的，因为，放疗主要引起食管黏膜炎症和溃疡，炎症和溃疡所表现出的红肿热痛与中医热毒吻合。目前，通过技术的改良，放疗所导致的放射性肺炎已经非常少见，这里不再表述。

对燥、热、火、毒等病邪的治疗，不外乎清热、泻火、解毒等。对于燥热之邪而言，常用的中药包括石膏、生地黄、芦根、麦冬、天花粉、石斛、元参等；燥热进一步发展，会化火酿毒，此时需要解毒泻火的药物，如金银花、连翘、黄连、板蓝根、山豆根、射干等；另外，火毒日久，会深入营分、血分，此时需要凉血解毒药物，如大青叶、青黛、马齿苋、白薇、紫花地丁、贯众、马勃等。

在中医药增加放疗敏感性，或者与放疗的协同作用方面，很多医家对其开展了深入研究。河南省中医院马纯政教授拟化痰散瘀的方剂（制半夏、当归、茯苓、红花、瓜蒌、丹参、川贝母、黄药子、制南星、威灵仙、郁金、桃仁）联合放疗治疗食管癌，结果发现，在放疗的基础上，加用中药，能提高食管癌细胞对放疗的敏感性，从而提高疗效、延长生存期，并促进体能恢复，进而提高生活质量。

另外，放疗所致的其他不良反应，如恶心呕吐、食欲差、骨髓抑制等，参照化疗章节，此处不再赘述。

（三）与手术联合治疗

目前，对于分期较早的食管癌，手术治疗仍然是食管癌根治性治疗的重要手段。但是，术后可能出现的切口及肺部感染、吻合口瘘及心脑血管并发症，以及术后可能出现的反流性食管炎、胃肠功能紊乱甚至胃瘫等后遗症，给患者带来很大困扰。中医对围术期的诸多临床问题有很多切实可行的临床思路和方法，能够减少手术并发症和后遗症，并促进术后身体功能恢复。

1. 术前的治疗　手术作为有创治疗，会对胃肠血脉、经络造成一定程度破坏，导致中焦气机升降失调，引起进一步的气血津液运行障碍，从而导致术后一系列的问题。因此，在术前，可以根据患者的体质及术前病症的分型，对患者进行中医药干预，进而降低术后并发症的发生率或减轻术后并发症。具体包括内科辨证分型和外治法。

（1）辨证分型：拟采取手术治疗的患者一般分期较早。早期食管癌患者大多以实证为主，兼夹虚证，且病理变化多为气滞、痰凝。术后患者大多会在一定时期内表现出虚证，并且此时以阴血未伤、阳气受损为主。因此，对术前患者的干预，多从气滞、痰湿、阳气虚着手。气滞痰凝表现突出的患者，以理气通腑、健脾化痰为治疗方法，具体方药可以以香砂六君子汤（人参、白术、茯苓、甘草、陈皮、半夏、砂仁、木香）、二陈汤（半夏、陈皮、白茯苓、甘草、乌梅、生姜）加减应用。中气不足表现明显者，以补气助阳为治疗方法，具体方药可以以补中益气汤加减应用（黄芪、党参、白术、枳壳、甘草、升麻、柴胡、当归、陈皮）。兼有津液不足表现者，可以酌情加入滋阴生津药物，具体方药可以参考沙参麦冬汤（沙参、玉竹、生甘草、桑叶、麦冬、扁豆、天花粉）。兼有瘀血表现者，可以酌情加入活血化瘀药物，具体方药可以参考桃红饮（桃仁、红花、当归尾、川芎、威灵仙）。需要注意的是，活血化瘀药物术前需要慎用，以免给术中止血带来麻烦，术后应用，应无大碍。另外，还有些药物组合，经现代医学研究证实，具有明确的增强体质、提高免疫力的效果。例如，有学者以黄芪、地黄、金银花组成方剂用于食管癌围术期，能明显改善患者术后T细胞亚群、消化道症状、排便情况及一般体质状况。另有学者研究发现，术后以大黄灌肠，可以缓解手术造成的应激性炎症反应。

（2）中医外治法：作为内治法的补充，在食管癌围术期的治疗中同样发挥积极作用。由于足阳明胃经及足太阴脾经的穴位分布在胸腹部（不容、承满、梁门、关门、太乙、滑肉门、天枢、大横）及四肢（如犊鼻、足三里、丰隆、解溪、内庭、厉兑、三阴交、阴陵泉），故十分适合针灸、推拿、穴位贴敷等疗法。例如，将莱菔子研成粉末，用白酒或黄酒调匀，贴于神阙、天枢、大横穴，能起到促进胃肠动力的作用，对于术后腹胀、饮食差、大便不通畅等症状，其能取得显著效果。

2. 术后并发症的治疗 食管在解剖学位置的特殊性决定了手术可能涉及颈部、胸部、腹部等部位，造成大的创伤，进而导致术后有较多的并发症，甚至影响手术效果及患者的生活质量、生存期。中医药在食管癌术后诸多并发症的治疗中发挥了重要作用。

（1）吻合口瘘：食管癌术后的患者，体质虚弱，诸多病症多以虚为主，虚实夹杂。因此，术后吻合口瘘患者表现的发热、腹部胀痛，多以中焦虚弱、气血化生乏源、热毒内生为病理特点。治疗多从健脾益气和胃、清热解肌排毒着手。常用药物包括人参、党参、白术、黄芪、甘草、茯苓、泽泻、猪苓、薏苡仁、白术、焦三仙、莱菔子、半夏、陈皮、连翘、桔梗、升麻、柴胡、枳壳、木香、黄芩、黄连、栀子、穿心莲、鱼腥草、半枝莲、白花蛇舌草、白芨、白蔹等。发热明显者给予柴胡、胡黄连、地骨皮、青蒿加减；腹胀明显者给予厚朴、枳实、大腹皮、竹茹加减；胸闷明显者给予瓜蒌、葶苈子加减；胸胀痛明显者给予柴胡、郁金、川楝子。

需要注意的是，吻合口瘘患者不宜直接服用汤剂及丸散剂，而外治法难以达到理想效果，故而，多以汤剂鼻饲给药。

（2）胃肠功能紊乱：食管癌术后胃肠功能紊乱，为术后脾胃虚弱，中焦气机不利、升降失司、不能泌别清浊导致。治疗当健脾益气、升清降浊。目前，中医传统内治法中，已有诸多中成药供随证选择：木香顺气丸（木香、青皮、苍术、厚朴、甘草、醋香附、枳壳、陈皮、槟榔、生姜、砂仁）、健脾丸（党参、枳实、陈皮、炒麦芽、炒白术、焦山楂）、参苓白术丸（党参、茯苓、白术、白扁豆、桔梗、莲子、砂仁、山药、薏苡仁、甘草）、理中丸（人参、干姜、甘草、白术）等。

相比中医内治法，外治法在胃肠功能紊乱方面具有独特优势。例如，常用的有穴位贴敷，将莱菔子研成粉末，用白酒或黄酒调匀，贴于神阙、天枢、大横穴，能起到促进胃肠动力的作用；灸法，隔姜灸、温针灸或艾条灸承满、梁门、天枢、大横、足三里、三阴交等穴位，收效甚佳；穴位按摩或红外线照射上述穴位，也能收到一定疗效；足浴，由于足部分布较多足阳明胃经及足太阴脾经的一些重要穴位，故而，应用醒脾益气、和胃降逆的中药煎汤泡脚，也能收到良好效果。

（3）反流性食管炎：术后反流性食管炎的基本病因病机与胃肠功能紊乱相似，特殊的是，反流性食管炎皆因中气不降而至。故而，治疗着重使用疏肝行气、和胃降逆之法。常用方剂包括柴胡疏肝散（柴胡、香附、陈皮、川芎、枳壳、芍药、甘草）、半夏泻心汤（半夏、黄芩、黄连、人参、干姜、大枣、甘草）、平胃散（苍术、厚朴、陈皮、甘草）、金铃子散（金铃子、玄胡）等。

第四节　常用抗肿瘤中药

综合古代医家对噎膈的认识和治疗，结合现代医家在食管癌治疗中所用方药，我们总结出了一些在食管癌治疗中高频出现的药物，经查阅文献发现，这些药物具有抗癌、增强免疫力、增敏放化疗作用等。现介绍如下。

一、清 热 药

传统中药学对清热类中药的定义如下：以清解里热为主要作用的药物为清热药物。抗肿瘤方剂中，涉及较多的有清热解毒药（白花蛇舌草、半枝莲、夏枯草、穿心莲、连翘、山豆根）、清热泻火药（黄连）、清热凉血药（牡丹皮）。

1. 白花蛇舌草

（1）来源：白花蛇舌草属于茜草科耳草属植物的全草，夏、秋季节采集全株植物的地上部分，洗净晒干即为成品。

（2）性味归经：味甘苦，性温，入心、肝、脾经。

（3）功效：清热、解毒、利湿。

白花蛇舌草对于肿瘤而言，有两大用途：①增强免疫力，该药能刺激网状内皮系统，促使网状细胞增生肥大，使其吞噬功能活跃，从而增强机体防御功能；②抗肿瘤作用，白花蛇舌草被认为是一种广谱抗癌药，对包括食管癌、胃癌、肝癌、宫颈癌、肉瘤等多种肿瘤细胞具有直接杀伤作用，此外，动物实验发现，白花蛇舌草除直接杀伤肿瘤细胞外，肿瘤组织周围可见淋巴细胞浸润，淋巴结、脾网状内皮细胞增生活跃。

2. 半枝莲

（1）来源：半枝莲属于唇形科植物黄芩属植物的全草，夏、秋季节茎叶茂盛时采挖，洗净晒干即为成品。

（2）性味归经：味辛，性平，入肺、肝、肾经。

（3）功效：清热解毒、活血消瘀、镇痛。

半枝莲具有较强的抗肿瘤作用。细胞实验发现，半枝莲可以抑制胃癌细胞增殖并诱导细胞凋亡。动物实验发现，半枝莲可以抑制肝癌细胞等增殖并促进脾细胞增殖。另有研究证实，半枝莲可以通过促进宫颈癌细胞内储藏钙释放和胞外钙离子内流，诱导宫颈癌细胞凋亡。

3. 夏枯草

（1）来源：夏枯草属于唇形科夏枯草属植物干燥的果穗，夏季果穗呈棕红色时采收，除去杂质，晒干即为成品。

（2）性味归经：味辛、苦，性寒，入肝、胆经。

（3）功效：清热泻火、明目、消肿散结。

夏枯草具有多种抗肿瘤机制：①夏枯草可以抑制肿瘤细胞增殖，研究发现，夏枯草可以通过抑制肿瘤细胞DNA复制而抑制肝癌细胞增殖，另有研究报道，夏枯草可以通过抑制p53表达和活性，抑制乳腺癌等肿瘤细胞增殖；②诱导肿瘤细胞凋亡，夏枯草可以通过多种分子途径诱导食管癌细胞、白血病细胞、甲状腺癌细胞凋亡；③诱导肿瘤细胞分化，夏枯草可以通过提高甲状腺癌细胞钠/碘同向转运体基因表达，诱导甲状腺癌细胞分化；④逆转癌细胞耐药，夏枯草可以通过调节 $MRD1$ 基因表达逆转乳腺癌细胞对阿霉素的耐药作用；⑤抑制肿瘤细胞侵袭与转移，夏枯草可以通过上调Fasl mRNA表达，抑制肠癌细胞侵袭与转移。

4. 穿心莲

（1）来源：穿心莲属于爵床科穿心莲属植物穿心莲的地上部分，初秋，茎、叶茂盛时采收，除去杂质，洗净晒干即为成品。

（2）性味归经：味苦，性寒，入心、肺、大肠、膀胱经。

（3）功效：清热解毒、凉血消肿。

穿心莲具有广谱的、较强的、多种机制的抗肿瘤作用。研究表明，以二萜类化合物为代表的穿心莲活性成分，对消化系统肿瘤、呼吸系统肿瘤、泌尿系统肿瘤、血液系统肿瘤、生殖系统肿瘤具有抗肿瘤作用。其中，二萜类的代表穿心莲内酯，能够通过多种分子信号通路诱导肿瘤细胞发生周期阻滞、衰老、凋亡、焦亡、铁死亡等，还能抑制肿瘤细胞侵袭转移，同时，穿心莲内酯还可以激活免疫功能、增敏放化疗作用、减轻放化疗不良反应。在免疫治疗新时代，穿心莲内酯与多种免疫药物具有协同抗肿瘤作用。

5. 连翘

（1）来源：连翘属于木犀科连翘属植物连翘的干燥果实。因采收时机不同，其分为青翘和老翘。秋季果实刚刚成熟，还带有绿色时采收，除去杂质洗净，蒸熟，晒干，称为青翘；等到果实熟透时采收的，称为老翘，炮制方法同青翘。

（2）性味归经：性微寒，味苦，入心、肺、小肠经。

（3）功效：清热解毒、消肿散结。

连翘在中医疮疡类疾病中占有极高地位，为疮家圣药。现代医学研究发现，连翘在头颈部肿瘤、皮肤癌、肺癌、消化系统肿瘤、泌尿系统肿瘤方面具有很高的药用价值。连翘含有大量的三萜类、黄酮类、苯乙醇类及木质素类化合物，其不仅可以直接杀伤肿瘤细胞，还可以改善肿瘤微环境，抑制细胞增殖、侵袭与转移。目前，科学家已从连翘属植物中提取100多种有效活性化合物，具有很高的药用价值及开发前景。

6. 山豆根

（1）来源：山豆根属于豆科越南槐属植物越南槐干燥的根和根茎。秋季采挖，除去残茎及杂质，洗净，浸泡润透，切成厚片，晒干即为成品。

（2）性味归经：味苦，性寒，有毒，归肺、胃经。

（3）功效：清热解毒、利咽消肿。

山豆根含有较多的生物碱类、甾体类、三萜及三萜皂苷类、黄酮类等化合物，包括苦参碱、槲皮素等有效抗癌成分。其对各种肉瘤、肝癌、喉癌、食管癌、胃癌等具有积极治疗作用。必须指出的是，山豆根和其他中药相比，毒副作用较大，用药时应严格把握适应证、配伍及剂量。

7. 黄连

（1）来源：黄连为毛茛科黄连属植物干燥的根茎。秋季采挖，除去须根，洗净干燥即为成品。

（2）性味归经：味苦，性寒，归心、胆、脾、胃、大肠经。

（3）功效：清热燥湿、泻火解毒。

黄连所含有的许多天然化合物具有很高的药用价值。在抗肿瘤领域，生物碱类的小檗碱、防己碱及黄酮类的鼠李素、黄芩素具有潜在的抗肿瘤价值，尤其是小檗碱。目前大量研究证实，小檗碱具有广谱的抗癌作用，能够直接抑制癌细胞增殖，诱导癌细胞发生周期阻滞、衰老和凋亡，抑制癌细胞侵袭与转移。其抗癌机制牵涉氧化应激、代谢重编程、蛋白质翻译后修饰、抑制血管生成等。此外，小檗碱还可以激活免疫功能、增敏放化疗作用、减轻放化疗不良反应。在免疫治疗新时代，小檗碱与多种免疫药物具有协同抗肿瘤作用。

8. 牡丹皮

（1）来源：牡丹皮为毛茛科芍药属植物牡丹干燥的根皮。每年秋季采挖牡丹的根部，去除根须，取下根皮，晒干即为成品。

（2）性味归经：味苦、辛，性微寒，入心、肝、肾经。

（3）功效：清热凉血、活血化瘀。

牡丹皮含有多种具有潜在抗肿瘤价值的活性成分，以目前研究最热门的丹皮酚为例，大量研究报道丹皮酚对食管癌、胃癌、肝癌、卵巢癌、乳腺癌等多种肿瘤具有抗癌作用。丹皮酚能够直接抑制癌细胞增殖，诱导癌细胞发生周期阻滞、衰老和凋亡，抑制癌细胞侵袭与转移。目前，学术界已经广泛开展关于丹皮酚对肿瘤信号传导通路、抗肿瘤靶点、癌基因、联合用药等方面作用机制的研究。

二、化 痰 药

传统中药学对化痰类中药的定义如下：凡是以祛痰或消痰，治疗"痰证"为主的药物，称化痰药。食管癌患者通常表现为吞咽困难、胸膈满闷发胀、呕吐清水痰涎等，此类症状的发生皆与痰关系密切。因此，食管癌的治疗中，化痰药举足轻重。

1. 半夏

（1）来源：半夏为天南星科半夏属植物半夏的干燥块茎。夏、秋季节采挖，除去外皮和根须，洗净晒干即为成品。

（2）性味归经：味辛，性温，有毒，入脾、胃、肺经。

（3）功效：燥湿化痰，降逆止呕，消痞散结；外用消肿镇痛。

半夏较强的化痰、止呕作用决定了它在消化道肿瘤中的重要用途。半夏总提取物对食管癌、胃癌、肝癌、肠癌均具有抗肿瘤作用。半夏的有效活性成分中有较多的抗癌候选化合物，如葫芦巴碱、半夏多糖、半夏蛋白。这些天然化合物分别或同时具有诱导肿瘤细胞发生周期阻滞、衰老、凋亡、焦亡、铁死亡等作用，还能抑制肿瘤细胞侵袭、转移，同时，半夏还可以激活免疫功能、增敏放化疗作用、减轻放化疗不良反应。必须指出的是，半夏全株植物均有毒性，应根据患者病症不同而选用法半夏、姜半夏等，生半夏慎用。

2. 皂角刺

（1）来源：皂角刺为豆科植物皂荚的干燥棘刺。全年任何时候均可采收，且药效区别不大，直接干燥或趁鲜切片干燥即为成品。

（2）性味归经：味辛，性温；入肝、胃经。

（3）功效：托毒、排脓、消肿。

皂角刺含有多种候选抗肿瘤天然化合物，如阿魏酸、藜芦醇、咖啡酸、香草酸、槲皮素等。皂角刺提取物对食管癌、结直肠癌、肺癌、宫颈癌等具有明确的抗肿瘤作用。其机制可能与抑制 PCNA 和突变型 p53 蛋白表达及活性有关。另外，研究发现，皂角刺总黄酮能够抑制肿瘤坏死因子、提高实验小鼠血液中的细胞因子、激活巨噬细胞、调节淋巴细胞的生长与分化，从而发挥重要的抗肿瘤免疫作用。

3. 川贝母

（1）来源：川贝母为百合科贝母属植物川贝母、暗紫贝母等的干燥鳞茎。冬去积雪融化时、夏季、秋季均可采挖，除去泥沙、根须等，低温晾干或晒干即为成品。

（2）性味归经：味苦、甘，性微寒，入心、肺经。

（3）功效：清热化痰、润肺止咳、散结消肿。

近些年，贝母中的天然活性成分贝母素被认为是极具潜力的抗癌候选药物，广泛应用于肺癌、鼻咽癌、宫颈癌、乳腺癌、甲状腺癌等多种恶性肿瘤的体内、体外研究。贝母素不仅表现出较强的体内、体外抗肿瘤效果，还能抑制肿瘤侵袭、转移，增强放化疗对肿瘤细胞的杀伤等，同时还表现出与免疫检查点抑制剂协同抗肿瘤的作用。

4. 瓜蒌

（1）来源：瓜蒌为葫芦科瓜蒌属植物栝楼干燥的成熟果实。当秋末瓜蒌的果实成熟并变成淡黄色时采收，悬挂于通风处晾干即为成品。

（2）性味归经：味甘，性寒，入肺、大肠、胃经。

（3）功效：清肺化痰、宽胸散结、润燥。

现代医学研究认为，瓜蒌的抗癌作用主要表现在两个方面：①瓜蒌皮提取物可以显著促进淋巴细胞转化、提高巨噬细胞活性，从而提高免疫力；②瓜蒌可以直接抑制食管癌、胃癌、宫颈癌细胞增殖，研究表明，瓜蒌提取物对癌细胞所表现出的增殖抑制作用优于天花粉蛋白等。值得指出的是，中药枸杞可以增强瓜蒌的疗效，而牛膝可以减轻瓜蒌的疗效，瓜蒌与乌头配伍，毒性明显增加，禁止两者配伍。

5. 桔梗

（1）来源：桔梗为桔梗科桔梗属植物桔梗干燥的根。春天和秋天均可以采挖，除去根须、洗净，干燥即为成品。

（2）性味归经：味苦、辛，性平，入肺经。

（3）功效：祛痰利咽、宣肺排脓。桔梗水提取物能够增强自然杀伤细胞的活性，抑制肿瘤肺部转移。

桔梗含有丰富的三萜皂苷类、黄酮类天然化合物，极具抗癌前景。桔梗可以通过线粒体介导的内源性凋亡途径及死亡受体介导的外源性凋亡诱导肿瘤细胞发生凋亡，包括肝癌、胃癌、乳腺癌等。桔梗还可以通过抑制肿瘤细胞对基底膜的黏附及穿透能力，防止肿瘤细胞侵袭与转移。

桔梗的水提物还具有调节免疫的作用，可以显著提高巨噬细胞的增殖与迁移能力，有利于巨噬细胞发挥吞噬作用、分泌一氧化氮并增加多种细胞因子产生。动物实验表明，桔梗还可以增加自然杀伤细胞对肿瘤的吞噬能力而达到很好的治疗作用。

三、活血化瘀药

传统中药学对活血化瘀类中药的定义如下：凡是以疏通血脉、促进血液运行为主要功效，治疗瘀血病证为主的药物，称为活血化瘀药。血液在脉管内正常运行，既不形成瘀血，也不溢出脉管外，全靠气的摄制和推动。气虚无力推动血液运行、气滞气郁导致血液运行不畅均可导致瘀血。津液与血液同源并相互转化。津液流动不畅则形成痰湿，痰湿阻于脉络又导致气血运行不畅，形成瘀血。所以，瘀血伴随肿瘤全病程，活血化瘀类中药在肿瘤治疗中占有重要地位。肿瘤患者有时会出现局部或器官出血，而瘀血形成、阻于脉管，导致血液不循正常脉管而溢出脉外，其也是出血的一个重要病因。反过来，瘀血也可能是出血所致。血液溢出脉外，无法运行，便形成瘀血，此为出血导致的瘀血。因此，对于出血性病症和瘀血性病症的治疗，必须在医师指导下进行，不能机械地使用止血药和活血化瘀药。

1. 莪术

（1）来源：莪术为姜科莪术属植物姜科的干燥根茎。冬季植株枯萎后采挖，清洗干净，或煮或蒸至透心，除去须根及杂质，切成薄片，晒干或晾干后即为成品。

（2）性味归经：味辛、苦，性温，归肝、脾经。

（3）功效：破血行气，消积止痛。

莪术因其以莪术醇为代表的天然活性成分具有重要的潜在抗肿瘤价值，而备受国内外学者关注。莪术不仅可以通过诱导肿瘤细胞凋亡、抑制肿瘤细胞增殖、抑制肿瘤细胞侵袭与转移而发挥抗肿瘤作用。更重要的是，莪术还可以通过上调 *HLA-I*、*TAP1*、*TAP2* 基因表达，进而阻滞病变细胞免疫逃逸。由此推断，莪术与免疫治疗具有协同抗癌作用。

另外，莪术具有调血脂、抗血小板聚集、降低血清炎性因子水平等作用，因而具有较强的抗动、静脉血栓形成作用。这对于肿瘤患者无疑是十分有益的，因为肿瘤患者处于血液高凝状态，所以发生血栓的概率非常高。

值得一提的是，研究发现，莪术具有抗氧化和保肝作用。这对于缓解免疫治疗、化疗等引起的不良反应而言，是有益的。

2. 丹参

（1）来源：丹参为唇形科鼠尾草属植物丹参的干燥根及根茎。春季和秋季均可以采挖，除去泥沙，切片干燥即为成品。

（2）性味归经：味苦，性微寒，入心、肝经。

（3）功效：祛瘀止痛，活血通经，清心除烦。

丹参因其醌类化合物而被人们所熟知，包括丹参酮、异丹参酮、隐丹参酮、丹参新酮等。此类化合物具有较强的抗凝作用，广泛应用于心脑血管系统。近些年，越来越多的研究发现，以丹参酮为代表的醌类化合物具有潜在的抗肿瘤作用。此类化合物不仅可以直接抑制肿瘤增殖、抑制肿瘤侵袭转移，还可以增强抗癌药物的疗效、减轻抗癌药物毒副作用。同时，丹参因其较强的抗凝作用而能有效防止肿瘤患者血栓形成。

3. 桃仁

（1）来源：桃仁为蔷薇科樱桃属桃的成熟干燥的种子。果实成熟后采收，除去果肉及核壳，取出种子，晒干即为成品。

（2）性味归经：味苦、甘，性平，入心、肝、大肠经。

（3）功效：活血祛瘀，润肠通便。

桃仁的抗肿瘤作用主要表现在：①桃仁中的苦杏仁苷等对食管癌、结肠癌、前列腺癌、白血病等多种肿瘤细胞具有直接抑制增殖作用；②以桃仁蛋白为代表的化合物，可以通过增强树突抗原递呈功能，增强免疫系统对肿瘤的识别与杀伤，也可以通过抑制组织蛋白酶CTS-D表达，从而抑制肿瘤细胞侵袭与转移；③桃仁总蛋白可以促进机体维持正常免疫状态，这可能与它调节CD4$^+$/CD8$^+$细胞的比值有关。

4. 红花

（1）来源：红花为菊科红花属植物红花干燥的花。夏季当花由黄变红时，趁早晨露水未干、苞叶锐刺较软时采摘，采摘时保护好子房，采摘后除去杂质，微火烘干即为成品。

（2）性味归经：味辛，性温，入心、肝经。

（3）功效：活血通经，散瘀止痛。

红花对于肿瘤而言，有以下重要作用及机制：①红花对多种肿瘤具有直接抑制作用；②红花黄色素可以抑制肿瘤血管生成，从而发挥抗肿瘤作用；③防止血栓形成；④治疗癌痛。

四、补 虚 药

传统中药学对补虚类中药的定义如下：能够补虚扶弱、纠正人体气血阴阳虚衰，以治疗虚证为主的药物称为补虚药，又称为补益药。补益药对于肿瘤而言，除直接抗肿瘤外，更突出的作用是调节免疫。

1. 人参

（1）来源：人参为五加科人参属植物人参的干燥的根。多在生长5年以上的秋季，果实成熟呈鲜红色时采挖，采挖时尽可能挖出所有须根，除净泥土，晒干入药者称生晒参，蒸熟后晒干或烘干的称红参。

（2）性味归经：味甘微苦，性温，入肺、脾经。

（3）功效：大补元气，固脱生津，安神。

人参有诸多天然活性成分，研究最多、最深入者即人参皂苷。该化合物不仅可以直接抑制肿瘤增殖、抑制肿瘤侵袭转移、增强抗肿瘤药物的疗效、减轻抗癌药物毒副作用外，还能够升高机体肿瘤坏死因子、γ干扰素和白细胞介素水平，促进肿瘤细胞凋亡和坏死。另外，人参多糖可以通过激活T细胞间接抑制肿瘤细胞生长，起到抗肿瘤作用，同时，有学者发现，人参与免疫药物具有协同作用。

2. 黄芪

（1）来源：黄芪为豆科黄耆属植物黄芪的干燥的根。分别于春天、秋天二季采挖，洗净除去根须，切片晒干即为成品。

（2）性味归经：味甘，性温，归肺、脾经。

（3）功效：补气固表，利尿托毒，排脓，敛疮生肌。

黄芪含有较多的多糖、三萜类和黄酮类化合物等，抗癌作用主要表现在：①通过诱导肿瘤细胞发生周期阻滞、诱导细胞凋亡等发挥抗肿瘤作用；②抑制肿瘤细胞侵袭转移；③增强机体免疫力；④逆转环磷酰胺等药物的免疫抑制作用。

3. 党参

（1）来源：党参为桔梗科党参属植物党参的干燥的根。秋季采挖，洗净切片，晒干即为成品。

（2）性味归经：味甘，性平，入肺、脾经。

（3）功效：补中益气，健脾益肺。

目前针对党参及其天然化合物的直接抗肿瘤作用的研究相对较少，但是，党参在扶正抗癌方面显示出重要优势。因价格低廉而扶正效果显著，党参在肿瘤的应用中十分广泛，通常代替人参而用于各种肿瘤患者的扶正抗癌。党参多糖、皂苷等是其主要活性成分，可增强巨噬细胞的吞噬能力，促进细胞免疫作用，提高免疫系统功能。

4. 冬虫夏草

（1）来源：冬虫夏草为肉座菌科线虫草属植物冬虫夏草菌寄生于蝙蝠蛾科昆虫绿蝙蝠蛾幼虫体上的子座与幼虫尸体。冬虫夏草多生于海拔3000～4000m的高寒山区，主要生于草原、河谷、草丛的土壤中。每年的农历4～5月间，积雪融化时采收，轻轻刷掉泥土杂质，晾干，储存于阴凉干燥通风处即可。

（2）性味归经：味甘，性温，归肺、肾经。

（3）功效：滋肺补肾，止血化痰。

冬虫夏草为一种平补阴阳的药物，民间有用本品单味煎服，作为病后调补之品。学术界对冬虫夏草的研究多聚焦于其扶正、增强免疫力等方面。冬虫夏草本身直接抗肿瘤作用并不理想，但是，对于肿瘤患者，因其较强的提高免疫力的作用、平补而几乎无明显毒副作用，实属扶正补虚的首选。但冬虫夏草价格高昂，应根据患者经济能力酌情选用。

五、虫类中药

虫类药物在各个领域均具有极高的应用价值，如地龙（蚯蚓）在心脑血管中的应用十分广泛，具有较强的降纤、抗栓作用；全蝎在运动障碍疾病、癫痫、惊厥等疾病中占有重要地位。随着中药抗癌药物的深入开发，虫类药物在抗癌领域的应用越来越受到人们的重视。很多药物已经明确有有效抗癌成分，并且已经经过充分的临床试验论证，应用于临床，如华蟾素。现就常用虫类药物进行简要介绍。

1. 天龙

（1）来源：天龙为守宫科动物无疣壁虎干燥的全体。夏秋两季捕捉，开水烫死后焙干即为成品。

（2）性味归经：味咸，性寒，入肝经，有小毒。

（3）功效：祛风，定惊，散结，解毒。

壁虎含有17种氨基酸及19种微量元素，具有极高的药用价值。壁虎的抗癌作用主要包括：①通过诱导肿瘤细胞发生周期阻滞、诱导细胞凋亡等发挥抗肿瘤作用；②增强机体免疫力；③减轻放化疗毒副作用；④促进患者术后体能及免疫功能恢复。

2. 斑蝥

（1）来源：斑蝥为芫菁科昆虫南方大斑蝥或黄黑小斑蝥干燥的全体。夏秋两季捕捉，开水烫死后晒干。将米放到锅内加热，喷水少许至米粘贴锅上，等到烟冒出时，加入斑蝥，轻轻翻炒，取出，去净米粒，除去足、翅即为成品。

（2）性味归经：味辛，性热，入肝、胃、肾经，有大毒。

（3）功效：破血消癥，攻毒蚀疮。

斑蝥在传统中医药领域的适应证为癥瘕肿块、瘰疬、赘疣，其中，癥瘕多属于消化道肿瘤。现代医学研究发现，斑蝥适用于消化系统肿瘤，如食管癌、胃癌、肝癌等。对于其他肿瘤如肺癌、结肠癌、乳腺癌也有一定疗效。需要指出的是，斑蝥即使经过米炒，仍有较强的毒性，临床必须在医生指导下应用。

3. 蜂房

（1）来源：蜂房为胡蜂科昆虫果马蜂、日本长脚胡蜂或异腹胡蜂的巢穴。秋、冬两季采收，除去死蜂死蛹，晒干或略蒸后晒干即为成品。

（2）性味归经：味甘，性平，入胃经。

（3）功效：攻毒杀虫，祛风止痛。

蜂房在抗癌领域，主要用于消化道肿瘤，这与其归经相关。蜂房除能直接抑制肿瘤细胞增殖、杀伤肿瘤细胞之外，还能增强患者免疫力，促进手术及放化疗患者体能恢复。

4. 蟾蜍

（1）来源：蟾蜍为蟾蜍科动物中华大蟾蜍或黑眶蟾蜍等的全体。夏、秋季节捕捉后，先取蟾酥，然后将蟾蜍杀死，杀死后可以直接晒干，也可以除去内脏将体腔撑开晒干。干燥的蟾蜍，称为干蟾，除去内脏的蟾蜍习称干蟾皮。

（2）性味归经：味辛，性凉，入心、肝、脾、肺经，有微毒。

（3）功效：破症结，行水湿，化毒，杀虫，定痛。其与蜂房相似，也主要用于消化道肿瘤，具有直接抗肿瘤活性及增强患者免疫力作用。值得注意的是，每天口服2g干蟾粉，对腹水具有明确治疗作用。

中医药在抗肿瘤方面具有广阔的天地。但是，中药治疗疾病的总体理论是，以偏纠偏、以毒攻毒。因此，所有的中药都具有毒副作用，只是轻重不同。另外，中医在治疗疾病时，"总体观念"意识十分强，辨证观念无处不在。例如，为什么冬吃萝卜夏吃姜。冬天寒冷，人们喜欢热饮，久之则容易内生积热，此时，多食性寒之萝卜，可以去除积热；夏季炎热，人们喜欢冷饮，久之容易造成阴寒内生，此时，多食性温之生姜，则可以温暖中焦、祛除寒邪，维护机体内外阴阳平衡。总之，本章以食管癌为中心，概述了常见的中医药的治疗方法及药物，旨在帮助读者更加深入了解中医药在抗癌中的应用及研究进展。临证运用，需要在整体观念、辨证论治的原则下进行个体化治疗，不可照搬本书。

第十三章　食管癌的姑息治疗

一、姑息治疗简介

姑息治疗是对重症患者的支持性护理，可以在疾病的任何阶段提供，从最初的诊断到生命结束。姑息治疗采取多方面的方法，整合了患者及其家庭成员的身体、心理、精神和社会需求等。姑息治疗的各个方面包括高级照护规划和医疗决策制定、症状管理及提供精神和情感的支持。姑息治疗的基本使命是帮助重症患者尽可能过上舒适的生活。

世界卫生组织倡议所有恶性肿瘤患者在抗肿瘤治疗的同时进行姑息治疗——无论抗肿瘤治疗是出于根治目的，还是旨在控制疾病扩散和延长生存期。研究表明，在抗肿瘤治疗的同时，接受早期姑息治疗的癌症患者可以更好地控制症状加重，达到更高的满意度，实现更理想的诊疗目标，以及获得更好的生活质量，并且延长生存期。一项针对转移性非小细胞癌患者早期姑息治疗的研究表明，在标准癌症治疗的同时提供姑息治疗甚至可以延长存活时间。像所有肿瘤患者一样，食管癌患者会受益于姑息治疗，因为这种严重的疾病诊断，会造成患者沉重的症状负担和情绪困扰。

肿瘤患者的姑息治疗分为两个层次。初级姑息治疗是初级肿瘤团队提供的症状管理和照护目标的沟通，适用于所有癌症患者。对于有复杂需求的患者，建议转诊到专业姑息治疗相关科室。专业的姑息治疗最好由一个受过专业训练的医生、护士、社会工作者、心理师和药剂师组成的跨学科团队提供，他们与患者的专科医生合作，提供全面综合的症状管理及心理、社会和精神支持，并推进诊疗护理规划。鉴于专业姑息治疗提供者的短缺，这种两级方法都至关重要。我国是世界上食管癌总体发病率和死亡率均较高的国家，患者具有复杂而广泛的症状，更需要专业姑息治疗。

二、食管癌患者需要的姑息治疗

1. 有效的沟通　清晰有效的沟通对为食管癌患者提供高质量姑息治疗至关

重要。讨论严肃的诊疗问题、激发患者和家庭价值观、提出以患者为中心的建议及在困难时期提供支持都需要熟练和专业的沟通。某些人天生就是优秀的沟通者而另一些人不擅长沟通相反，医患沟通是一项通过培训和实践磨炼的技能。与患者及其家人的沟通必须是双向的：它要求临床医生提问和深入倾听，并提供适合患者及其家人的明确信息。最后，医患沟通需要医生愿意接受可能出现的情绪——无论是患者和家人的，还是自己的——并以同理心做出反馈。

2. 预立医疗照护计划（advance care planning，ACP） 是提前计划未来医疗保健决策并将这些决定传达给其他人的过程。患者可以口头或书面传达他们的决定和计划，最好是在预先医疗保健指令（advance healthcare directive，AD）中记录下来。ACP是规划未来健康问题和危机的一种方式，旨在提供一个机会，在医疗危机期间积极主动做出医疗保健决策，而不是被动等待危机到来之后再做决定。例如，当疾病发展到某个阶段，随时有生命危险时，应该做出医疗决策。ACP授权患者和家庭成为自己健康决策的主导声音，并允许临床医生提供符合患者价值观并在医学上有意义的医疗服务。虽然ACP可以而且应该发生于健康患者中，但许多人在获得严重诊断之前不会参与任何有意义的计划。从诊断开始，直到疾病的整个诊疗过程，患者都应该有充分的机会参与ACP（图13-1）。癌症患者的ACP特别有价值，因为在疾病过程中可能会发生许多意想不到的并发症。

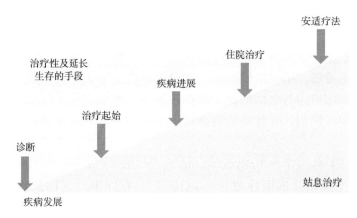

图13-1　姑息治疗贯穿疾病发展全程

食管癌患者与所有癌症诊断患者一样，受益于ACP和完成预先指示。实施ACP利大于弊。ACP包括几个组成部分，包括确定代理决策者、尽可能为意外事件做准备、制订缓解危机的计划及考虑临终愿望。虽然临床医生经常担心讨论ACP会给患者增加压力，甚至惹恼患者，但研究表明，大多数患者在与医疗保健提供者进行有意义的对话后，都欢迎这个机会并表示满意。此外，未来可能被推入决策角色的家庭成员和朋友也受益于对话和文件，这些对话和文件帮助他们在紧急情况来临前了解患者的愿望。

ACP的一个关键组成部分是确定代理决策者，也称为医疗保健持久授权书（DPOA-HC）或医疗保健代理。当患者无法为自己做出医疗决定时，其是一个被法律指定为患者做出医疗决定的人。该角色不是接管患者的决策权，而是在患者无法做出或传达决定时作为备选人代表患者的声音。应建议患者选择他们信任的代理者，这个代理者能很好地与医生沟通并尊重患者表达过的愿望。大多数情况下，设定1个主要的代理人和1个或2个候选代理人，以备主要代理人无法履行责任或需要额外支持。

ACP的第二个组成部分是记录一个人对他们想要和不想要的医疗护理的愿望。ACP的这一部分帮助人们思考和准备整个疾病过程中可能发生的事情，在平静的时期进行而不是在医疗危机发生后进行，这是至关重要的。与其说是关于预测可能出现的每一个可能的情况或决定，不如说是关于激发个人的独特价值观和目标，并了解这些价值观和目标在困难的情况下如何指导或推动医疗决策。提前考虑一些具体的决定，如对生命支持、复苏、持续医疗和临终偏好等。在AD中记录这些偏好，增加了患者获得符合其价值观的医疗保健的可能性，并有助于减轻患者未来在面临插管或胃管置入等决定时DPOA-HC承担的决策负担。

对于大多数患者来说，确定代理决策者很简单。例如，A可能会选择他30岁的妻子和成年子女作为候补。然而，有些患者很难确定代理者。这通常有两个主要原因：第一个原因是一些患者在生活中没有一个他们信任的可做出医疗决定的强大支持者，第二个原因是一些患者不愿意将决策负担强加给亲人。无论哪种情况，都使参与全面的预先照护计划变得更加重要，以便患者对其照护有明确的计划和期望，并且这些信息被记录下来，可供患者的医疗保健提供者参考。

医生维持生命治疗令（physician orders for life-sustaining treatment，POLST）也称为维持生命治疗的医疗命令（MOLST），在许多西方国家是国家批准的院外医疗命令，体现了患者的临终偏好。AD是法律文件，而POLST表格是由患者或DPOA-HC及医生或护士等执业医疗保健专业人员签署的医疗命令。在美国，大多数州（但不是所有州）可以获得。如果患者希望在没有心肺复苏（CPR）或生命支持的情况下自然死亡，那么与他或她的医生一起完成POLST至关重要，因为当医务人员遇到无脉搏且没有呼吸的患者时，CPR是默认选择。典型的POLST表格允许患者指定他们的"默认状态"（即执行CPR与不复苏/允许自然死亡），并选择所需的医疗干预强度（全面治疗、有限治疗或仅限舒适治疗）。有些还允许患者具体说明他们对特定类型的维持生命的治疗（如机械通气或人工营养）的决定。这种形式保护患者在生命结束时不接受不必要的积极护理（图 13-2）。

维持生命治疗的医疗命令（MOLST）样表
患者信息： 姓名：　　　　　生日：　　　　　完成时间：
A. 心肺复苏（CPR）（如果患者无脉搏和呼吸） ■同意（尝试CPR）　　■不同意（不尝试CPR，允许自然死亡）
B. 治疗优先级[如果患者有脉搏和（或）呼吸]
■安适治疗 目标：通过强烈的症状控制手段达到最大程度舒适。只在无法获得上述目标时转入医院治疗
■控制性治疗 目标：意图恢复功能的同时减少激进的治疗，努力复苏，机械通气。可能包括无创正压通气，静脉输注抗生素，静脉输液。必要时转至医院
■充分治疗 目标：为恢复功能、延长生存采取激进的治疗。提供合适的医疗服务及手术，包括ICU 护理及通气支持
患者或患者家属签字：
医师签字：

图 13-2　患者在生命结束时需要限制积极护理的 MOLST 样本形式

食管癌可能是不可预测的和可怕的，而参与 ACP 有助于患者及其家人以最佳准备应对这些不可预测的情况——"希望一切顺利，为其余做好准备"。

三、症 状 管 理

姑息治疗在食管癌患者照料中发挥的另一个重要作用是症状管理。食管癌患者的症状负担非常重，包括疼痛、恶心和呕吐、吞咽困难、营养不良、焦虑和抑郁等。症状的针对性治疗可以积极提高患者的生活质量，并让他们更有效地忍受拯救生命的和延长生命的治疗。食管癌患者最常见的症状如下。

1. 吞咽困难　是食管癌最常见的症状之一。有效管理吞咽困难至关重要。许多食管癌患者在病程期间需要某种形式的姑息治疗来减轻吞咽困难。如果不进行治疗，将会对患者的生活质量、营养状况和功能产生巨大的负面影响。如果患者营养不良，耐受化疗非常困难，可能会影响患者耐受治疗的能力。吞咽困难还可能导致心理社会痛苦，如由于体重减轻而与身体形象做斗争，或因无法与他人共进餐而改变社会关系。

吞咽困难的管理，包括介入治疗和饮食调整，以及缩小肿瘤和应用缓解症状的药物。介入管理策略包括旨在尽量减少肿瘤大小和解除对食管阻塞的内镜手术，如探条扩张、微波氩气刀扩张、光动力治疗、支架放置和营养管置入等，这部分内容请参看本书内镜治疗部分。手术治疗方案包括姑息治疗和造瘘手术。放疗和化疗减轻了肿瘤负荷，也是可用的方法，对放化疗有完全或部分反应后，患者的吞咽困难将有所改善。有时，即使没有疾病存在，也可能因治疗后的瘢痕而无法完全恢复正常吞咽。姑息性放疗是管理肿瘤阻塞性吞咽困难的一个特别有价值的手段。即使由于肿瘤转移或其他合并症，以抗肿瘤为意图的治疗不再是可选方案，姑息性抗肿瘤疗法也能提供有价值的症状缓解。

饮食调整也可以有效缓解吞咽困难。当患者出现食管部分阻塞时，流质食物更容易被患者接受。患者经常在进食时发现饮水可以缓解吞咽困难。流质饮食很重要，使用营养补充饮料可以帮助人们在无法充分饮食时保持营养状态。当食物类型已有所改变，但口服摄入仍不成功时，也可以选择绕过食管并使用胃造口管或采取全肠外营养（TPN）。虽然肠内营养或TPN提供了足够的营养，但不能经口进食产生的情绪可能会对患者的心理造成破坏性影响，应尽可能长时间保持口服摄入量。

吞咽困难的药物管理效果有限，尤其是在机械阻塞的情况下，包括抗酸药物、止吐药和抗痉挛药在内的药物都不能解决根本问题。当吞咽疼痛限制吞咽时，以下概述的疼痛管理至关重要。

2. 恶心和呕吐 是食管癌患者的常见症状，原因有很多，包括癌症和机械阻塞、黏膜刺激、化疗、放疗、镇痛药、脱水和焦虑。确定恶心的根本原因能有效指导治疗。例如，化疗诱导的恶心/呕吐（CINV）和阿片类药物诱导的恶心/呕吐都由化疗感受器触发区介导，因此5-HT3受体拮抗剂，如昂丹司琼，以及多巴胺（D2）受体拮抗剂，如普鲁丙嗪和氟哌啶醇，是有效的一线止吐药。抗焦虑药有助于缓解焦虑引起的或预期的恶心，特别是正在接受高致吐性化疗的患者。经历与肠道运动缓慢相关的早期饱腹感或恶心的患者可能会受益于甲氧氯普胺，甲氧氯普胺是一种具有促胃动力作用的多巴胺受体拮抗剂。导致恶心的机械或生理障碍通过介入程序比药物更有效管理。对于分泌物多和黏稠的患者，使用抗胆碱能药物干燥分泌物或使用溶黏药物可能会缓解与分泌物相关的恶心。表13-1总结了常用的症状管理药物和推荐的起始剂量。

表13-1　姑息治疗中常用的恶心/呕吐管理药物

药物	典型剂量	备注
昂丹司琼	起始剂量 4mg，po/IV，q6h，如果需要，增加到 8mg，po/IV，q8h	5-HT3 受体拮抗剂 对化疗或辐射引起的恶心/呕吐有效 可作为片剂或口服可溶片剂（ODT） 副作用：轻微头痛、便秘

续表

药物	典型剂量	备注
氟哌啶醇	从 0.5 ~ 1mg po/IV q6h 开始，如果需要，最多增加 2mg po/IV q6h	多巴胺（D2）受体拮抗剂 低剂量的有效止吐剂 用于通过化学感受器触发区介导的恶心，即毒性 / 代谢、药物诱导（包括阿片诱导的恶心 / 呕吐） 副作用 / 注意事项：肌张力障碍、镇静、QT 间期延长
氯丙嗪	5 ~ 10mg po/IV q6h	多巴胺（D2）受体拮抗剂 用于通过化学感受器触发区介导的恶心 副作用 / 注意事项：肌张力障碍、镇静、QTc 间期延长
甲氧氯普胺	5 ~ 10mg po/IV q6h	多巴胺受体拮抗剂和促动剂 有助于缓解胃停滞、运动迟缓或部分肠梗阻引起的恶心 副作用 / 注意事项：锥体外系症状、肌张力障碍、镇静
劳拉西泮	0.5 ~ 1mg po/SL/IV q6h	苯二氮䓬 用于预期或焦虑引起的恶心 其他类型恶心的止吐剂很弱，所以避免单一用药 副作用 / 注意事项：镇静、谵妄、依赖
地塞米松	8mg po/IV qd 或 4mg po/IV bid	类固醇 用于颅内压升高引起的恶心（如脑转移）或难治其他止吐剂的恶心 最适合短期使用 副作用 / 注意事项：情绪波动、精神错乱、血压升高、高血糖

注：临时给药治疗间歇性恶心 / 呕吐。在已知的恶心 / 呕吐触发因素之前，请考虑预防性给药。考虑全天候频繁或持续用药。选择具有不同作用机制的止吐药组合。po. 口服；IV. 静脉滴注；q6h. 每 6 小时 1 次；q8h. 每 8 小时 1 次；qd. 每日 1 次；bid. 每日 2 次；SL. 舌下含服。

3. 疼痛 几乎所有食管癌患者在疾病过程中的某个时候都会出现疼痛。食管癌疼痛的潜在病因有很多：肿瘤的直接压迫、治疗的影响和神经病变疼痛。食管癌引起的疼痛通常表现为两种方式：吞咽和进食时疼痛，或休息时胸部和背部疼痛。对于轻度疼痛患者来说，使用非阿片类镇痛药（如对乙酰氨基酚）进行初步管理是合理的第一步。虽然也可以考虑非甾体抗炎药（NSAID），但其在老年人或心血管或肾脏疾病患者中相对禁忌。此外，非甾体抗炎药可能导致胃炎、食管炎、消化不良或出血，因此食管癌患者通常需要避免。对于中度或重度癌症疼痛，阿片类药物是疼痛管理的主要手段。建议从需要的短效阿片类药物开始。对于吞咽困难患者，短效阿片类药物的液体配方通常优于片剂形式。当吞咽疼痛或困难时，舌下含服也是一个正确的选择。当患者在 24 小时内需要超过三剂短效阿片类药物时，添加缓释剂型（持续释放）阿片类药物可以改善疼痛控制。通常，将约 75% 的 24 小时阿片类药物用作长效药物是管理持续性癌症相关疼痛的有效方法。对于吞咽困难和疼痛的患者来说，吞咽药丸可能会有问题，有两种长效阿片类药物可以避免吞咽。透皮芬太尼是长效镇痛药的最好选择。所有应用阿片类药物的患者都应接受阿片类药物诱导的便秘（OIC）的预期副作用的健康教育，并开始采用肠道管理方案。表13-2～表13-4分别总结了常用的疼痛控制药物、阿片类药物剂量转换算法及药效学。

表13-2 姑息治疗中常用的疼痛控制药物

疼痛类型和有效镇痛药
伤害性（躯体、内脏）：对乙酰氨基酚、非甾体抗炎药、阿片类药物
神经病变：5-羟色胺去甲肾上腺素再摄取抑制剂（SNRI），抗癫痫药，阿片类药物
炎症：对乙酰氨基酚、非甾体抗炎药、类固醇、阿片类药物

表13-3 阿片类药物剂量转换表

阿片类药物	口服剂量	静脉剂量
吗啡	30mg	10mg
羟考酮	20mg	NA
氢吗啡酮	7.5mg	1.5mg
芬太尼	NA	100μg*

*用于单剂量静脉注射，不适用于透皮贴片剂量转换。

表13-4 阿片类药物的药效学

	达到峰值效应的时间*	持续时间
口服阿片类药物	30～60分钟	3～4小时
静脉阿片类药物	5～15分钟	1～2小时

*镇痛、缓解呼吸困难和镇静的峰值效果时间相同。

虽然原发性肿瘤引起的疼痛通常是损伤痛或内脏痛，但一些食管癌患者也可能经历神经性疼痛——如肿瘤侵入神经丛，或作为用于食管癌治疗的顺铂和奥沙利铂化疗药物的副作用。对于这些患者来说，神经介质类药物如加巴喷丁、普瑞巴林或SNRI（度洛西汀或文拉法辛）可能是有用的辅助药物。

姑息性放疗也是治疗局部转移引起的疼痛的有效方法。当患者的预期生命超过数月时，低剂量放疗可以很好地缓解疼痛，同时最大限度减轻重复放疗的负担。峰值镇痛发生于放疗完成2～4周后，因此这种治疗应与药物管理相结合。

安全有效的疼痛管理需要细致的患者教育及患者和处方医生之间的密切合作。阿片类药物指导是帮助患者有效和适当使用阿片类药物并确保正确处方的重要保障措施。虽然姑息治疗和临终关怀患者通常不建议应用阿片类药物逆转剂纳洛酮，但它可能适合一些患者，应具体分析。对于难以进行初始管理的食管癌疼痛患者，以及任何特别复杂或难以管理的病例，建议咨询姑息治疗专家和（或）疼痛药剂师。一些特定的难治性疼痛患者可以通过干预技术得到缓解，如针对特定周围神经或自主神经的神经阻滞，或放置鞘内泵。

四、食管癌患者的心理社会需求

1. 心理困扰　在食管癌患者中普遍存在，对生活质量造成重大影响。初步诊断后，震惊和焦虑几乎是癌症患者经历的普遍情绪，特别是当疾病在诊断时已经为晚期时。就像大多数食管癌患者所经历的，约1/3的患者确诊时已有区域淋巴结转移，另1/3的患者伴有远处转移。即使诊断为局部晚期，预后仍然很差，高达70%的患者可能会复发。患者和家庭通常描述有压力、担忧、悲伤、愤怒、不相信或内疚感。抑郁症和焦虑症的症状在重症患者中很常见。在姑息医学环境中，多达42%的患者报告了抑郁症状，多达70%的患者报告了严重的焦虑症。虽然缺乏关于食管癌患者中重度抑郁症和焦虑症等精神障碍流行率的数据，但对重症患者的研究表明，与普通人群相比，其患病率要高得多。例如，2007年对晚期癌症患者进行的一项研究表明，21%的患者符合重度或轻度抑郁症的标准，14%的患者达到了焦虑症的诊断阈值。

尽管临床抑郁症的发病率很高，但在癌症患者中，临床抑郁症的诊断不足，治疗也不足。在繁忙的肿瘤学实践中，没有足够的时间对所有患者进行全面的精神病学评估，建议将简单的双问题筛查作为起点。如果患者对以下两个问题都回答"是"，则被认为是阳性结果："您抑郁吗"和"您是否对通常喜欢的事情或活动失去兴趣"。在对5项癌症患者和接受姑息治疗患者的荟萃分析中，这个双问题筛查的集合敏感度为91%，特异度为86%。筛查呈阳性结果的患者应该接受更深入的临床抑郁症评估。值得注意的是，在癌症患者中，抑郁症的躯体症状，如食欲和体重、睡眠和疲劳的变化，可能是癌症引起的。因此，对癌症患者抑郁症的评估通常更重视抑郁症的情感和认知症状，临床医生必须考虑症状的时间过程、基线的变化及抑郁症状相对于医疗状况的比例，才能得出临床诊断。重度抑郁症包括伴有抑郁情绪的适应障碍、情绪低落综合征和长期悲伤。

食管癌患者可能会因潜在的心理、生理问题或社会压力而出现焦虑症状。焦虑症的例子包括伴有焦虑的适应障碍、广泛性焦虑症、恐慌症和创伤后应激障碍。导致焦虑的生理状况包括呼吸衰竭、虚弱、失控疼痛或其他身体症状、失眠、药物（包括类固醇或阿片类药物）和精神错乱。心理社会压力因素可能包括对癌症治疗和预后的恐惧、缺乏明确的信息、财务问题、支持不足或社会关系中断。对于接受过高度"病态"手术的食管癌患者来说，手术瘢痕和硬件（如气管切开术、胃管甚至可能限制沟通的喉切除术）可能会带来身体形象问题和沟通困难的额外负担。最后，存在主义和精神问题，如失去目标和害怕失去独立性，是焦虑的诱因之一。

　　解决食管癌患者的心理困扰可以显著提高他们的生活质量。首先，应努力识别和解决任何导致情绪症状的潜在生理问题。其次，所有患者和家庭都应该接受教育和心理社会支持。来自癌症患者研究的证据表明，传达对患者痛苦的同情和积极倾听的互动可以促进患者的心态调整；提供预先的指导促进了心理健康；与卫生专业人员讨论感受可以减少患者的心理社会痛苦。再次，可以考虑利用非药物干预方法缓解，如心理治疗和补充/替代疗法（如放松训练、催眠疗法、正念、冥想、针灸）。最后，对于被诊断为临床抑郁症或焦虑症的患者，应考虑使用抗抑郁药或抗焦虑药。研究表明，抗抑郁药对治疗严重或危及生命的疾病患者的重度抑郁症是有效和适当的，推荐参考非姑息治疗患者药物治疗的循证学依据及以专家共识为指导。虽然肿瘤科医生可以做很多事情支持经历心理困扰的患者，但独自承担可能是一个沉重的负担。汇聚社会工作者、心理健康专业人员、姑息治疗专家和社区从业者共同合作，有助于解决这一困境。

　　2. 照顾者负担　成为任何人的照顾者都具有挑战性，成为每天多次需要药物管理和喂养援助的人的照顾者势必会遭受各种压力。给患者带来重大情绪痛苦的高症状负担对参与患者护理的亲人来说同样可能是压倒性的。肿瘤学家和姑息治疗专家可以通过询问护理人员的情感和身体健康等提供一些支持，从而在生活中或实际问题上提供帮助，如确定家庭可以获得的额外资源，以增加或抵消他们的护理或经济负担，或提出支持应对和自我护理的方法。另外，呼吁社会工作者、社工、心理学家等共同参与，形成团队及互助社群，也是有效方法之一。

　　3. 临终关怀　当肿瘤患者病情恶化，进一步的抗肿瘤治疗不会延长寿命或提高生活质量时，临终关怀将作为一项基本服务，帮助患者在家中或临终关怀设施中和平死亡。临终关怀是一种护理哲学，专注于最大限度提高舒适度，最大限度减少患者在有限生存时间的痛苦。临终关怀还应为患者的亲人提供一些丧亲服务，以帮助家人在失去亲人后的第一年渡过难关。

　　总之，将姑息治疗贯穿整个疾病轨迹（从诊断到治愈或死亡），为患者提供多维度、多阶段、以需求为导向的治疗措施，也为应对食管癌诸多挑战的患者和家庭提供情感、精神、后勤和决策支持，将会使食管癌患者获益。

参 考 文 献

曹冉冉，高嘉屿，刘华清，等，2016. 皂角刺中二氢黄酮醇类化合物及其细胞毒活性研究. 中草药，47（5）：707-711.

巢志茂，刘静明，1991. 双边栝楼化学成分研究. 中国中药杂志（2）：97-99.

陈光耀，夏杰，袁亚峰，等，2015. 多层螺旋CT对食管癌术后膈疝诊断价值. 中国实用医药，10（31）：73-74.

陈国辉，黄文凤，2008. 黄芪的化学成分及药理作用研究进展. 中国新药杂志，17（17）：1482-1485.

陈家令，吴晓明，梁庆正，等，2019. 食管癌根治术后并发吻合口瘘的相关危险因素分析. 深圳中西医结合杂志，29（24）：18-20.

陈梓璋，杨德华，周世清，等，1980. 莪术提取物的抗早孕研究. 中草药，11（9）：409-411.

邓银华，徐康平，章为，等，2005. 山豆根化学成分研究. 天然产物研究与开发，17（2）：172-174.

丁勤能，徐兰凤，2008. 艾灸减轻食管癌放疗患者毒副反应30例疗效观察. 南京中医药大学学报，24（3）：160-162.

窦金辉，李家实，阎文玫，1989. 山豆根生物碱成分的研究. 中国中药杂志，14（5）：40-42，63.

范存锋，王红岩，张灿斌，等，2012. 食管癌术后乳糜胸的原因分析与治疗. 河南科技大学学报（医学版），30（1）：56-57.

盖晓红，刘素香，任涛，等，2018. 黄连的化学成分及药理作用研究进展. 中草药，49（20）：4919-4927.

高川，2015. 食管吻合口扩张后再狭窄的危险因素分析. 北京：中国人民解放军军事医学科学院.

高社干，董彩红，单探幽，2020. 食管癌光动力治疗临床应用专家共识. 食管疾病，2（1）：1-7.

耿国军，于修义，郭崴，等，2016. 术前口服橄榄油预防腔镜食管癌切除术后乳糜胸的疗效分析. 中国胸心血管外科临床杂志，23（7）：710-713.

韩丁培，项捷，高涛涛，等，2016. 机器人辅助与传统Ivor-Lewis食管癌根治术近期疗效的比较. 中国微创外科杂志，16（5）：404-407.

何开明，戴天阳，曾培元，等，2018. 术前肠内营养支持对食管癌术后胃肠道并发症影响的临床疗效分析. 西南医科大学学报，41（4）：345-348.

何侃，王惠康，1988. 近年来黄芪及其同属近缘植物的化学成分研究进展. 药学学报，23（11）：873-880.

赫捷，陈万青，李兆申，等，2022. 中国食管癌筛查与早诊早治指南（2022，北京）. 中国肿瘤，31（6）：401-436.

胡盛寿，2012. 心胸外科学高级教程. 北京：人民军医出版社.

黄小平，王蓓，邱咏园，等，2014. 黄芪甲苷和三七的主要有效成分配伍对小鼠脑缺血再灌注后脑组织能量代谢的影响. 中草药，45（2）：220-226.

姬宇宙，薛霞，2011. 食管癌术后膈疝的诊治体会. 中国实用医药，6（2）：91-92.

贾静，李云波，王群，2018. 莪术油影响宫颈癌细胞MHC-Ⅰ类抗原呈递相关基因表达水平的实验研究. 中国中西医结合杂志，38（11）：1344-1349.

姜莉，2023. 食管癌新辅助放化疗中化疗方案对比及剂量研究. 成都：电子科技大学.

蒋娜, 苗明三, 2015. 桔梗现代研究及应用特点分析. 中医学报, 30 (2): 260-262.

兰锦文, 2017. 预防食管癌术后吻合口瘘的临床观察. 临床合理用药杂志, 10 (16): 136-137.

李成林, 王雅棣, 韩春, 等, 2012. 食管癌纵隔喉返神经旁淋巴结转移对颈部淋巴结转移的影响. 中华放射肿瘤学杂志, 21 (4): 340-342.

李鹤成, 陈醒狮, 2015. 达芬奇机器人手术系统辅助下食管切除手术方式及研究现状. 中华消化外科杂志, 14 (12): 983-986.

李辉, 张永明, 杨文锋, 等, 2015. 食管胃侧侧吻合术预防胸段食管癌术后吻合口并发症临床价值分析. 中华肿瘤防治杂志, 22 (17): 1397-1403.

李牧, 宋剑非, 梁岳培, 等, 2009. 不同部位食管癌术后乳糜胸发生率比较. 山东医药, 49 (50): 34-35.

李萍, 季晖, 徐国钧, 等, 1993. 贝母类中药的镇咳祛痰作用研究. 中国药科大学学报, 24 (6): 360-362.

李萍, 王佾先, 徐国钧, 等, 1995. 蒲圻贝母中蒲贝酮碱的抗肿瘤活性. Journal of Chinese Pharmaceutical Sciences (4): 217-220.

李万华, 李琴, 栗巧云, 等, 2008. 皂角刺中5个白桦脂酸型三萜的分离及抗菌. 西北大学学报 (自然科学版), 38 (6): 937-942.

李晓飞, 侯晓晖, 陈祥盛, 2009. 芫菁斑蝥素对喉癌细胞和胃癌细胞的抑制作用. 昆虫学报, 52 (9): 946-951.

李志峰, 王琦, 冯育林, 等, 2012. 黄连的化学成分研究. 中草药, 43 (7): 1273-1275.

梁春御, 常红星, 2014. 黄芪的化学成分、生物活性及黄芪和当归制剂的应用研究进展. 卫生职业教育, 32 (12): 155-157.

林栋, 叶挺, 马龙飞, 等, 2016. 胸段食管鳞癌二野与三野淋巴结清扫术的疗效比较. 中华胃肠外科杂志, 19 (9): 990-994.

林靖怡, 刘韶松, 明艳林, 2015. 半枝莲化学成分及药理活性研究进展. 亚热带植物科学, 44 (1): 77-82.

刘德丽, 包华音, 刘杨, 2014. 近5年黄芪化学成分及药理作用研究进展. 食品与药品, 16 (1): 68-70.

刘怀民, 2007. 地黄管食通口服液治疗放射性食管炎80例. 河南中医, 27 (2): 43.

刘怀民, 郑玉玲, 刘晓莉, 等, 2011. 华蟾素联合化疗治疗中晚期食管癌. 中国实验方剂学杂志, 17 (5): 235-237.

刘慧龙, 李倩, 刘彦芳, 等, 2021. 注射用HPPH剂量递增光动力治疗食管癌的Ⅰ期临床研究. 中国激光医学杂志, 30 (2): 65-70.

刘金娜, 温春秀, 刘铭, 等, 2013. 瓜蒌的化学成分和药理活性研究进展. 中药材, 36 (5): 843-848.

刘晶芝, 王莉, 2007. 白花蛇舌草化学成分研究. 河北医科大学学报, 28 (3): 188-190.

刘俊宏, 施贵冬, 付茂勇, 等, 2018. 食管癌术后食管胃吻合口狭窄的危险因素及对策. 中华胸部外科电子杂志, 5 (3): 159-163.

刘明, 党建中, 2018. 中西医结合治疗食管癌切除术后吻合口瘘疗效观察. 西部中医药, 31 (3): 102-104.

刘明华, 姚健, 李荣, 等, 2011. 皂角刺总黄酮诱导结肠癌HCT116细胞凋亡的作用. 肿瘤防治研究，（6）：643-646.

刘士霞，王守林，2003.中西医结合治疗晚期食管癌44例.陕西中医，24（11）：1001-1002.

刘伟杰，杜钢军，李佳桓，等，2013.皂角刺总黄酮对肺癌的防治作用及其机制研究.中草药，44（20）：2878-2883.

刘先本，李印，王总飞，等，2016.老年食管癌微创手术与快速康复.实用老年医学，30（2）：98-99.

刘永红，郭建宏，刘文婷，等，2015.药用植物半夏生物碱类成分研究进展.西北农林科技大学学报（自然科学版），43（9）：171-177.

罗晓丽，钱威威，罗继琼，2017.食管癌术后切口感染病原菌分布与药物敏感性分析研究.感染、炎症、修复，18（1）：53-54.

罗秀娟，黄秀霞，杨艳芳，2008.食管癌术后胸内吻合口瘘性脓胸的防治.中华医院感染学杂志，18（12）：1712-1714.

马纯政，王蓉，张明智，等，2013.化痰散瘀法联合化疗治疗中晚期食管癌30例临床观察.中医杂志，54（15）：1301-1303，1307.

马纯政，王蓉，张明智，等，2014.化痰散瘀法对中晚期食管癌放疗增效的研究.北京中医药大学学报，37（12）：830-833.

毛承毅，柏茂树，明波，等，2017.食管癌术后肺部感染的多因素分析.现代肿瘤医学，25（19）：3082-3085.

潘立群，1995.中西医结合治疗食管癌术后胸内吻合口瘘.江苏中医，27（3）：18-19.

裴瑾，颜永刚，万德光，等，2009.桃仁脂肪酸GC-MS指纹图谱研究.中国中药杂志，34（18）：2360-2363.

齐曼，郑晓珂，曹彦刚，等，2018.皂角刺醋酸乙酯部位化学成分研究.中草药，49（23）：5510-5515.

乔春峰，韩全斌，宋景政，等，2006.RP-HPLC测定半枝莲药材中4种主要黄酮类成分的含量.中国药学杂志，41（17）：1342-1344.

邱勇波，刘锦，武飞，2011.黄芪化学成分及药理作用研究进展.中国疗养医学，20（5）：435-436.

饶远权，刘杏娥，王廷祥，等，2013.人参皂苷Rg3抑制肺癌NCI-H1650细胞增殖作用研究.肿瘤学杂志，19（6）：413-416.

任明，郝筱诗，叶伶艳，等，2014.人参多糖的提取分离及其体外抗肿瘤作用.吉林大学学报（医学版），40（4）：812-815.

任强，2014.半枝莲化学成分及药理作用研究进展.济宁医学院学报，37（3）：157-161.

施庆彤，李玲玉，徐清清，2019.快速康复理念在降低全腔镜食管癌术后肺部感染的应用.中华胸部外科电子杂志，6（3）：177-181.

施秀青，徐瑞荣，2007.斑蝥素及其衍生物抗肿瘤作用机制的研究进展.浙江中西医结合杂志，17（12）：792-793.

孙培军，李宏宾，马尚超，2008.食管癌术后乳糜胸的临床分析.实用全科医学，6（3）：285-286.

孙兆和，1990.扶正祛瘀汤配合放射治疗食管癌的临床疗效观察.中华放射肿瘤学杂志（3）：24.

陶文虎，张仁泉，刘晓，2014.经左胸和胸腹腔镜联合食管癌术后并发膈疝的诊治和预防.癌症进展，12（4）：370-374.

汪林宝，赵坚，李小飞，2019.食管癌术后吻合口瘘的发生原因与治疗.临床外科杂志，27

（2）：152-154.

王桂玲，房建强，边书芹，等，2013. 半枝莲中总生物碱的提取及抑菌作用的初步研究. 中成药，35（6）：1315-1319.

王洪武，胡韶山，胡效坤，等，2023. 中国肿瘤整合诊治技术指南（CACA）：光动力疗法. 天津：天津出版传媒集团/天津科学技术出版社.

王倩倩，谭勇，刘雯霞，等，2010. 贝母化学成分及药理作用的研究进展. 广州：全国第9届天然药物资源学术研讨会：4.

王仁芳，范令刚，高文远，等，2010. 桃仁化学成分与药理活性研究进展. 现代药物与临床，25（6）：426-429.

王新杰，郑玉玲，张明智，等，2006. 豆根管食通口服液治疗食管癌近期疗效观察. 郑州大学学报（医学版），41（3）：494-496.

王亚茹，李雅萌，周柏松，等，2018. ICP-MS法测定白花蛇舌草与水线草中的人体必需微量元素. 特产研究，40（1）：26-31.

王毅，2013. 食管癌术后并发症200例临床分析. 重庆：重庆医科大学.

王宇翎，张艳，方明，等，2005. 白花蛇舌草总黄酮的免疫调节作用. 中国药理学通报，21（4）：444-447.

王梓，许兴月，李琼，等，2017. 人参皂苷Rg1热裂解产物对H_{22}荷瘤小鼠的抗肿瘤作用. 中国药学杂志，52（15）：1319-1324.

夏林虎，曾凡志，钟国新，等，2010. 选择性低位结扎胸导管预防食管癌术后乳糜胸. 中国煤炭工业医学杂志，13（1）：7-8.

谢晓琴，蒋怡萱，林珍梅，等，2019. 三七总皂苷保护PC12细胞减轻Aβ蛋白造成的氧化应激及凋亡. 中药药理与临床，35（1）：77-82.

熊正国，张长城，袁丁，2007. 皂角刺药理作用的研究进展. 山东医药，47（20）：112-113.

徐豪杰，周建超，杨文辉，2019. 隐丹参酮对宫颈鳞癌Siha细胞增殖及凋亡影响机制的研究. 肿瘤基础与临床，32（1）：5-8.

闫永婷，何家庆，黄训端，等，2008. 栝楼籽油的理化性质及其脂肪酸组成分析. 中国林副特产（5）：29-31.

杨彪，梅强，刘帅，等，2012. 食管癌切除术后乳糜胸的形成及其治疗现状. 重庆医学，41（9）：917-919.

杨会彬，范丽霞，崔桂敏，等，2013. 参精扶正方防治食管癌放疗所致骨髓抑制的临床疗效. 中国实验方剂学杂志，19（5）：330-332.

杨茜雯，张铭，金长娟，等，2017. 食道通结方辅助化疗对中晚期食管癌鳞癌患者生存期及免疫功能的影响. 中医杂志，58（21）：1838-1841.

印少华，2016. 常规胸导管结扎预防食管癌术后乳糜胸. 中国农村卫生（20）：65-66.

于振涛，2014. 食管癌术后营养支持的研究进展. 中国肿瘤临床，41（23）：1479-1483.

余园媛，王伯初，彭亮，等，2006. 黄连的药理研究进展. 重庆大学学报（自然科学版），29（2）：107-111.

郁梅，方彭华，于桂芳，等，2011. 桔梗的化学成分和抗肿瘤活性研究进展. 国际药学研究杂志，38（4）：280-283.

袁丁，熊正国，张长城，等，2008. 皂角刺皂苷对前列腺癌PC-3细胞增殖抑制作用的研究. 天津医药，36（4）：280-282.

袁勇，陈龙奇，2017. 食管癌手术中食管胃吻合技术的选择及疗效评价. 中华消化外科杂志，16（5）：454-458.

岳邦仪，1975. 中西医结合治疗食管癌的初步观察. 河南医学院学报，10（2）：26-28.

张春晶，于海涛，侯金才，2011. S型与R型人参皂苷Rh$_2$对人肺腺癌A549细胞增殖和凋亡的影响. 中国中药杂志，36（12）：1670-1674.

张帆，2016. 食管癌术后吻合口瘘的研究进展. 石家庄：河北医科大学.

张金秋，阮长春，刘志，等，2015. RP-HPLC法测定鲜人参、生晒参、红参中6种低分子量有机酸. 吉林农业大学学报，37（4）：447-450，458.

张科卫，吴皓，武露凌，2002. 半夏药材中脂肪酸成分的研究. 南京中医药大学学报（自然科学版），18（5）：291-292.

张璐，张义，陈亚楠，等，2018. 益气通络解毒方联合TP方案化疗治疗痰气交阻型中晚期食管癌. 河南中医，38（12）：1859-1862.

张跃，张科，赵琦，等，2012. 半枝莲抑制胃癌SGC-7901细胞浸润转移作用及机理. 时珍国医国药，23（11）：2692-2694.

赵彬，2016. 中西医结合治疗食管癌术后反流性食管炎患者的临床疗效. 中国药物经济学，11（12）：36-38.

赵文萃，张宁，周慧琴，等，2016. 三七总黄酮对高血脂大鼠血脂的影响. 中国实验方剂学杂志，22（8）：143-147.

中华人民共和国国家卫生健康委员会医政医管局，2022. 食管癌诊疗指南（2022年版）. 中华消化外科杂志，21（10）：1247-1268.

钟赣生，2016. 中药学. 北京：中国中医药出版社.

周平红，蔡明琰，姚礼庆，等，2012. 消化道黏膜病变内镜黏膜下剥离术的专家共识意见. 诊断学理论与实践，11（5）：531-535.

左军，尹柏坤，胡晓阳，2019. 桔梗化学成分及现代药理研究进展. 辽宁中医药大学学报，21（1）：113-116.

Abshire D，Lang M K，2018. The evolution of radiation therapy in treating cancer. Semin Oncol Nurs，34（2）：151-157.

Alshehri S，Imam S S，Rizwanullah M，et al.，2020. Progress of cancer nanotechnology as diagnostics，therapeutics，and theranostics nanomedicine：preclinical promise and translational challenges. Pharmaceutics，13（1）：24.

Bakiu E，Telhaj E，Kozma E，et al.，2013. Comparison of 3D CRT and IMRT tratment plans. Acta Informatica Medica，21（3）：211-212.

Bao R，Wang Y，Lai J，et al.，2019. Enhancing anti-PD-1/PD-L1 immune checkpoint inhibitory cancer therapy by CD276-targeted photodynamic ablation of tumor cells and tumor vasculature. Mol Pharm，16（1）：339-348.

Baskar R，Lee K A，Yeo R，et al.，2012. Cancer and radiation therapy：current advances and future directions. Int J Med Sci，9（3）：193-199.

Bedford J L，Warrington A P，2009. Commissioning of volumetric modulated arc therapy（VMAT）. Int J Radiat Oncol Biol Phys，73（2）：537-545.

Bortfeld T, 2006. IMRT: a review and preview. Phys Med Biol, 51 (13): R363-R379.

Caruso E, Cerbara M, Malacarne M C, et al., 2019. Synthesis and photodynamic activity of novel non-symmetrical diaryl porphyrins against cancer cell lines. J Photochem Photobiol B, 195: 39-50.

Chang L, Cheng Q, Ma Y, et al., 2022. Prognostic effect of the controlling nutritional status score in patients with esophageal cancer treated with immune checkpoint inhibitor. J Immunother, 45 (9): 415-422.

Chen W, He Y, Zheng R, et al., 2013. Esophageal cancer incidence and mortality in China. J Thorac Dis, 5 (1): 19-26.

Cheng H, Fan G L, Fan J H A, et al., 2019. A self-delivery chimeric peptide for photodynamic therapy amplified immunotherapy. Macromol Biosci, 19 (4): e1800410.

Chevallay M, Jung M, Chon S H, et al., 2020. Esophageal cancer surgery: review of complications and their management. Ann N Y Acad Sci, 1482 (1): 146-162.

Dai X, Tao L, Wang J, et al., 2023. Efficacy and safety of irinotecan combined with raltitrexed or irinotecan monotherapy for salvage chemotherapy of esophageal squamous cell cancer: a prospective, open label, randomized phase Ⅱ study. Cancer Med, 12 (15): 16108-16118.

Delgado Tapia J, Ramírez Sánchez A, Molina Moreno M, et al., 2000. Diaphragmmatil hernia after transshiatal esophagectomy. Rec Esp Anestesiol Reamin, 47 (7): 317-319.

Fan X, Wang J, Xia L, et al., 2023. Efficacy of endoscopic therapy for T1b esophageal cancer and construction of prognosis prediction model: a retrospective cohort study. Int J Surg, 109 (6): 1708-1719.

Husain E, Naseem I, 2008. Riboflavin-mediated cellular photoinhibition of cisplatin-induced oxidative DNA breakage in mice epidermal keratinocytes. Photodermatol Photoimmunol Photomed, 24 (6): 301-307.

Im S, Lee J, Park D, et al., 2019. Hypoxia-triggered transforming immunomodulator for cancer immunotherapy via photodynamically enhanced antigen presentation of dendritic cell. ACS Nano, 13 (1): 476-488.

Jenni S, Sour A, Bolze F, et al., 2019. Tumour-targeting photosensitisers for one- and two-photon activated photodynamic therapy. Org Biomol Chem, 17 (27): 6585-6594.

Jeon Y, Noh I, Seo Y C, et al., 2020. Parallel-stacked flexible organic light-emitting diodes for wearable photodynamic therapeutics and color-tunable optoelectronics. ACS Nano, 14 (11): 15688-15699.

Ji Y, Du X, Zhu W, et al., 2021. Efficacy of concurrent chemoradiotherapy with S-1 vs radiotherapy alone for older patients with esophageal cancer: a multicenter randomized phase 3 clinical trial. JAMA Oncol, 7 (10): 1459-1466.

Jiang H, Li Q, Chen B, et al., 2023. Phase I study of cisplatin and nanoparticle albumin-bound-paclitaxel combined with concurrent radiotherapy in locally advanced esophageal squamous cell carcinoma. Cancer Med, 12 (14): 15187-15198.

Khan O, Nizar S, Vasilikostas G, et al., 2012. Minimally invasive versus open oesophagectomy for patients with oesophageal cancer: a multicentre, open-label, randomised controlled trial. J Thorac Dis, 4 (5): 465-466.

Khwaja H A，Chaudhry S M，2008. Mediastinal lymphocele following radical esophagogastrecto-my. Can J Surg，51（2）：E48-E49.

Kuzyniak W，Schmidt J，Glac W，et al.，2017. Novel zinc phthalocyanine as a promising photo-sensitizer for photodynamic treatment of esophageal cancer. Int J Oncol，50（3）：953-963.

Li Y，Sui H，Jiang C，et al.，2018. Dihydroartemisinin increases the sensitivity of photodynam-ic therapy Via NF-κB/HIF-1α/VEGF pathway in esophageal cancer cell *in vitro* and *in vivo*. Cell Physiol Biochem，48（5）：2035-2045.

Liu W，Zou M，Liu T，et al.，2019. Expandable immunotherapeutic nanoplatforms engineered from cytomembranes of hybrid cells derived from cancer and dendritic cells. Adv Mater，1（18）：e1900499.

Mackie TR，2006. History of TOMO therapy. Phys Med Biol，51（13）：R427-R453.

Maeda O，Fukaya M，Koike M，et al.，2022. Preoperative docetaxel，cisplatin，and fluorouracil treatment with pegfilgrastim on day 7 for patients with esophageal cancer：A phase Ⅱ study. Asia Pac J Clin Oncol，18（6）：578-585.

Meng Z，Zhou X，Xu J，et al.，2019. Light-triggered in situ gelation to enable robust photody-namic- immunotherapy by repeated stimulations. Adv Mater，31（24）：e1900927.

Patente T A，Pinho M P，Oliveira A A，et al.，2019. Human dendritic cells：their heterogeneity and clinical application potential in cancer immunotherapy. Front Immunol，9：3176.

Shi R，Li C，Jiang Z，et al.，2017. Preclinical study of antineoplastic sinoporphyrin sodium-PDT via *in vitro* and *in vivo* models. Molecules，22（1）：112.

Song C W，Kim M S，Cho L C，et al.，2014. Radiobiological basis of SBRT and SRS. Int J Clin Oncol，19（4）：570-578.

Sun B，Chen Y，Yu H，et al.，2019. Photodynamic PEG-coated ROS-sensitive prodrug nanoas-semblies for core-shell synergistic chemo-photodynamic therapy. Acta Biomater，92：219-228.

Ura T，Hironaka S，Tsubosa Y，et al.，2023. Early tumor shrinkage and depth of response in pa-tients with metastatic esophageal cancer treated with 2-weekly docetaxel combined with cisplatin plus fluorouracil：an exploratory analysis of the JCOG0807. Esophagus，20（2）：272-280.

Viswanath D，Won Y Y，2022. Combining radiotherapy（RT）and photodynamic therapy（PDT）：clinical studies on conventional RT-PDT approaches and novel nanoparticle-based RT-PDT ap-proaches under preclinical evaluation. ACS Biomater Sci Eng，8（9）：3644-3658.

Wang X，Meng G，Zhang S，et al.，2016. A reactive（1）O_2 - responsive combined treatment sys-tem of photodynamic and chemotherapy for cancer. Sci Rep，6：29911.

Wang X，Sun W，Shi H，et al.，2022. Organic phosphorescent nanoscintillator for low-dose X-ray-induced photodynamic therapy. Nat Commun，13（1）：5091.

Xin D，Song Y，Mu L，et al.，2023. The efficacy and safety of nanoparticle albumin bound-pacl-itaxel-based regimen as second- or third-line treatment in patients with advanced esophageal squa-mous cell carcinoma. Thorac Cancer，14（15）：1392-1397.

Yao H，Zhang S，Guo X，et al.，2019. A traceable nanoplatform for enhanced chemo-photody-namic therapy by reducing oxygen consumption. Nanomedicine，20：101978.

Zhang Y，Jin J，Tang M，et al.，2022. Prognostic nutritional index predicts outcome of PD-L1 negative and MSS advanced cancer treated with PD-1 inhibitors. Biomed Res Int, 2022: 6743126.

Zhong X, Ying J, Liao H, et al., 2022. Association of thyroid function abnormality and prognosis in non-small-cell lung cancer patients treated with PD-1 inhibitors. Future Oncol, 18 (18): 2289-2300.

Zhu J X, Zhu W T, Hu J H, et al., 2020. Curcumin-Loaded Poly (L-lactide-co-glycolide) Microbubble-Mediated Sono-photodynamic Therapy in Liver Cancer Cells. Ultrasound Med Biol, 46 (8): 2030-2043.

第四篇

康　复　篇

第四篇

规 范 篇

第十四章　食管癌患者的营养管理

食管癌是全球尤其是我国最常见的恶性肿瘤之一，虽然手术、化疗、放疗及生物治疗已取得了巨大的进步，但治疗效果仍未达到令人满意的程度。临床上，营养不良发生于多数肿瘤患者中，是肿瘤患者死亡的主要原因。中国抗癌协会肿瘤营养专业委员会发起的常见恶性肿瘤营养状态与临床结局相关性研究（investigation on nutrition status and its clinical outcome of common cancer，INSCOC）显示，食管癌是营养不良发病率第一的肿瘤。其中部分患者常有恶病质征象，表现为厌食、进行性体重减轻、贫血、低蛋白血症等，这种状态将直接影响整个治疗过程，不利于原发病的治疗，显著降低患者的生活质量，甚至影响预后。食管癌患者出现营养不良及恶病质的原因和机制颇为复杂，有肿瘤本身的原因，也有肿瘤治疗的影响。

第一节　食管癌患者营养特点

一、食管癌相关性营养不良

营养不良是肿瘤患者常见的并发症，是肿瘤患者死亡的主要原因之一。营养不良是蛋白质及热量长期摄入不足所引起的营养缺乏症状，主要表现为进行性消瘦，体重减轻或水肿，低蛋白血症，患者各项人体测量指标均低于正常，骨骼肌与内脏蛋白质下降，内源脂肪与蛋白质储备空虚，严重者心脏、肝脏、肾脏等器官功能受到影响，感染与其他并发症的发生率高，预后不良。而食管癌患者营养不良的发生率高达60%～80%。营养不良严重影响食管癌患者的生活质量和抗肿瘤治疗的效果，影响患者预后和总体生存期。

（一）肿瘤本身对食管癌患者营养不良的影响

肿瘤对全身和局部的影响均可引起食物摄入减少。肿瘤对全身的影响可引起食欲减退、恶心、呕吐、疼痛、味觉和嗅觉改变及恶病质发生。味觉和嗅觉改变在肿瘤患者中至关重要，可导致食欲减退、不恰当的食物选择、能量消耗减少和厌食。肿瘤对机体营养状态局部的影响依肿瘤部位不同而异，食管癌患者因食管梗阻出现吞咽困难和吞咽疼痛，影响患者的进食及营养状况。

除了食物摄入减少，机体的高代谢状态、癌肿溃烂、慢性失血及肿瘤内分泌等因素均会影响患者的营养情况。营养物质代谢的改变，如能量消耗的改变、碳水化合物代谢的异常、蛋白质转变率的增加、骨骼肌及内脏蛋白的消耗、血浆氨基酸谱的异常、脂肪动员的增加、机体体脂储存的下降及水、电解质紊乱等，均是食管癌患者营养物质代谢的特征，也是导致营养不良和恶病质的主要原因。厌食、体重减轻、组织消耗、体力状况下降，最终死亡，是癌性恶病质的特点。许多研究提示，内源性细胞因子对肿瘤患者厌食、恶病质等有重要影响。有资料证明，肿瘤坏死因子-α（tumor necrosis factor-α，TNF-α）、IL-1、IL-6、γ干扰素（interferon-γ，INF-γ）和白细胞抑制因子（leukocyte inhibitory factor，LIF）在食管癌中起着十分重要的作用。此外，还有研究发现，肿瘤产生的某些代谢因子可直接作用于骨骼肌和脂肪组织等靶器官，导致机体代谢异常。

（二）抗肿瘤治疗对食管癌患者营养不良的影响

抗肿瘤治疗在治疗肿瘤的同时，不可避免地对机体营养状态产生影响，如外科手术引起机械性和生理性改变，化疗或放疗引起细胞水平的改变。治疗的不良反应可能加重患者的恶病质，使患者发生更严重的营养缺乏。

外科手术作为一种对机体的外源性创伤打击，通常可造成机体代谢紊乱及内稳态失衡。一方面，术前的焦虑烦躁、术中的机械性创伤与术后的炎症性反应均可通过作用于交感神经内分泌系统而激发机体发生一系列代谢变化；另一方面，机体组织在损伤、修复过程中释放出大量炎症介质和细胞因子及术后的长期禁食和接受肠外营养支持，均可引起胃肠道黏膜屏障损伤，导致肠道菌群及内毒素移位，进而造成了各种营养素的消化吸收障碍，加重术后患者的代谢负担，延缓术后康复。食管癌手术治疗包括食管切除、双侧迷走神经切断术、幽门成形术和胃提拉上胸部等，所有方式都会扰乱正常的解剖结构，最终导致摄食减少，另外，反流、食管吻合口瘘、饱腹感、胃排空减慢及腹泻是术后常见的并发症和后遗症，这种影响是持久的，易使患者发生营养状态下降。

化疗对营养状态最普遍的影响是食欲减退、味觉嗅觉改变、厌食、恶心、呕吐、黏膜炎、便秘、腹泻和早期饱胀感。化疗可以导致异常的胃肠痉挛胀气、麻痹性肠梗阻和吸收不良，还可损害小肠黏膜，导致吸收不良和腹泻。一些抗肿瘤药物如氟尿嘧啶、多柔比星、甲氨蝶呤和顺铂能引起严重的胃肠道并发症。化疗后，患者可能自诉感觉异常而出现厌食，摄入减少，继而引起代谢异常，如高血糖、高钙血症和微量元素缺乏。

　　放疗对营养状态的影响主要同放射区域、放射类型、放射剂量及持续时间、个体差异有关。胃肠道黏膜对放疗高度敏感，胃肠道反应对食物摄入有负面的影响。同胃肠黏膜的微绒毛一样，放疗对味蕾及神经末梢有直接的毒性作用，损害分泌细胞的功能，导致分泌液生成减少和唾液黏性改变，唾液减少使口腔细菌菌落构成改变，发生龋齿。同时，放疗还会破坏牙齿结构，使其中的有机物变性，这些均可引起食物摄入减少。放疗的另一不良反应是引起慢性放射性肠病，甚至引起严重、多发的胃肠道狭窄和肠瘘，导致严重的营养缺乏和营养不良。放疗、化疗联合治疗同黏膜萎缩、黏膜溃疡和黏膜坏死一起引起急性和亚急性肠病，导致严重的放射性肠病，严重影响肿瘤患者的营养状态。

二、营养不良对食管癌患者的影响

　　营养不良是食管癌患者发病率和死亡率高的主要原因（表14-1）。进行性体重下降是许多肿瘤患者的共同特点，不仅与较差的生活质量和治疗反应相关，同时也与严重的并发症和较短的生存期相关。

表 14-1　营养不良对食管癌患者的影响

影响层次	主要表现
临床方面	增加术后并发症的风险
	增加化疗相关毒性的危险
	降低化疗的作用
经济方面	住院时间延长
	医药及诊疗费用升高
机体方面	体力状态下降和肌肉功能降低
	生存时间缩短
	影响生活质量

（一）影响生活质量

　　肿瘤相关性营养不良因健康状态差、社会活动减少，而影响患者的生活质量，患者体力状态改变和活动减少也影响肿瘤患者的生活质量。

（二）治疗反应差，并发症增多

　　肿瘤相关性营养不良可导致乏力、创口愈合延迟，免疫能力降低和炎症反应、影响T细胞活性和造成其他不良反应。其可降低治疗反应，增加化疗相关毒性并发症，增加手术风险，包括低蛋白血症造成患者在术中或术后对失血耐受能力降低，影响术后伤口愈合、增加发生吻合口瘘的概率。

（三）增加死亡率

肿瘤相关营养不良患者具有较高的死亡率。免疫功能下降、治疗并发症增加及治疗相关毒性增加与生存期缩短密切相关。食管癌手术时间长，创伤大，对心肺功能影响明显。机体应激反应强烈，由此引起的高分解代谢加重了营养不良和急性炎症反应，因而并发症发生率和患者死亡率增加。

（四）医疗费用增加

营养不良导致医疗费用增加，包括治疗时间延长、住院时间增加及营养支持治疗的费用增加等。

第二节　临床营养治疗策略

一、食管癌营养诊断

营养诊断是营养治疗的基础，而营养风险筛查则是营养诊断的第一步。食管癌是营养不良发生风险最高的恶性肿瘤，推荐对所有确诊患者采用营养风险筛查2002（NRS 2002）量表进行营养风险筛查。对于营养筛查有风险的食管癌患者，推荐进一步采用患者参与的主观全面评定（PG-SGA）量表进行营养评估。在营养评估基础上，对于存在营养不良特别是重度营养不良的患者，推荐进一步从应激程度、炎症反应、能量消耗水平、代谢状况、器官功能、人体组成、心理状况等方面对患者进行营养综合测定。

（一）营养风险筛查

2013年4月18日国家卫生健康委员会发布了《临床营养风险筛查（WS/T 427—2013）》，其规定的营养风险筛查方法即NRS 2002（表14-2）。营养风险筛查工具NRS 2002操作简便，循证医学证据充分，简单易行，无创，被多项指南和专家共识推荐为包括食管癌在内的住院患者最合适的营养风险筛查方法。NRS 2002评估内容包括如下3个方面：疾病严重程度评分、营养状态受损评分、年龄评分。

表 14-2　营养风险筛查 2002

姓名：	性别：	年龄：	身高：cm	体重：kg		BMI：kg/m²	蛋白：g/L
疾病诊断：					科室：		住院号：
住院日期：		手术日期：		测评日期：			

NRS 2002 营养风险筛查总评分（疾病严重程度评分＋营养状态受损评分＋年龄评分）：分

疾病评分：	评分 1 分：髋骨骨折□　慢性疾病急性发作或有并发症者□　COPD□　血液透析□　肝硬化□ 一般恶性肿瘤患者□　糖尿病□ 评分 2 分：腹部大手术□　脑卒中□　重度肺炎□　血液恶性肿瘤□ 评分 3 分：颅脑损伤□　骨髓移植□　APACHE 大于 10 分的 ICU 患者□

小结：疾病严重程度评分

营养状态：	1.BMI（kg/m²）□　小于 18.5（3 分） 注：因严重胸腔积液、腹水、水肿得不到准确 BMI 值时，无严重肝肾功能异常者，用白蛋白替代 　（按 ESPEN 2006）＿＿＿（g/L）（＜30g/L，3 分） 2. 体重下降＞5% 是在　□3 个月内（1 分）　□2 个月内（2 分）　□1 个月内（3 分） 3. 1 周内进食量较从前减少　□25%～50%（1 分）　□51%～75%（2 分）　□76%～100%（3 分）

小结：营养状态受损评分

年龄评分：	年龄≥70 岁（1 分）、年龄＜70 岁（0 分）

小结：年龄评分

对于表中没有明确列出诊断的疾病参考以下标准，依照调查者的理解进行评分

1 分：慢性疾病患者因出现并发症而住院治疗。患者虚弱但不需要卧床。蛋白质需要量略有增加，但可通过口服补充来弥补

2 分：患者需要卧床，如腹部大手术后。蛋白质需要量相应增加，但大多数患者仍可以通过肠外或肠内营养支持得到恢复

3 分：患者在加强病房中靠机械通气支持。蛋白质需要量增加而且不能被肠外或肠内营养支持所弥补。但是通过肠外或肠内营养支持可使蛋白质分解和氮丢失明显减少

营养风险筛查 2002 总评分计算方法为 3 项评分相加，即疾病严重程度评分＋营养状态受损评分＋年龄评分

1. 总分值≥3 分：（或胸腔积液、腹水、水肿且血清蛋白＜35g/L 者）患者存在营养不良或营养风险，需要营养支持，结合临床，制定营养治疗计划

2. 总分值＜3 分：每周进行营养风险筛查。以后复查的结果如果≥3 分，即进入营养支持程序

3. 如患者计划进行腹部大手术，就在首次评定时按照新的分值（2 分）评分，并最终按新总评分决定是否需要营养支持（≥3 分）

注：BMI. 体重指数；COPD. 慢性阻塞性肺疾病；APACHE. 急性生理学和慢性健康状况评分；ESPEN. 欧洲肠外肠内营养学会。

（二）营养状况评估

对于营养风险筛查有营养风险的患者，应该进一步接受营养状况评估，以判断患者有无营养不良并评估其严重程度。患者参与的主观全面评定（patient-generated subjective global assessment，PG-SGA）量表是专门为肿瘤患者设计的营养状况评估量表，目前其在食管癌患者的营养状况评估中已广泛应用。PG-SGA 量表由患者自我评估及医务人员评估两部分组成，具体内容包括体重、摄食情况、

症状、活动和身体功能、疾病与营养关系、应激状态、体格检查7个方面，总体评估包括定性评估及定量评估两种。定性评估将患者分为营养良好、可疑或中度营养不良、重度营养不良三类；定量评估将患者分为0～1分（营养良好）、2～3分（可疑营养不良）、4～8分（中度营养不良）、≥9分（重度营养不良）四类（表14-3～表14-10）。

表 14-3 PG-SGA 患者自评部分

项目	内容	评分
1. 体重（见工作表1） 可多选，勾选项累加得分 本项得分 _____	我现在的体重是 _____ kg 我的身高是 _____ m 1个月前我的体重是 _____ kg 6个月前我的体重是 _____ kg	在过去的2周，我的体重： □下降（1分） □无改变（0分） □增加（0分）
2. 摄食情况（饭量） 可多选，取勾选项最高分 本项得分 _____	与我正常饮食相比，我在过去1个月的饭量 我目前进食	□无变化（0分） □比以往多（0分） □比以往少（1分） □普食但少于正常饭量（1分） □软饭（2分） □只有流食（3分） □只能进食营养制剂（4分） □几乎吃不下什么（5分） □只能通过管饲或静脉管（6分）
3. 症状 可多选，勾选项累加得分 本项得分 _____	近2周来，我有以下问题影响我摄入足够的饮食	□无食欲问题（0分） □无食欲，不想吃饭（3分） □恶心（1分）；□呕吐（3分） □便秘（1分）；□腹泻（3分） □食物气味不好（1分） □口腔疼痛（2分） □感觉食品没味，变味（1分） □口腔干燥（1分） □吞咽困难（2分） □一会儿就吃饱了（1分） □疲乏（1分） □疼痛；部位? _____（3分） □其他（如抑郁，经济问题，牙齿问题）___（1分）
4. 活动和身体功能 可多选，取勾选选项最高分 本项得分 _____	在过去1个月，我的活动	□正常，无限制（0分） □不像往常，但是还能起床进行轻微的活动（1分） □多数时候不想起床活动，但卧床或坐的时间不超过半天（2分） □几乎干不了什么，一天大多数时间都卧床或在椅子上（3分） □几乎完全卧床，无法起床（3分）

表 14-4 PG-SGA 医务人员评估表

项目	内容	记录
5. 疾病与营养关系 （见工作表 2） 本项得分 _____	相关诊断（特定） 原发疾病分期 （如果知道就圈起来） 年龄	Ⅰ、Ⅱ、Ⅲ、Ⅳ； 其他 _____ _____ 岁
6. 应激状态 本项得分 _____	工作表 3	
7. 体格检查 本项得分 _____	工作表 4	

表 14-5 PG-SGA 工作表 1——体重丢失评分

1 个月内体重丢失	分数	6 个月内体重丢失
≥ 10%	4	≥ 20%
5% ～ 9.9%	3	10% ～ 19.9%
3% ～ 4.9%	2	6% ～ 9.9%
2% ～ 2.9%	1	2% ～ 5.9%
0 ～ 1.9%	0	0 ～ 1.9%
工作表 1 得分： _____		

注：使用 1 个月内体重丢失数据，若无此数据，则使用 6 个月内体重丢失数据。使用以下分数计分，若过去 2 周内体重丢失，则额外增加 1 分。

表 14-6 PG-SGA 工作表 2——疾病与营养关系

疾病类别	评分（分）	疾病类别	评分（分）
癌症	1	创伤	1
艾滋病	1	慢性肾功能不全	1
呼吸或心脏病恶病质	1	年龄 ≥ 65 岁	1
压疮、开放性伤口或瘘	1		
工作表 2 得分： _____			

注：每一项加 1 分得到分数。

表 14-7 PG-SGA 工作表 3——应激状态

项目	评分			
应激状态	无（0 分）	轻度（1 分）	中度（2 分）	高度（3 分）
发热	无	37.2 ～ 38.3℃	38.3 ～ 38.8℃	≥ 38.8℃
发热持续时间	无	< 72 小时	72 小时	> 72 小时
糖皮质激素	未使用	低剂量 < 10mg（泼尼松相当剂量/天）	中等剂量 ≥ 10mg 和 < 30mg（泼尼松相当剂量/天）	高剂量 ≥ 30mg（泼尼松相当剂量/天）
工作表 3 得分： _____				

注：发热强度和持续时间的评分，以较大者为准。评分是累加的，如果患者发热，体温 38.8℃（3 分），持续时间 < 72 小时（1 分），并且长期服用泼尼松 10mg（2 分），则该部分的分数为 5 分。

表14-8 PG-SGA工作表4——体格检查

项目	检查要旨	评分			
肌肉状态:					
肌肉部位		正常（0+）	轻度（1+）	中度（2+）	严重（3+）
颞部（颞肌）	直观检查，让患者头转向另一边	看不到明显的凹陷	轻度凹陷	凹陷	显著凹陷
锁骨部位（胸部三角肌）	看锁骨是否突出	男性看不到锁骨，女性看到锁骨但不突出	部分突出	突出	明显突出
肩部（三角肌）	看肩部是否突出，形状，手下垂	圆形	肩峰轻度突出	介于两者之间	肩锁关节方形，骨骼突出
骨间肌	观察手背，拇指和示指对捏，观察虎口处是否凹陷	拇指和示指对捏时肌肉突出，女性可平坦	平坦	平坦和凹陷	明显凹陷
肩胛骨（背阔肌、斜方肌、三角肌）	患者双手前推，看肩胛骨是否突出	肩胛骨不突出，肩胛骨内侧不凹陷	肩胛骨轻度突出，肋、肩胛、脊柱间轻度凹陷	肩胛骨突出，肋、肩胛、脊柱间凹陷	肩胛骨明显突出，肋、肩胛、脊柱间显著凹陷
大腿（股四头肌）	不如上肢敏感	圆形，张力明显	轻度消瘦，肌力较弱	介于两者之间	大腿明显消瘦，几乎无肌张力
小腿（腓肠肌）		肌肉发达	瘦，有肌肉轮廓	瘦，肌肉轮廓模糊	瘦，无肌肉轮廓，肌肉松垮无力
肌肉整体状况	正常（0+）	轻度（1+）	中度（2+）	严重（3+）	
脂肪储存:					
脂肪部位	正常（0+）	轻度（1+）	中度（2+）	严重（3+）	
眼眶脂肪	检查脂肪有无凹陷、眉弓是否突出	眼眶无凹陷，眉弓不突出	眼眶轻度凹陷，眉弓轻度突出	介于两者之间	眼眶凹陷明显，皮肤松弛，眉弓突出
三头肌皮褶厚度	臂弯曲，不要捏起肌肉	大量脂肪组织	感觉与正常人相差无几，略少	介于两者之间	两指间空隙很少，甚至紧贴
下肋脂肪厚度	先捏自己的肋缘下脂肪，再与患者比较。观察背部下肋骨轮廓	两指间很厚，看不到肋骨	感觉与正常人相差无几，可以看到肋骨轮廓	介于两者之间	两指间间隙很少，甚至紧贴，下肋骨明显突出
脂肪整体状况		正常（0+）	轻度（1+）	中度（2+）	严重（3+）

项目	检查要旨			评分	
液体状态：					
液体部位	检查要旨	正常（0+）	轻度（1+）	中度（2+）	严重（3+）
踝水肿	患者仰卧，按压5秒	无凹陷	轻微凹陷	介于两者之间	凹陷非常明显，不能回弹
骶部水肿	患者侧卧，按压5秒	无凹陷	轻微凹陷	介于两者之间	凹陷非常明显，不能回弹
腹水	检查有无移动性浊音、振水音，腹围是否增大	无移动性浊音、无振水音，腹围无增大	左右侧卧时有移动性浊音	患者平卧时有振水音	患者感到腹胀明显，腹围增大
液体整体状况	正常（0+）	轻度（1+）	中度（2+）	严重（3+）	

没有丢失　　0分
轻度丢失　　1分
中度丢失　　2分
严重丢失　　3分
工作表4得分：_____

注意：体格检查的分值是对身体整体缺陷的主观评分决定的（即肌肉整体状况、脂肪整体状况和液体整体状况三方面的整体评价，其中肌肉缺乏/损失权重大于脂肪损失或液体过剩）

注：严重程度分级定义为0=无异常，1+=轻度，2+=中度，3+=严重。此部分为主观评价，包括脂肪、肌肉和液体。在检查患者前，调查人员可以多调查健康成年人的脂肪、肌肉及水肿情况，与自己的情况进行比较，再检查患者。按多数部位情况确定患者脂肪、肌肉及液体分项得分，如多数部位脂肪为轻度减少，脂肪丢失的最终得分即为轻度，记1分；如多数肌肉部位为中度消耗，则肌肉消耗的最终得分为2分。在体格检查项目肌肉、脂肪及液体三方面，肌肉权重最大，所以体格检查项目评分以肌肉丢失得分为体格检查项目的最终得分，非累加计分。

表14-9　PG-SGA工作表5——整体评估分类

分类	A（营养良好）	B（可疑或中度营养不良）	C（重度营养不良）
体重	无丢失或无水肿或近期明显改善	1个月内丢失不超过5%（或6个月内不超过10%）或体重持续下降	1个月内丢失>5%（或6个月内丢失>10%）或体重持续下降
营养摄入	无缺乏或近来显著改善	摄入明显减少	摄入重度降低
营养相关症状	没有或近期显著改善	存在相关症状（见工作表3）	存在明显症状（见工作表3）
功能	无缺陷或近期明显改善	中度功能缺陷或近期加重	中度缺陷或显著的进行性加重
体格检查	无缺陷或慢性缺陷，但近期有临床改善	轻到中度的体脂/肌肉丢失	显著的营养不良指征，包括水肿

表 14-10　PG-SGA 工作表 6——整体评估结论

评估分类	评估等级
定性评估	□营养良好（PG-SGA-A） □可疑或中度营养不良（PG-SGA-B） □重度营养不良（PG-SGA-C）
定量评估	第 1～4 项为 A 评分，第 5、6、7 项分别为 B、C、D 评分，A+B+C+D 为 PG-SGA 总评分，各项分值相加时，每一项采用项目内的最高分作为该项最终评分
营养治疗的建议：PG-SGA 总评分用于定义具体的营养干预措施，包括对患者和家属的教育指导，针对症状的治疗手段如药物干预，合适的营养支持（食物、营养补充剂、肠内或肠外营养）	
0～1 分　此时无须干预，治疗期间保持常规随诊及评价	
2～3 分　可根据患者存在的症状和实验室检查的结果，由营养师、护士或临床医生对患者及其家属进行教育指导	
4～8 分　需要根据症状的严重程度，营养师为主，与医生和护士联合进行营养干预	
≥9 分　迫切需要改善症状的治疗措施和恰当的营养支持	

营养评估应该在抗肿瘤治疗过程中定期重复进行，以监测营养治疗效果，必要时调整营养治疗方案。在食管癌患者中，营养评估的间隔时间在抗肿瘤治疗期间通常为 1～2 周，治疗结束后稳定期为 1～3 个月。

（三）综合测定

在营养评估的基础上，对于存在营养不良的患者，特别是重度营养不良患者，为了进一步了解营养不良的类型、营养不良的原因、是否合并代谢紊乱及器官功能障碍，需要进一步进行综合测定。综合测定的内容包括应激程度、炎症反应、能量消耗水平、代谢状况、器官功能、人体组成、心理状况等方面。综合测定的方法包括体格检查、人体成分分析、实验室检查、体能测定等。

二、食管癌营养治疗适应证

在营养诊断的基础上，需要根据营养治疗的适应证选择合适的患者及时给予营养支持。摄入不足、体重丢失、抗肿瘤治疗（包括手术、放疗、化疗）不良反应、营养评估分级是营养治疗适应证的最主要的相关因素。

（一）手术患者营养治疗的适应证

1. 术前营养治疗的适应证　食管癌患者多有不同程度的营养不良，包括体重下降、低白蛋白血症和免疫功能减退等，从而影响其对手术、放化疗的耐受力及治疗后尤其是手术后的恢复。术前营养支持的目的是改善患者的营养状况，供给细胞代谢所需要的能量与营养底物，维持组织器官结构与功能，通过营养素的药理作用，调节代谢，纠正免疫功能紊乱，增强机体抗病能力，增加患者对麻醉、手术的耐受力，减少术后并发症，缩短住院时间，促进患者早日康复。

欧洲临床营养和代谢学会（European Society for Clinical Nutrition and Metabolism，ESPEN）外科手术肠内营养指南指出，如果患者存在以下情况之一，6个月内体重下降≥10%，BMI＜18.5kg/m^2，主观全面评定（subjective global assessment，SGA）C级，或无肝肾功能障碍情况下血清白蛋白含量低于30g/L，术前应该进行7～14天的营养治疗，即便因此可能会造成手术时间延迟。这些推荐意见同样适用于食管癌患者。

上述适应证只是一个参考，临床工作中是否需要进行术前营养支持，必须考虑以下因素。

（1）患者营养状况与器官功能损害的关系。

（2）拟实施手术的类型及术后发生并发症的危险性。

（3）预期手术前后饮食摄入不足时间（＞1周）较长。

（4）是否可以获得适当的补充路径。

经评估，术前存在明显营养不良，病情允许等待营养不良状况得到改善的患者，或存在术后并发症风险者，或摄入量低于需要量的60%者，可于术前实施营养支持，以促进能量和蛋白质储备，提高手术耐受力，增强机体抵抗力。术前营养支持时间一般认为7～14天为宜，但是在要求缩短手术前住院日及总住院时间的大背景下，术前营养支持应该在患者入院前（家庭）即开始实施，入院后继续进行，复杂手术及高风险手术患者尤其如此。

2. 术后营养治疗的适应证 食管癌手术后，机体处于高分解代谢状态，负氮平衡可持续1周以上，因胰岛素分泌不足，机体利用葡萄糖的能力下降，机体对脂肪的氧化利用率加快，机体耗能增加。在这种情况下，必须补充足够的能量，以减少机体组织消耗，促进创伤恢复。术后营养治疗推荐如下。

（1）术前因营养不良曾给予营养支持，术后需要继续给予，直到恢复正常饮食。

（2）术前存在营养不良，但因某些原因未进行营养支持，术后短期内又不能获得足够的营养。

（3）术前无营养不良，但手术创伤大，术后不能进食超过5天。

（4）术后发生并发症，如肠瘘、胃肠功能障碍、严重感染等。

（5）术后化疗、放疗导致恶心、呕吐、厌食，不能摄取足够的营养。

（6）高代谢并发症。

食管癌术后胃及结肠功能恢复相对较慢，但小肠的蠕动及吸收功能于术后6小时即已恢复，这为早期实施肠内营养提供了理论依据。部分食管癌患者术前即存在营养不良，术后所有患者都存在不同程度的营养不良，且营养不良风险增加；而术后早期给予肠内营养，可逐步改善患者的营养相关指标。

（二）放化疗患者营养治疗的适应证

1. 放化疗前营养治疗的适应证 食管癌患者放化疗前营养治疗的目的为改善患者治疗前营养状况，为放化疗实施储备营养。PG-SGA评分是判断食管癌患者放化疗前是否需要进行营养治疗的重要指标。对于PG-SGA评分为0～1分（无营养不良）的患者，不需要营养治疗，可直接进行放化疗；对于PG-SGA评分为2～3分（可疑营养不良）的患者，应该在营养教育的基础上行放化疗；对于PG-SGA评分为4～8分（中度营养不良）的患者，应该在营养治疗的同时行放化疗；对于PG-SGA评分≥9分（重度营养不良）的患者，需要先进行营养治疗1～2周，待营养状况好转后再开始放化疗。

2. 放化疗过程中营养治疗的适应证 在放化疗过程中，由放化疗引起的不良反应可严重影响患者治疗过程中的营养状况。因此，《恶性肿瘤放疗患者营养治疗专家共识》推荐，接受放化疗的食管癌患者在治疗过程中，需要在综合评估营养状况和急性放化疗不良反应的基础上，选择营养治疗路径。

3. 放化疗后营养治疗的适应证 患者在完成放化疗后，如果肿瘤未完全消退或出现严重的放射性食管炎、食管水肿、食管纤维化和狭窄等，仍可能导致经口摄入营养不足。因此，在食管癌患者放化疗结束后，仍然需要对PG-SGA评分和晚期放化疗不良反应进行监测，以便早期识别营养不良，及时开展家庭饮食指导及营养治疗。

三、营养治疗途径

营养治疗分为肠内营养及肠外营养途径。临床医师在为食管癌患者选择营养治疗途径时，需要考虑多方面的因素。除了疾病因素（肿瘤分期、胃肠道损伤程度、营养不良严重程度及是否有恶病质和恶病质分期）外，心理和社会因素也需要作为重要的考虑因素。

对于食管癌手术患者，建议术后早期给予肠内营养，有助于改善患者营养状况、促进切口愈合、减少并发症、缩短住院时间。早期肠内营养支持安全、经济，且有利于维护肠道屏障功能，促进肠道功能早期恢复，以及促进全身炎症恢复。

对于局部晚期接受根治性放化疗的食管癌患者，有研究发现，肠内营养相对于全肠外营养，患者骨骼肌减少、≥2级中性粒细胞减少、发热性中性粒细胞减少发生率明显降低。肠内营养组血清白蛋白增加，而全肠外营养组血清白蛋白明显降低。肠内营养组住院时间明显低于全肠外营养组（缩短13天）。

因此无论是接受手术还是放化疗的食管癌患者，只要患者存在或部分存在胃肠道消化吸收功能，就应该首先选择肠内营养。而当食管癌患者因部分或完全胃肠道功能衰竭、肠内营养禁忌证或肠内营养无法实施等原因，肠内营养不能提供足够的营养和能量摄入时，需要选择补充性肠外营养或全肠外营养。

四、营养治疗通路

（一）肠内营养的通路

口服营养补充（oral nutritional supplement，ONS）是食管癌患者肠内营养的首选途径。欧洲肠外肠内营养学会指南建议，对于存在中重度吞咽困难、严重放化疗食管黏膜炎等高危因素影响经口进食的患者，推荐管饲营养。

管饲分为两大类：一类是经鼻放置导管，导管远端可放置于胃、十二指肠或空肠中；二是经皮造瘘放置导管，包括微创（内镜协助）和外科手术下各类造瘘技术。经鼻置管是最常用的管饲途径，具有无创、简便、经济等优点。有研究报道，对于存在高危因素的中晚期食管癌放疗患者，使用鼻空肠营养管行营养治疗有助于维持体重稳定，减轻不良反应，减少治疗中断。对于存在高危因素的中晚期食管癌患者，推荐放疗期间给予鼻空肠营养管置入以降低严重不良反应发生率，改善治疗顺应性。高危因素至少具有一项下列情况：入院前1个月内体重下降≥5%；放疗前BMI＜18.5kg/m^2；已出现中重度吞咽梗阻，半流质饮食为主，预判治疗中短期进食不能改善；诊断颈段、胸上段食管癌或任何分段但合并上纵隔或锁骨上淋巴结转移者，或任何分段且同时原发下咽癌者；进食正常但管腔狭窄已达1/3以上，预判治疗中短期进食困难可能加重；预计穿孔和出血风险较高者；预计放疗靶区范围较大，如原发肿瘤及纵隔转移淋巴结瘤体负荷较大者及多灶性食管癌、多站淋巴结转移者等；靶区中需要照射部分胃和胃左、肝门等腹腔淋巴结区域或其他预计消化道反应可能较重的情况；合并可能导致营养状态欠佳的基础疾病者，如胃部分切除术后、糖尿病血糖水平控制不佳或甲状腺功能亢进症患者等。长期经鼻管饲可能导致鼻咽部刺激、溃疡、出血、导管脱出或阻塞及反流引起吸入性肺炎等并发症，故经鼻管饲仅适用于管饲时间短于4周的食管癌患者。

对于部分接受食管癌根治性手术的患者，空肠造瘘可以实现早期肠内营养和长期肠内营养的需求，是一种方便易行的方法。对非手术而需要长期（≥4周）肠内营养的肿瘤患者，则要考虑采用非外科造瘘技术。由于经皮内镜下胃造瘘术（percutaneous endoscopic gastrostomy，PEG）操作简便、安全性好、设备要求低，在口咽和食管无完全性梗阻内镜可通过时，应优先考虑PEG建立营养通路，即使严重食管狭窄的病例亦可以通过放疗、超细内镜或联合食管扩张、食管支架置入等手段为PEG创造条件。

然而，满足PEG适应证的患者也可能无法接受PEG或经PEG置管失败。限制患者接受PEG的原因主要是胃壁无法获得穿刺点，此类患者在条件许可的情况下可考虑转为实施直接经皮内镜下空肠造口术（direct percutaneous endoscopic jejunostomy，DPEJ）。经PEG置管营养治疗失败的原因主要包括胃瘫、胃或残胃排空障碍及胃流出道（即幽门、十二指肠或术后胃肠吻合口）梗阻，在此类情况下患者常无法耐受胃内喂养，反复出现无法控制的恶心、呕吐、胃食管反流症状或由此导致的吸入性肺炎，此时PEG/DPEJ则是一种合理有效的替代方式。当食管管腔被肿瘤完全阻塞导致鼻饲管或PEG/PEJ无法放置时，推荐采取手术下胃或空肠造瘘。各种管饲途径各有利弊，因此在选择营养途径前应该进行详细的内镜和影像学检查，记录肿瘤的部位、长度和狭窄程度，以选择最合适的管饲方式。

（二）肠外营养的通路

如果食管癌患者肠内营养无法完全满足正常人机体需要或存在禁忌证，推荐行肠内营养联合部分肠外营养或全肠外营养。肠外营养通路分为经外周静脉及经中心静脉途径。静脉通路的选择需要综合考虑患者的病情、肠外营养溶液的渗透压、预计使用时间、血管条件和护理环境等因素。

经外周静脉肠外营养被临床普遍认为是一种安全、有效、便捷的营养治疗。与中心静脉通路相比，经外周静脉通路具有以下优势：①操作简便，可直接由护士操作，不需要经过特殊培训；②可迅速建立有效的营养治疗通路，避免了经深静脉途径的肠外营养治疗时间上的拖延；③置管材料简便，与深静脉途径相比，医疗花费明显降低；④置管后护理方便；⑤并发症较少、较轻，避免了深静脉途径肠外营养治疗的一系列并发症，如置管时导致的血气胸及导管相关性血行感染。

然而经外周静脉肠外营养也有其局限性及缺陷：①由于周围静脉管径细小、血流缓慢，营养制剂输注入血时不能很好被稀释，故该途径限制了高渗液体及大量液体输注，不能用于对能量及液体量需求高的患者；②由于可能出现液体外渗及血栓性静脉炎并发症，限制了长时间应用；③由于反复的静脉穿刺置管及组织水肿，可出现局部穿刺困难及患者的不耐受，因此对血管及患者的要求较高。

经外周静脉肠外营养临床适应证：①肠外营养治疗途径早期建立；②对营养需求（热量、氮量等）和体液输注量要求不高的患者；③输注时间小于7～10天的患者；④无法建立中心静脉途径时，如发生了导管相关性血行感染或颈部放疗，患者无法进行深静脉置管。但是当肠外营养超过2周或营养液渗透压高于900mOsm/L时，推荐经中心静脉进行肠外营养，包括经外周静脉穿刺置入中心静脉导管（peripherally inserted central catheters，PICC），经锁骨下静脉、颈内静脉

（internal jugular vein，IJV）、股静脉（femoral vein，FV）置管，以及输液港等。

中心静脉导管（central venous catheter，CVC）可长期用于肠外营养支持，避免反复外周静脉穿刺，且较少影响患者的日常生活及运动，具有较高的舒适度、患者满意度和良好的生活质量。

五、营养素需要量

（一）能量

人体维持各种生命活动和从事体力活动都需要消耗能量（energy）。人体每天所需的能量均来源于食物中的碳水化合物、脂肪和蛋白质。若人体每天营养素摄入不足，将消耗本身的组织以维持能量的需要，如长期处于饥饿状态，则消瘦、无力以至死亡。能量需求的准确预测是营养治疗的重要前提。能量需求的预测方法有测定法（measurement）和估算法（estimation）。测定法相对精准，但操作复杂，估算法操作方便，应用范围更广。Harris-Bendeict及其改良公式至今一直作为临床上测定机体基础能量消耗（basal energy expenditure，BEE）的经典公式。

Harris-Bendeict多元回归公式如下。

$$男性 BEE=66.5+13.75W+5.003H-6.775A$$
$$女性 BEE=65.5+9.563W+1.85H-4.676A$$

其中，W为体重（kg），H为身高（cm），A为年龄（y）。

食管癌患者的能量需求因肿瘤分期、患者一般状况、治疗方式和不良反应等不同而不同。食管癌患者围术期的生理心理反应可能导致明显的代谢改变和静息能量消耗增加。

目前对食管癌患者的日常能量需求尚无确切的数据和准确计算方法，因此，当无法准确和个体化测量时，一般推荐能量需求量为（25～30）kcal/（kg·d）。

（二）碳水化合物、脂肪和蛋白质

碳水化合物、脂肪和蛋白质的代谢是机体供能和维持人体生命活动及内环境稳定最重要的因素，也是制订营养方案时首要考虑的因素。

1. 碳水化合物　癌细胞是一群具有特殊生物学特性的细胞，它们在增殖和分化方面调控失常，即过度繁殖和分化不良，在代谢方面也与正常细胞有极大不同，形成其独特的代谢方式。1930年著名生物化学专家Otto Warburg发现，在有氧条件下癌细胞大量摄取葡萄糖并产生乳酸，该现象称为Warburg效应。正常细胞的糖代谢以有氧氧化为主，糖的无氧酵解的情况极少。癌细胞则一改常态，以糖的无氧酵解为主，而以这种方式产生的能量远远低于有氧氧化，造成糖类极大浪费，但其供能速度显著快于有氧氧化，可快速提供癌细胞活跃生命活动所需的能量。而癌细胞失控性无限增殖又需要比正常细胞更多的能量，从而使体内糖类的消耗量明显增加。另外，肝脏在糖代谢中起着举足轻重的作用。当肝细胞因癌症或化疗受损时，肝脏中进行的糖异生作用随之减弱甚至消失，肝中的糖原减少，血糖下降，可造成低血糖。

综上可以看出，肿瘤患者的能量消耗及缺失较大，如果不能及时补充营养，就有可能出现营养不良甚至恶病质。针对营养不良的癌症患者进行营养支持时，营养支持对肿瘤生长的影响并不是非常重要的问题。而需要特别加以关注的是，在营养不良的情况下进行手术、化疗、放疗等抗肿瘤治疗，会出现毒副作用增多，机体体力状态下降，器官功能损害，生活质量低下，甚至生存时间缩短。因此，在肿瘤治疗方面，除药物治疗外，营养支持已逐渐成为肿瘤临床的一项重要的治疗手段。肿瘤癌症患者营养支持原则为每天摄入总热量（25～30）kcal/（kg·d），氮量（0.12～0.15）g/（kg·d），糖脂比以（1～2）：1为宜，可选用高脂低碳水化合物的配方产品或肿瘤专用型配方产品，目前，临床上现有的肿瘤专用肠内营养制剂是以各种营养素为基础，适应肿瘤患者代谢需求的人工合成制品，含蛋白质18%～21%、脂肪40%～50%，其组成比例可控制肿瘤组织的代谢，因为肿瘤组织缺乏降解脂肪的关键酶，利用脂肪供能障碍，以依赖葡萄糖酵解而获得能量。但该类制剂中碳水化合物含量较低，脂肪比例较高，约50%，进而减少肿瘤的能量供给。如此，既可改变患者的营养状况，又能避免高糖摄入刺激肿瘤生长。

2. 脂肪 食管癌患者的脂肪代谢改变主要表现为两部分：①内源性脂肪水解和脂肪酸氧化增强，故而甘油三酯转化率增加。②外源性甘油三酯水解减弱，使血浆游离脂肪酸浓度升高。而内源性脂肪代谢增强则导致机体脂肪储存下降，体重减轻。因此，脂肪消耗过多成为肿瘤患者营养状态差和恶病质的主要特征之一。研究发现，食管癌患者的脂肪代谢变化在肿瘤发生的早期即已存在，食管癌患者在体重丧失前就已经存在游离脂肪酸增加的现象，即使给予外源性营养治疗，也不能抑制体内脂肪持续分解和氧化。而在荷瘤状态下，机体可利用的主要能源物质同样是脂肪酸，故而人体正常组织和肿瘤对脂类的利用均增加。脂肪分解增加时，部分由脂肪分解而来的脂肪酸再酯化为甘油三酯，表现为甘油三酯和脂肪酸循环增强，该循环过程需要消耗能量，导致机体能量消耗增加，这也可能是间接导致机体组织消耗的诱因。

3. 蛋白质 由于外源性蛋白质的供给量与机体蛋白质合成和瘦体重含量存在量效关系，在提供足够能量的前提下，蛋白质摄入增加可以促进肿瘤患者肌肉蛋白质合成代谢，发挥纠正负氮平衡、修复损伤组织、合成蛋白质的作用。肿瘤患者蛋白质最小摄入量应大于1.09g/（kg·d）。对于食管癌手术、放化疗患者，更应补充较多的蛋白质。蛋白质目标摄入量应提高为（1.5～2.0）g/（kg·d），才能达到更理想的效果。

（三）免疫营养素

随着对免疫营养素的开发利用及机制的研究不断深入，营养药理学作用也逐渐受到研究者的重视。有证据显示在不同疾病和阶段，补充不同种类的免疫营养素对机体代谢和炎症反应都能起到调节作用，影响临床结局和患者预后。

特殊免疫营养素包括谷氨酰胺（glutamine，Gln）、ω-3多不饱和脂肪酸（polyunsaturated fatty acid，PUFA）、精氨酸、支链氨基酸等。

1. 谷氨酰胺（glutamine，Gln） 是体内含量最高的氨基酸，是小肠黏膜上皮细胞的主要能源物质，可抑制蛋白分解，系肝脏糖异生和合成蛋白质的底物，也是目前公认的具有免疫调节功能的营养底物，可减少氧化应激损害，对促炎介质产生和活性能起到调节作用。Gln还能在组织间作为载体转运氮，补充Gln可促进机体内蛋白合成。一旦机体遭遇严重应激，血和瘦组织群中Gln浓度降低，直接影响蛋白合成，造成器官功能受损。外源性Gln补充对于机体免疫功能的恢复具有明显效果，良性临床结局发生比例增高。有研究认为，食管癌患者围术期使用Gln、补充纤维和低聚糖可能有助于减少食管切除术后的早期手术压力，并使根治性食管切除术后的免疫抑制得到早期恢复。口服Gln能减轻放疗、化疗对肿瘤患者消化道黏膜的损伤，还能减轻化疗药物对周围神经的毒性作用。

2. ω-3多不饱和脂肪酸（polyunsaturated fatty acid，PUFA） 人体必需脂肪酸主要包括ω-6系列的亚油酸（18：2）和ω-3系列的亚麻酸（18：3），它们都归属于多不饱和脂肪酸，目前的研究均显示ω-3PUFA在调控机体应激下炎症反应程度、调控免疫功能、降低病死率、改善临床不良结局等方面有显著作用。

众多临床试验的研究结果表明，含有ω-3PUFA的营养补充剂，能够帮助进展期恶性肿瘤患者减轻恶病质症状，减少体重丢失甚至增加体重。然而也有一些临床研究报道，补充ω-3PUFA对晚期癌症患者的效果大相径庭，究其原因，可能与患者对膳食补充ω-3PUFA的耐受性存在个体差异有关。有证据表明，癌症患者能够大量进食时，ω-3PUFA可以维持体重稳定或实现增重。这说明，ω-3PUFA是可能在癌症患者中发挥营养支持作用的，但前提是需要一个较高的摄入量。

ω-3PUFA改善肿瘤患者状况的另一个作用机制是其具有免疫调节作用。癌症患者进行腹部手术前后，补充ω-3PUFA可以减少炎性细胞因子，改善肝脏和胰腺的功能。接受含有Gln或ω-3PUFA静脉免疫营养素支持的患者，感染发生率明显降低，免疫功能得到很大改善。

3. 精氨酸 在严重应激情况下成为必需氨基酸，它促进蛋白和肌酐合成，改善免疫细胞功能，能够刺激体内相关激素分泌而达到促进氮代谢作用。相关基础实验和临床资料显示，精氨酸作为免疫增强剂一方面能恢复促进重要器官血供，减少血小板聚集，另一方面还能通过一氧化氮合成导致促炎反应和氧化应激加重，加剧组织器官功能障碍。因此，关于精氨酸的应用有争论，目前的观点是精氨酸的合理应用应注意疾病特异性和剂量特异性。如果患者存在严重感染或处于严重应激早期，机体精氨酸相关代谢紊乱，此时不适合在营养支持配方中加入精氨酸；另外，高剂量的精氨酸因在炎症环境中有促血管舒张的负面影响作用，增加组织损伤，故不推荐对此类患者使用。有系统评价结果显示，大手术患者术前补充精氨酸和 ω-3PUFA 等免疫营养制剂，对术后感染和住院时间有改善作用。

4. 支链氨基酸　必需的支链氨基酸（branched chain amino acid，BCAA）（亮氨酸、异亮氨酸和缬氨酸）在氨基酸和能量代谢中有独特的作用。这几种氨基酸的代谢与其他氨基酸不同，主要发生于四肢和躯干的肌肉，而不是肝脏。这些氨基酸在肌肉蛋白质合成和降解中发挥重要的调节作用。此外，支链氨基酸可竞争性抑制大脑摄取芳香族氨基酸，减少脑中假性神经递质产生，从而改善肝病患者的行为，这是该类氨基酸在人体营养和疾病中最重要的作用之一。

鉴于支链氨基酸在人体蛋白质和能量代谢中的关键作用，许多学者已致力于探索应激和肿瘤患者中高含量支链氨基酸的作用。恶病质是肿瘤患者的一个主要问题。在肿瘤增长使机体代谢需求增加，以及实施有效的抗肿瘤治疗时，蛋白质生物合成和合成代谢对延长生存期和提高生活质量极为重要。

尽管目前学界对肿瘤生长和肿瘤恶病质的病理生理已有很好的理解，但对支链氨基酸或 β-羟基-β-甲基丁酸盐（HMB）在肿瘤患者中的潜在作用的认识并不多。为了回答与肿瘤患者疗效相关的关键性问题，还需要开展更大型及设计更好的研究。

5. 总结　免疫营养素可以改善食管癌患者营养相关终点，如保持瘦体重，但目前还不确定免疫营养素是否对临床结局有积极影响，如住院时间、术后病死率等。

第三节　临床营养治疗质量控制

一、临床营养支持监测

肠外营养、肠内营养支持过程中，应根据临床和实验室检测结果，评估、观察和判断患者每天需要量、耐受性及疗效有关的指标，以减少或避免营养支持相关并发症，提高营养支持安全性和疗效。

（一）一般临床观察

1. 临床表现

（1）生命体征

1）观察生命体征（包括体温、血压、脉搏、呼吸）是否平稳。若生命体征不平稳，则以积极纠正生命体征为先、为重，而此时营养支持并非首要处理措施。

2）根据生命体征观察有无发生感染等营养支持相关并发症。若体温异常升高，提示有感染可能，应积极查找病因，对因治疗。

（2）黄疸：反映肝功能状况，多见于长期胃肠道外全面营养所致的胆汁淤积性肝病。若出现黄疸或原已存在的黄疸明显加重，应积极查找病因（包括基础疾病），以确定是否需要调整营养支持方案，同时可给予药物治疗。

（3）水肿或脱水：反映体液平衡情况，有助于判断营养支持的补液量是否充足或过量。根据体液平衡状况，做出相应调整。

（4）胃潴留：反映消化道动力状况及误吸危险性。若给予肠内营养后出现胃潴留，则应暂缓喂养，注意观察以决定再次喂养时间和剂量，必要时可给予药物治疗。

（5）排便情况：包括大便次数、量和性状。若明显异常，则应积极查找原因，以确定能否开始或继续肠内营养支持、是否需要调整肠内营养方案等，同时对症处理。

（6）腹部体征：评估有无腹胀、腹痛等，以判断有无发生肠内营养支持相关并发症。若腹部体征异常，应积极查找原因，争取早期发现营养支持相关并发症并及时处理。

2. 体重 可评价营养支持效果。根据体重变化，结合其他评价指标，判断营养支持方案的有效性。其亦可作为营养支持方案调整的参考指标。

3. 摄入量及出入水量 主要观察每天能量、蛋白质及微量营养素的摄入情况，以判断每天营养摄入能否满足机体需求，并有助于制订下一步营养支持方案。记录每天出入水量以判断体液平衡状况。

4. 输液管道 观察静脉导管及胃肠营养管位置是否正确，是否阻塞，有无感染等。并对中心静脉导管、鼻饲管、胃或空肠造瘘管进行正规护理。若发生导管移位或阻塞，应查找原因，及时处理，必要时更换导管。若发生中心静脉导管感染，则应果断拔除感染导管，更换输液部位和管道，并给予抗感染治疗。

（二）肠内营养的监测

施行肠内营养时，进行周密的监测与护理十分重要，这样可及时发现或避免并发症发生，并观察营养治疗是否达到预期目的。

1. 喂养管位置的监测 置入喂养管后，由于患者活动、胃肠蠕动、长期喂养及喂养管固定不牢固等原因，喂养管的位置可能有所改变或喂养管脱出等，因此应注意监控。

喂养开始前，必须确定导管的位置。肠内喂养管可通过吸出胃内容物而确定；十二指肠或空肠内置管可借助X线透视、拍片确定。对于喂养管前端有金属头或导管本身不透X线者，可直接于X线下确定导管的位置。对于一般导管，可通过向管腔内插入金属导丝或注入造影剂观察确定。导管内抽吸物pH测定对确定导管位置亦有价值，如为碱性，说明导管在十二指肠内，如为酸性，说明导管在胃内。

对于长时间置胃管的患者，应注意经常观察喂养管在体外的标志，以了解其是否移位，亦可利用X线进行观察。对于导管位置不当者，应重新调整位置，然后再进行肠内营养支持。

2. 胃肠道耐受性的监测 给予肠内营养支持时，由于膳食的高渗、注入速度过快及应用含有乳糖或被细菌污染的膳食等原因，患者可出现对肠内营养不能耐受的表现。此种情况在开始肠内营养或中途更换膳食种类时最易出现，故应注意监测。

胃内喂养时，患者不能耐受的表现主要为上腹胀痛、饱胀感、恶心，严重者可出现呕吐、腹泻，因此应注意观察有无这些现象出现。另外胃内喂养时，最重要、最客观地观察胃耐受性的方法是定时测定胃残液量。一般在胃内喂养开始阶段，应每隔3～4小时测定1次。

3. 体重的监测 给予肠内营养支持时，应于每周固定一天的早晨测体重1次。正常情况是体重稳定或缓慢增加。体重明显增加应首先排除水肿，可用手指按压踝部，注意有无凹陷。体重持续下降时应重新调整营养液配方。定期复查血液指标，了解蛋白水平和电解质水平。

4. 出入量的监测 肠内营养支持期间必须监测每天的摄入量和大小便情况，一般成人每天摄入能量为30～35kcal/kg，如一个60kg的人每天应摄入1800～2000kcal的能量，一般营养液的密度为1kcal/ml，所以一般需要4瓶营养液（2000ml）。

同时补充1000ml左右的水分以保证水分需求，对于活动量大的患者，还要适当增加，而对于卧床的老年人，要适当减少。监测每天的小便量，一般维持在1000～2000ml/d。

尿量少不利于将身体的代谢产物排出，时间长了会引起肾脏中毒。尿量少通常说明水分摄入不足，需要增加水分摄入。

（三）肠外营养的监测

通过对接受肠外营养治疗的患者进行系统、全面、持续的监测可及时发现有关的并发症，并做出快速处理，防止造成严重后果。

另外，根据监测结果能了解肠外营养治疗的效果，并可及时调整肠外营养的配方，随着不同病程的病情变化进行调整以适合患者的需要，有利于进一步提高肠外营养治疗的效果。肠外营养的监测内容一般可分为常规监测和特殊监测两大类。

1. 肠外营养的常规监测指标

（1）每天的出入水量：可了解患者的体液平衡情况，以指导调整每天的静脉补液量。对危重症患者应有较精确的记录，特别是要正确记录24小时尿量和消化液丢失量，汗液量（发热患者）和从呼吸道丢失的液量（气管切开的患者）也不应忽视。

（2）体温、脉率和呼吸的变化：需要注意接受肠外营养治疗患者的每天体温、脉率和呼吸的变化，以便及时发现有无营养液输入引起的不良反应和感染并发症。

（3）尿糖和血糖：为了了解机体对输入葡萄糖的代谢和利用情况，应在肠外营养治疗开始前和实施后定期测定患者的尿糖和血糖，以指导调整每天输入葡萄糖和胰岛素的剂量，避免发生高血糖、低血糖等并发症。对于接受单用葡萄糖作为供能物质的肠外营养治疗糖尿病的患者和原患有糖尿病的患者，更应重视尿糖、血糖的严密监测，一般每天测尿糖2～4次。如血糖值持续稳定，病情也趋于稳定，则可每周测1次。对于处于严重应激状态和糖尿病患者，血糖值常很不稳定。为及时调整葡萄糖和胰岛素的用量，在营养治疗的初期需要每天测血糖数次。为避免反复抽血和立即获得测定结果，可用微型的快速血糖测定仪在患者床旁操作，仅需要用细针刺破手指或耳垂皮肤后取一滴血，在2～3分钟就可报告血糖值。

（4）血清电解质浓度：包括血清钾、钠、钙、镁、磷浓度。肠外营养治疗最初3天内需要每天测1次，如测定结果稳定，则改为隔日测1次或1周测2次。以后当病情趋于稳定时每周测1次。如患者有电解质明显紊乱，则应勤测，必要时每天需要测2～3次。

（5）血常规检查：包括红细胞计数、血红蛋白浓度、白细胞计数及其分类和血小板计数。一般每周查1～2次，如怀疑并发感染，应随时急查血白细胞计数和分类。如有血小板计数下降，除首先考虑可能由血液系统、脾、肝疾病等因素引起外，还需要想到是否有必需脂肪酸和（或）铜缺乏的可能，并进行有关的进一步检查，以确诊和指导正确治疗。总淋巴细胞计数能反映免疫功能。

（6）肝、肾功能：包括血清总胆红素、结合胆红素、天冬氨酸转氨酶（aspartate transaminase，AST）、丙氨酸转氨酶（alanine aminotransferase，ALT）、碱性磷酸酶（alkaline phosphatase，ALP）、γ谷氨酰转肽酶（γ-GT）、尿素氮（blood urea nitrogen，BUN）、肌酐等，一般每周测1～2次。若出现异常，应及时查找原因，对因处理，并调整营养支持方案（如氨基酸的量），以减轻肝脏的代谢负荷。同时定期检测血清蛋白（白蛋白、前白蛋白、转铁蛋白等）水平，了解肝脏的蛋白合成状况，其亦可反映营养支持效果。

（7）血脂浓度：主要包括血清总胆固醇、甘油三酯、低密度脂蛋白胆固醇、高密度脂蛋白胆固醇、载脂蛋白等，可每周或每2周测1次。

（8）脂肪廓清试验：判断输入的脂肪乳剂能否很好地被代替、利用，避免发生高脂血症。通常在停止输入脂肪乳剂12小时后抽血约3ml（用枸橼酸盐抗凝），以1200～1500r/min离心后观察血清颜色，如呈乳白色，表明输入的脂肪从血清中充分清除，不应再输入脂肪乳。对于代谢状况稳定，脂肪输入量超过1g/d的成人，可每周进行1次脂肪廓清试验。对于疑有脂肪代谢紊乱的患者（如肝肾功能不全，未获控制的糖尿病、脓毒症等），如使用脂肪乳剂，则需要每天进行此试验。

（9）体重：如排除水代谢异常（脱水或水肿）因素的影响，体重改变可直接反映成人的营养状态，因此体重是评估营养状态的一项重要、常用的指标。一般可每周测量体重1～2次。为更正确地评估体重变化的意义，最好用理想体重百分率和病前体重百分率来表示。

（10）人体测量：主要测定上臂中点肌肉周径（可反映全身骨骼肌量的变化）和三头肌皮褶厚度（可反映全身脂肪的储量变化），通常每周测定1次。

（11）血清蛋白浓度：机体蛋白质（特别是内脏蛋白质）的代谢情况，常可通过血清中有关蛋白质（尤其是半衰期短的蛋白质）的浓度变化得到反映，通常可测定血清白蛋白、转铁蛋白、甲状腺素结合前白蛋白、视黄醇结合蛋白及纤维连接蛋白等，它们的半衰期分别为21天、8天、2天、12小时及15～20小时。一般可每周测定1次，以了解营养支持治疗的效果。

（12）血气分析：可借以了解体内酸碱平衡情况。在开始TPN时一般每天测定，如无异常，则可每1～2周测1次。危重症患者有明显异常时应严密监测。

（13）凝血功能：通过检测出凝血指标，了解机体凝血功能。若存在严重出血倾向、凝血指标明显异常，应慎用脂肪乳剂，特别是鱼油脂肪乳剂，其对凝血功能有影响。

2.肠外营养的特殊监测指标

（1）血清渗透压：当怀疑可能有血液高渗情况时应及时用冰点渗透测定仪测血清渗透压（成人的正常值为285～295mmol/L），在积极治疗的同时应作严密监测，直到其恢复正常。如暂无渗透压测定仪，可用下列公式来估算。

$$血清渗透压（mmol/L）=2[血清钠（mmol/L）+血清钾（mmol/L）]+$$
$$血糖（mmol/L）+血清尿素氮（mmol/L）$$

（2）24小时尿钠、尿钾定量：当接受TPN治疗的危重患者存在明显钠、钾代谢紊乱时，需每日测定1次24小时尿钠和尿钾的排出总量。可留置患者24小时尿液于洁净容器中，取混合尿样本，测尿钠、尿钾浓度，测定结果乘以24小时尿量，即得出24小时尿钠和尿钾的总量。正常值尿钠为130～217mmol/24h，尿钾为50～100mmol/24h。

（3）胆囊B型超声波检查：对接受TPN治疗超过两周的患者，宜每1～2周用B型超声波探测胆囊容积、胆汁稠度即有无胆泥等情况，结合肝功能检查结果综合评定肝胆系统是否受损和有无淤胆的情况。

（4）肌酐：肌酐是肌肉中磷酸肌酸代谢后的产物，其在尿中的排出量大致与瘦体组织量成正比。收集患者24小时尿液，测肌酐排出量，将其除以与患者相同身高正常人每日从尿中排出肌酐的预计量（即所谓的理想肌酐值，可查有关表获得），就能求出肌酐身高指数，如小于0.8提示有营养不良。一般可每两周测定1次。

（5）血清氨基酸谱分析：可每周测定1次或作不定期测定，以指导调整肠外营养配方，获得更佳疗效。

（6）血清微量元素和维生素浓度：当怀疑患者有微量元素和维生素缺乏时做测定。对于长期禁食、接受长期TPN和家庭肠外营养治疗的患者，要注意其发生微量元素和维生素缺乏的可能，需做这方面的监测。

（7）尿3-甲基组氨酸：尿3-甲基组氨酸含量能反映肌肉蛋白质的分解程度，可作为评估营养状态的一项参数。现已公认尿中3-甲基组氨酸排出量增加是蛋白分解加重的一个可靠指标。可动态观察接受TPN患者尿中3-甲基组氨酸含量的变化，如量逐渐减少常提示应激程度减轻及营养治疗有效。

（8）微生物污染的监测：中心静脉导管皮肤入口处每周用棉拭子作一次细菌和真菌培养。当患者有与原发病无关的明显发热时，需怀疑是否存在由肠外营养治疗时引起的感染性并发症，应立即取所输营养液的残液、患者血液作细菌和真菌培养，必要时拔除中心静脉留置导管，将导管尖端送细菌、真菌培养。

二、肠内营养的常见胃肠道并发症及处理

胃肠道方面的并发症是肠内营养支持过程中最常见的并发症，也是影响临床肠内营养支持实施普及的主要因素。恶心、呕吐、腹泻、腹胀、肠痉挛等是临床

上常见的消化道症状，大多数能够通过合理的操作预防和及时纠正、处理。

（一）恶心、呕吐

恶心、呕吐在接受肠内营养支持的患者中的发生率为10%～20%，其原因是多方面的。在意识障碍患者，呕吐常造成误吸、肺部感染及败血症。恶心、呕吐的原因很多，主要有营养液气味难闻、高渗透压导致胃潴留、输注速度过快、乳糖不耐受、营养液配方中脂肪含量过高等。其中胃排空障碍是恶心、呕吐最主要的原因。胃排空障碍常见于低血压、感染、应激状态及麻醉和手术后，胃浸润性肿瘤、各种自身免疫疾病、迷走神经切除等均可影响胃排空，吗啡、可待因、芬太尼及抗胆碱能药物等均可影响胃动力。

临床上肠内营养支持时出现的恶心、呕吐如果怀疑是由胃排空障碍所致，应停用麻醉药，改用低脂肪含量的制剂，保持营养液于室温状态，降低营养液的输注速度至20～25ml/h，或应用促胃动力药物。一旦患者耐受性改善，则逐步增加营养液的输注速度和输注量。同时应监测胃内残余液体量，避免胃潴留发生，输注方式以间歇性滴注为佳。

（二）消化或吸收不良

消化或吸收不良是指脂肪、碳水化合物、蛋白质、维生素、电解质、矿物质和水吸收障碍。临床上表现为不明原因的体重下降、脂肪泻、腹泻、贫血、手足搐搦、骨骼疼痛及病理性骨折、出血、皮炎、神经病变、舌炎和水肿。

消化或吸收不良的原因有克罗恩病、肠道憩室、放射性肠炎、肠瘘、自身免疫疾病、胰腺功能不足、短肠综合征等。因此，上述疾病的患者在实施肠内营养时，应密切监测患者情况，一旦出现消化、吸收不良症状，应改为肠外营养支持。

（三）腹泻

腹泻是肠内营养支持中最常见的并发症，其原因有很多，分为管饲因素和非管饲因素，重要的是对腹泻的原因做出正确评估。一般说来，每天粪便排出量＞500ml或每天排便次数＞3次，连续超过2天，即可认为是腹泻。临床上在输注肠内营养液时应注意输注速度，量、浓度应逐步递增，使肠道逐步适应。肠内营养液要新鲜配制和低温保存，避免污染。应注意由脂肪含量过高所致的脂肪泻，乳糖不耐受及有关药物所致的腹泻。及时纠正严重营养不良的低蛋白血症和肠道黏膜萎缩，明确是否存在短肠综合征或其他肠道疾病。一旦出现腹泻，应鉴别腹泻的原因，并进行相应处理，调整肠内营养制剂，添加膳食纤维，降低营养液浓度，减慢输注速度，在饮食中加入抗痉挛或收敛药物以控制腹泻。白蛋白有助于维持胶体渗透压，增加肠道的吸收能力。因此，在肠内营养支持同时补充适当的白蛋白可防止由低蛋白血症造成的腹泻。如果腹泻严重，则暂时停止肠内喂养，改为肠外营养支持。

（四）腹胀与肠痉挛

腹胀、肠痉挛是肠内营养支持常见的并发症，输注速度过快、营养液温度过低、高渗透压均能引起肠痉挛、腹痛和腹胀。当出现上述症状时，首先要鉴别患者是否存在机械性或麻痹性肠梗阻，如果存在肠梗阻，则应及时停止肠内营养支持，或通过调整肠内营养制剂、降低营养液浓度、减慢输注速度或注意营养液温度等措施减轻或消除上述症状。

（五）便秘

肠内营养引起便秘的情况较少，原因有脱水、饮食不适当、长时间卧床缺乏活动、肛门粪块嵌塞和肠梗阻。脱水常见于长时间应用高浓度、高能量密度制剂且限制入水量的患者。因此，肠内营养支持时应适当注意水分补充。目前，有富含纤维素的肠内营养商品制剂，其可有效减少便秘发生。

第四节　食管癌家庭营养实施

肿瘤患者的手术治疗、放疗、化疗都会破坏部分正常的健康组织，损伤部分正常细胞，降低机体的免疫功能和抗肿瘤能力，饮食治疗可以预防这些治疗对机体的损害、修复被损伤的组织和细胞，同时也可帮助机体杀死残留的癌细胞。手术治疗的并发症较多，创口易感染，愈合时间延长，机体恢复亦较慢，合理的营养饮食治疗，能帮助调整机体恢复平衡状态，减少术后并发症，促进早日康复。化疗后消化道反应较严重，严重的反应可使化疗中止，合理的饮食治疗可减轻化疗的消化道反应，又可帮助提高机体的抗癌能力，以利于接受进一步的治疗。放疗常造成消化系统消化吸收障碍，必要的饮食治疗可以预防和减轻肿瘤患者的放疗不良反应，减少辐射损害。

合理营养要求膳食既能提供肿瘤患者所需的全部营养素，又能避免发生缺乏或过量的情况。其不仅需要考虑食物中所含营养素的种类和数量，还必须考虑食物合理的加工方法、烹饪过程中如何提高消化率和减少营养素损失等问题。同时肿瘤患者不同时期有着不同的营养素需求。营养配餐就是按患者的需要，根据食物中各种营养物质的含量，设计食谱，使人体摄入的蛋白质、脂肪、碳水化合物、维生素和矿物质等几大营养素比例合理，即达到膳食平衡。

一、营养平衡要点

（一）膳食中三种宏量营养素需要保持一定的比例平衡

膳食中蛋白质、脂肪和碳水化合物除了各具特殊的生理功能外，其共同特点是提供人体所必需的能量。所以在讨论能量时也将它们称为产能营养素。在膳食中，这三种产能营养素必须保持一定的比例，才能保证膳食平衡。若按其各自提供的能量占总能量的百分比计，则蛋白质占10%～15%，脂肪占20%～30%，碳水化合物占55%～65%。

（二）膳食中优质蛋白质与一般蛋白质保持一定的比例

常见食物蛋白质的氨基酸组成都不可能完全符合人体需要的比例，多种食物混合食用，才容易使膳食氨基酸组成符合人体需要的模式。故在膳食构成中要注意将动物性蛋白、一般植物性蛋白和大豆蛋白进行适当搭配，并保证优质蛋白质占蛋白质总供给量的1/3以上。

（三）饱和脂肪酸、单不饱和脂肪酸和多不饱和脂肪酸之间的平衡

不同食物来源的脂肪，脂肪酸组成不同。饱和脂肪酸可使血胆固醇升高，不饱和脂肪酸特别是必需脂肪酸及鱼贝类中的二十碳五烯酸（BPA）和二十二碳六烯酸（DHA）具有多种有益的生理功能，一般认为，脂肪提供的能量占总能量的30%以内，饱和脂肪酸提供的能量占总能量的7%左右，单不饱和脂肪酸提供的能量占总能量的比例在10%以内，剩余的能量均由多不饱和脂肪酸提供为宜。

二、围术期营养管理

（一）围术期的营养管理目标

在积极治疗期间，维持能量平衡或预防体重丢失是最主要的营养目标，尤其是对已经发生营养不良或直接接受消化道治疗的患者。在治疗预案中应包括营养状况评估和营养治疗计划，重点放在当前的营养状况及预见治疗相关的营养问题。如果患者有饱胀或食欲减退，采用少量多餐方式增加进食量。常规饮食不能满足营养需求时可以使用营养加餐或饮品。商业化或家庭制作的高营养素密度饮品有助于增加能量和营养素摄入，如果这些支持性措施不能满足营养需求，短期可以采取肠内营养或肠外营养支持。

（二）围术期的营养管理内容

肿瘤患者手术治疗后，由于麻醉、出血及手术创伤，特别是消化道手术后加以禁食及胃肠减压等，胃肠产生功能紊乱。故一般宜先给予流质、半流质饮食，然后根据手术后患者的不同情况选择不同膳食种类。饮食治疗即适当补充营养、热量，给予高蛋白、高维生素类，易于消化吸收的食物。在食物的选择上除了牛奶、鸡蛋外，应鼓励患者适当多吃新鲜蔬菜、水果。手术后出现口干舌燥时可给予梨、甘蔗汁等。

三、化疗期间营养管理

（一）化疗患者的膳食原则

饮食应清淡、易消化，可进食少渣半流食或少渣软饭。忌食油腻、难消化和刺激性食物。食欲差的患者应少量多餐。为防止或减轻骨髓抑制引起的红细胞、白细胞、血小板下降，应食用猪肉、牛肉、羊肉、禽肉、鱼类及红枣、花生等食物。烹调方法以煮、炖、蒸为佳，应尽可能将油撇掉。为纠正化疗患者的缺铁性贫血，可选用含铁质丰富的食物，如牛肉、羊肉、猪肉、鸡鸭肉、肝脏、肾脏、瘦肉、蛋黄。蔬菜类中可食用菠菜、芹菜、西红柿等。水果类中可选用杏、桃、葡萄干、菠萝、杨梅、柚子和无花果等。为提高机体的细胞免疫功能，可食用香菇、猴头菇、木耳等多糖类食物。

（二）化疗患者的膳食注意事项

1. 饮食应富含蛋白质　有些化疗患者存在腹泻，不仅对食物的消化吸收能力减弱，而且丢失大量蛋白质，此时需要补充更多的蛋白质，一般来说，肉、蛋、奶、豆制品和各种坚果均可提供优质蛋白质。为预防和纠正贫血，应食用含铁丰富的食物，如动物肝脏、瘦肉、菠菜等。化疗药引起骨髓抑制，如血红蛋白下降，白细胞及血小板减少等，则多用补骨生髓之品，如红枣、动物肝脏、肉、牛奶、鸡蛋、猪骨髓、牛骨髓、核桃、花生、龙眼肉、菠菜、甲鱼、银耳、猴头菇、赤小豆等。

2. 腹泻的化疗患者应多食用钾丰富的食物　因为腹泻时大量钾离子丢失，而体内又不能制造此类物质，只能从食物中摄取。土豆、桃、杏等食物含钾比较高。同时应多补充水分，一般以温开水、淡茶为宜，不宜饮用咖啡、浓茶和各种酒类。严重便秘的患者应增加纤维素的摄入。

3. 如化疗期间出现畏食、恶心、呕吐和味觉异常，应采取以下措施。

（1）在化疗期间，可含服具有止呕作用的食物，如生姜（可用新鲜生姜取汁，将姜汁滴在舌头上，慢慢咽下，常能止住恶心）。食用清淡食物，食物在胃内排空快，可减少呕吐发生。

（2）增进食欲：了解患者平时对食物的喜好，注重食物的色、香、味，并在花样制作上不断翻新。为促进消化吸收，放松肌肉和缓解进食时的精神紧张，可在就餐前半小时进行10～15分钟的活动或锻炼。

（3）少量多餐：每天5～6餐。

（4）化疗可引起口腔和咽喉发炎甚至溃疡，可出现口干舌燥、味觉丧失、咽部疼痛、吞咽困难等症状，影响化疗患者进食。饮食应以清凉的软食为主，可多食用面条、稀饭、酸奶、蛋羹、菜泥、肉糜等。绿豆汤、梨汁、藕汁等可缓解口干。少进食刺激性、过热或酸性食物。对于严重吞咽困难患者，应食用流食或糊状食物。表14-10、表14-11列举了普通化疗患者一日食谱及患者出现恶心、呕吐时一日参考食谱。

表14-10　普通化疗患者一日食谱举例

餐别	食物名称	原料	重量（g）	三餐能量构成比（%）
早餐	馒头	面粉（标准）	50	23.0
	煮鸡蛋	鸡蛋（白皮）	50	
	纯牛奶	纯牛奶	250	
早加餐	苹果	苹果（均值）	100	8.9
	全营养素	整蛋白型全营养素	25	
午餐	黑米饭	稻米（均值）	75	23.8
		黑米	10	
	清蒸鱼	鲢鱼	100	
	炒菠菜	菠菜（赤根菜）	100	
	午餐用油	花生油	15	
午加餐	核桃	核桃（干）	30	11.1
晚餐	软面条	挂面（均值）	75	29.7
	清炒冬瓜	冬瓜	100	
	胡萝卜炖肉	牛肉（瘦）	20	
		胡萝卜	50	
	晚餐用油	花生油	15	
晚加餐	酸奶	脱脂酸奶	100	3.5
全天	烹调用盐	精盐	6	

表14-11 恶心、呕吐患者一日参考食谱

餐别	食物名称	原料	重量（g）	三餐能量构成比（%）
早餐	馒头	面粉（标准）	75	25.0
	煮鸡蛋	鸡蛋	50	
	冲燕麦片	燕麦片	30	
	拌胡萝卜丝	胡萝卜	20	
	饼干	饼干（均值）	30	
早加餐	橙汁	橙子（均值）	150	3.8
午餐	米饭	稻米（均值）	100	35.1
	清蒸鱼	鲈鱼	100	
	蒸山药	山药	50	
	青菜豆腐汤	南豆腐	75	
		小白菜	150	
	午餐用油	菜籽油	5	
午加餐	猕猴桃	猕猴桃	100	2.5
晚餐	米饭	稻米（均值）	100	28.7
	芹菜牛肉丝	芹菜茎	100	
		牛肉（瘦）	50	
	紫菜蛋花汤	紫菜	5	
		鸡蛋	50	
	晚餐用油	菜籽油	5	
晚加餐	牛奶	脱脂牛奶	250	4.9
全天	烹调用盐	精盐	5	

四、放疗期间营养配餐

患者在治疗期间通常出现口干、咽痛、恶心、畏食、吞咽干燥、尿黄尿少等症状，放疗还可以造成口腔、咽喉、食管等处的放射性炎症。宜选用营养丰富、清淡易消化的食物，食用半流质饮食或质软的食物，如牛奶、鸡蛋、藕粉、碎烂面条等，或肠内营养制剂口服补充。注意色、香方面的加工，通过视觉和嗅觉增加食欲。忌食辛辣刺激性食物。在放疗过程中如出现热证，可食生梨、甘蔗、西瓜、橄榄等食物以减轻症状。表14-12列举了普通放疗患者一日食谱。

表 14-12 普通放疗患者一日食谱举例

餐别	食物名称	原料	重量（g）	多餐能量构成比（%）
早餐	杂粮粥	稻米（均值）	50	15.1
		赤小豆	10	
	煮鸡蛋	鸡蛋	50	
早加餐	番茄汁	番茄	50	0.5
午餐	红枣饭	稻米（均值）	100	37.0
		枣	10	
	清蒸鱼	鳜鱼	100	
	鲜菇炒鸡丝	蘑菇	50	
		鸡胸肉	50	
	麻酱凤尾	莴苣叶	150	
		芝麻酱	5	
	午餐用油	色拉油	10	
午加餐	杏仁	杏仁	30	9.6
晚餐	玉米饭	稻米（均值）	100	30.1
		玉米楂	10	
	番茄炖牛肉	番茄	150	
		牛肉（瘦）	50	
	晚餐用油	色拉油	10	
晚加餐	牛奶	纯牛奶	250	7.7
全天	烹调用盐	精盐	6	

第十五章　食管癌患者的心理困扰管理

我国为食管癌高发区，死亡率较高。早期食管癌无吞咽困难，可陆续出现进干硬食物时偶有梗阻感，或出现呃逆、胸骨后疼痛、食管内异物感及咽喉部干燥、紧束和胸骨后闷胀不适。一旦患了食管癌，心理因素对疾病的治疗及预后有很大影响。通常在心理反应中，既暴露出消极的一面，又蕴含着积极的一面。有眷恋、期待等正性心理特征，也有失望、恐惧、愤怒、焦虑等表现。医护人员要抓住患者积极的心理状态和行为方式，采取有效措施，提高机体抗病能力，有助于病情缓解和改善。

对于食管癌患者来说，焦虑和抑郁情绪是一种十分常见的共患病，也是食管癌的独立危险因素。一方面，由于疾病的影响，食管癌患者出现焦虑、抑郁等情绪；另一方面，这种焦虑、抑郁等负性情绪反过来会影响患者的生活质量及食管癌的预后和转归。

第一节　食管癌患者心理特点

食管癌的早期症状相对隐匿、检出率较低。有研究显示，我国大多数患者在确诊时已处于中晚期，确诊恶性肿瘤是严重的心理应激事件，容易引起一系列的心理应激反应，并且可能引发患者家庭功能和社会功能改变，患者通常紧张不安，出现焦虑、抑郁、震惊、恐惧、病耻感、自我认同降低和人际关系敏感等心理体验。

以手术为主的综合治疗是目前治疗食管癌的首选方式。但手术创伤、麻醉、术后并发症及各种必要的医护措施均会加重患者的心理负担，导致患者通常回避，不承认自己有病，表现沉闷，内心痛苦，不能积极求医诊治，甚至拒绝治疗，相继出现失眠、食欲差。随着时间推移，症状加重，在家人的劝导下勉强进医院，等待手术治疗。

放化疗阶段，患者普遍存在癌性疲乏、疼痛、恶心、呕吐等躯体不适，治疗期间出现的乏力、脱发、食欲丧失、腹泻及失眠等一系列不良反应使食管癌患者心理负担加重，焦虑、抑郁及自我形象紊乱等情绪更加明显。

康复期受疾病本身的影响，患者会出现疼痛、精力不足、身体活动受限等躯体症状，长期的焦虑、抑郁等情绪，使患者自我评价能力降低、人际交往减少。同时，由于担心肿瘤复发、医疗费用高昂和自身劳动力下降，患者对未来生活的信心不足。

第二节　食管癌相关常见精神心理症状与干预

国内有研究报道，食管癌患者焦虑、抑郁的发生率为48.9%和46.7%，而体能差和疼痛是食管癌患者发生焦虑、抑郁的重要影响因素。恐惧疾病、治疗不良反应、家庭支持差、治疗效果不理想、死亡威胁、照护问题、治疗费用也是食管癌患者焦虑的影响因素。食管癌术后化疗的患者常会出现脱发、食欲差、体重减轻、反流、疲劳、失眠、恶心等症状，且症状困扰与焦虑、抑郁相互影响。放疗是食管癌非常重要的常规治疗方法，有报道放疗前患者的焦虑、抑郁水平显著高于正常对照，在放疗开始后约4周显著下降，放疗前的教育干预有助于缓解患者的焦虑、抑郁。

一、焦虑障碍

像其他恶性肿瘤一样，确诊食管癌是一个重大的负性事件和应激事件，患者不得不面对恶性肿瘤给自己生活带来的巨大变化，有部分患者在面对食管癌时会出现精神心理障碍。其中，焦虑障碍（anxiety disorder）在恶性肿瘤患者中很常见。面对威胁生命的疾病时，个体会表现出焦虑反应，其通常在2周内逐渐消失，若焦虑症状持续存在，并对个体造成明显影响，则可能发展为焦虑症及相关障碍。

（一）病因

对于多数患者来说，焦虑症状是对恶性肿瘤本身及其治疗的反应，导致心理痛苦水平增高；同时放疗和化疗引起的不良反应，如恶心呕吐、疲乏等症状，常加重患者的焦虑情绪。某些恶性肿瘤本身如神经内分泌肿瘤（如嗜铬细胞瘤）、肺癌（小细胞肺癌）、甲状腺癌等均可引起焦虑。此外，多种常用药物如干扰素、短期大剂量应用类固醇激素，使用哌甲酯、环孢素及沙丁胺醇气雾剂等，或突然停用大剂量酒精、麻醉镇痛药及镇静催眠药等都可引起不同程度的焦虑。周期性化疗中会出现预期性恶心呕吐，与精神因素有关，这种恶心呕吐通常伴随焦虑、抑郁。

（二）焦虑的临床表现

1. 精神焦虑　精神上过度担心是焦虑症状的核心，表现为对未来可能发生的、难以预料的某种危险或不幸事件经常担心。有的患者不能明确意识到他担心的对象或内容，而只是一种提心吊胆、惶恐不安的强烈内心体验，称为自由浮动性焦虑。

有的患者担心的也许是现实生活中可能发生的事情，但其担心、焦虑和烦恼的程度与现实很不相称，称为预期焦虑。患者常有恐慌的预感，终日心烦意乱、忧心忡忡、坐卧不宁，似有大祸临头之感。

2. 躯体焦虑　表现为运动不安与多种躯体症状。运动不安：可表现为搓手顿足，不能静坐，不停地来回走动，无目的的小动作增多，有的患者表现为舌、唇、指肌震颤或肢体震颤。躯体症状：胸骨后压缩感是焦虑的一个常见表现，常伴有气短。

3. 肌肉紧张　表现为主观上的一组或多组肌肉不舒服的紧张感，严重时有肌肉酸痛，多见于胸部、颈部及肩背部肌肉，紧张性头痛也很常见。

4. 自主神经功能紊乱　表现为心动过速、皮肤潮红或苍白、口干、便秘或腹泻、出汗、尿意频繁等。

5. 觉醒度提高　表现为过分警觉，对外界刺激敏感，易于出现惊跳反应；注意力难于集中，易受干扰；难以入睡、睡中易惊醒；情绪易激惹；感觉过敏，有的患者能体会到自身肌肉跳动、血管搏动、胃肠道蠕动等。

6. 其他症状　广泛性焦虑障碍患者常合并疲劳、抑郁、强迫、恐惧、惊恐发作及人格解体等症状，但这些症状常不是疾病的主要临床表现。

（三）焦虑症的表现形式

1. 惊恐障碍（急性焦虑发作）

（1）情绪症状：患者几乎跟正常人一样。而一旦发作（有的有特定触发情境，如封闭空间等），患者会突然出现极度恐惧的心理，体验到濒死感或失控感。

（2）自主神经系统症状：胸闷、心悸、呼吸困难、出汗、全身发抖等。

（3）一般持续几分钟到数小时，发作开始突然，发作时意识清醒。

2. 广泛性焦虑障碍（慢性焦虑）

（1）情绪症状：在没有明显诱因的情况下，患者经常出现与现实情境不符的过分担心、紧张害怕，这种紧张害怕常没有明确的对象和内容。患者感觉自己一直处于一种紧张不安、提心吊胆、恐惧、害怕、忧虑的内心体验中。

（2）自主神经症状：头晕、胸闷、心悸、呼吸急促、口干、尿频、尿急、出汗、震颤等躯体方面的症状。

（3）运动性不安：坐立不安，坐卧不宁，很难静下心来，明显影响日常生活。

（四）评估工具

广泛性焦虑自评量表（general anxiety disorder-7，GAD-7）包含7个条目，每个条目评分为0～3分；制订者推荐≥5分、≥10分和≥15分分别代表轻度、中度和重度焦虑。王贝蒂等研究发现GAD-7在恶性肿瘤患者的应用中有较好的信度和效度，能有效筛查和评估恶性肿瘤患者广泛性焦虑的状况。

另外，医院焦虑抑郁量表（hospital anxiety and depression scale，HADS）具有良好的信度和效度，广泛应用于综合医院患者焦虑和抑郁情绪的筛查和研究。国内常用的中文版医院焦虑抑郁量表经翻译并校对后在我国综合医院患者中开始应用，研究以9分为分界点，焦虑和抑郁分量表敏感度均为100%，特异度分别为90%和100%。Mitchell等对45个短或超短评估工具进行了综述分析，结果显示在临床中使用HADS既能保证结果的有效性，也能确保临床应用的可接受性。

（五）焦虑的干预

对焦虑有效的干预包含心理干预和药物干预。循证医学证据支持使用社会心理和精神药物的干预方式预防或减轻焦虑症状。由于肿瘤本身和治疗导致的心理、躯体症状常并存，因此应早期识别焦虑障碍。针对焦虑障碍的治疗，应全过程整合到恶性肿瘤的治疗中，作为综合治疗的一部分。

1. 心理干预　针对恶性肿瘤患者的心理干预方法有很多，根据干预内容可分为支持教育性干预和治疗性干预，一些新患者和接受化疗前患者的治疗方向是减轻焦虑，增强自我效能。

在临床上，教育支持性心理治疗简单实用，是最常用的方法，可以由大多数临床肿瘤医生提供。更多针对焦虑障碍的治疗性干预、压力管理，包括认知行为和合理情绪法、正念疗法及催眠等也能降低患者焦虑，是心理干预的重要组成部分。

支持性心理治疗的关键是耐心倾听、有效沟通、教育患者，支持性心理治疗反映非定向的方法，允许患者加工他们与恶性肿瘤相关的经验，经常以团体方式进行。放松训练可以单独使用或整合到多模式干预。认知行为治疗是治疗焦虑的一线疗法，一项随机对照研究发现，与常规健康教育相比，认知行为治疗在减轻或消除食管癌患者焦虑情绪方面效果明显。其他如运动疗法、音乐治疗也可以缓解患者的焦虑状态。

2. 药物干预　一般而言，根据患者焦虑的严重程度决定是否使用药物。轻度焦虑采用心理支持性治疗或行为治疗就能解决，但对于持续恐惧、焦虑或失眠的患者，需要药物治疗，药物治疗疗效显著且起效快。苯二氮䓬类药物常用于肿瘤患者，以治疗焦虑，特别是惊恐发作，也用于缓解恶心和失眠。基于药物相互作用的考虑，应用抗焦虑药时要明确抗焦虑药物和恶性肿瘤治疗药物之间可能存在的相互影响，药物要从小剂量开始服用，如果耐受性好，再逐渐增加剂量。由于恶性肿瘤患者的体质、代谢状态发生了改变，药物维持剂量要比健康个体低，使用期限也需要个体化。表15-1列出了常用于恶性肿瘤患者的抗焦虑药及已知的循证证据。

表15-1　常用于恶性肿瘤患者的抗焦虑药及证据等级

药物	剂量范围	证据等级	备注
1. 苯二氮䓬类			
阿普唑仑	0.2～1.2mg, po, q4～24h	Ⅱ	起效迅速，快速耐受
劳拉西泮	0.25～2.0mg, po, q4～12h	Ⅰ	无代谢方面不良反应，可用于肝脏肿瘤或转移瘤，减轻恶心或呕吐
奥沙西泮	7.5～15mg, po, q8～24h		无代谢方面不良反应
地西泮	2～10mg, po/im, q6～24h		对慢性持续焦虑有效
氯硝西泮	0.5～2.0mg, po/im, q6～24h		对慢性持续焦虑、发作性焦虑或冲动行为有效
2. 抗抑郁药			
帕罗西汀	20～40mg/d, po	Ⅱ	治疗惊恐障碍，恶心、镇静作用较强
氟西汀	20～40mg/d, po	Ⅱ	治疗焦虑、抑郁、疲乏、精力不足
艾司西酞普兰	10～20mg/d, po		治疗惊恐障碍，恶心、疲乏
氟伏沙明	50～200mg/d, po		治疗焦虑、失眠
舍曲林	50～200mg/d, po	Ⅱ	治疗焦虑、抑郁、疲乏、精力不足
度洛西汀	20～120mg/d, po		治疗焦虑、失眠
曲唑酮	50～100mg/d, po		治疗伴有抑郁的焦虑障碍，头晕、恶心
文拉法辛	75～225mg/d, po		治疗广泛性焦虑障碍，恶心
米氮平	7.5～45mg/d, po	Ⅲ	治疗伴有焦虑的抑郁障碍，失眠、恶心
3. 抗精神病药			
奥氮平	1.25～10mg/d, po		镇静作用较强，化疗相关的呕吐
喹硫平	25～100mg/d, po		镇静作用较强

　　注：po. 口服；im. 肌内注射。Ⅰ表示多元随机对照研究，足够的样本（较好的安慰剂对照研究）；Ⅱ表示至少有一个随机对照（较好的安慰剂对照研究）；Ⅲ表示前瞻性研究、病例分析或高质量的回顾性研究。

二、抑郁障碍

（一）概述

肿瘤的发生发展与心理社会因素有着不可忽视的联系，抑郁在肿瘤患者中非常普遍，但是常被忽视，既往研究显示抑郁是晚期肿瘤患者生活质量差的一项独立预测因素。Han等研究中食管癌患者抑郁患病率甚至达到52.8%。

长期负性生活事件[如恶性肿瘤确诊和（或）治疗应激]，如处理不得当，会引起明显的抑郁心理体验，同时抑郁也会促进肿瘤发展，从而明显影响患者的生活、工作和社会功能，因而抑郁障碍的发生与肿瘤的发展进程相关，Meyer等对628例晚期恶性肿瘤患者抑郁的患病率进行了调查，结果发现，相比早期肿瘤，晚期肿瘤患者更易出现抑郁。肿瘤相关性抑郁（cancer-related depression，CRD）是指由肿瘤诊断、治疗及其并发症等导致患者失去个人精神常态的情绪病理反应。

（二）抑郁的临床症状

1. 核心症状　情绪低落；兴趣减退、享乐不能；精力不足、过度疲乏。

2. 心理学伴随症状　焦虑，自卑、自责，或内疚感；精神病性症状、认知扭曲，一般与抑郁心境相吻合；认知功能下降，思考能力下降；反复出现消极观念，或有自杀、自伤行为；精神运动性症状（激越或迟滞）；自知力不完整。

3. 躯体伴随症状　疼痛，经常而持续的疼痛，如头痛、背痛、腹痛、肌痛等，不能完全用生理过程或躯体障碍加以解释；睡眠紊乱，如失眠、早醒、睡眠过多或节律紊乱；食欲紊乱，如厌食或贪食，伴体重明显减轻或增加；性欲减退或快感缺失等。

4. 非特异性躯体症状　其他不能完全用生理原因加以解释的躯体症状，常见的有消化道症状、心血管症状、神经系统症状等。

（三）诊断依据与评估

目前临床主要使用的诊断标准是国际疾病分类第10版（ICD-10）中精神和行为障碍的分类，诊断中需要注意，抑郁障碍的症状与肿瘤本身引起的临床症状很相似，如自主神经功能症状（如食欲缺乏、胃肠功能紊乱、性欲下降等），所以需要仔细鉴别。同时，除了下丘脑-垂体-肾上腺（甲状腺）轴相关激素外，某些抗癌药物也可以引起抑郁症状。

目前还没有明确的适用于肿瘤临床的评估工具。患者健康问卷-9（patient

health questionnaire-9，PHQ-9）内容简单且操作性强，被广泛用于精神疾病的筛查和评估。该问卷已广泛用于恶性肿瘤患者的抑郁筛查，并证实该问卷具有良好的信度和效度，其是可操作性强、简单方便的抑郁筛查问卷。

临床或科研中常采用的筛查评估工具是医院焦虑抑郁量表（HADS），其是较完整的评估工具，具有良好的信度和效度，至少可以推荐用于晚期恶性肿瘤或姑息治疗的患者。贝克抑郁自评量表（Beck depression inventory，BDI）被广泛用于临床流行病学调查，它更适用于不同类型及不同分期的恶性肿瘤患者，能更好地用于筛查恶性肿瘤患者的抑郁障碍。

为了避免自评量表在筛查方法上的偏差，临床和科研中一般会同时选用2种以上的量表或问卷。

（四）抑郁的干预

抑郁障碍治疗包含心理治疗和抗抑郁药物治疗。对于轻到中度抑郁障碍患者，可首选心理治疗，而重度抑郁障碍患者则首选药物治疗。大多数情况下，可联合两种方法治疗抑郁障碍。

1. 心理治疗 对于肿瘤患者的抑郁障碍，可采取个体心理治疗或团体治疗的方式。常用的心理治疗方法有支持性心理治疗、认知行为治疗等。一般而言，支持性心理治疗可帮助患者减少孤独感，学习应对技巧。认知行为治疗可以缓解患者特殊的情绪、行为和社会问题，以减轻焦虑、抑郁和痛苦。国内的团体心理治疗比较成熟，英国国家卫生与临床优化研究所（National Institute for Health and Care Excellence，NICE）机构发布的抑郁识别和干预指南指出，针对轻度至中度抑郁症，首选团体或个体认知行为治疗；针对中度至重度抑郁症，首选个体认知行为治疗结合药物治疗。在欧美发达国家，认知行为治疗是治疗抑郁的主流心理治疗。其他综合干预方法包含情感干预（正念训练、冥想静观、放松训练、音乐疗法等）、家庭干预（家庭支持、家庭健康宣教等）、生活干预（个性化运动、膳食指导）、认知行为治疗、问题解决疗法、社区综合干预、社会支持、心理支持和临终关怀等。

2. 药物治疗 临床上，抗抑郁药物已经被广泛用来治疗各种躯体疾病伴发的抑郁障碍，而且研究表明抗抑郁药物对肿瘤相关性抑郁同样有效。选择性5-羟色胺（5-HT）再摄取抑制剂是近年临床上广泛应用的抗抑郁药物，主要药理作用是选择性抑制5-HT再摄取，使突触间隙5-HT含量升高而达到治疗抑郁障碍的目的，具有疗效好、不良反应少、耐受性好、服用方便等特点，主要包括氟西汀、舍曲林、帕罗西汀、西酞普兰和艾司西酞普兰等。163名伴有抑郁症状的晚期恶性肿瘤患者分别服用氟西汀（20mg/d）和安慰剂治疗12周，结果发现服用氟西汀可以提高患者的生活质量，减轻抑郁症状，且氟西汀的耐受情况良好。

　　新型抗抑郁药物文拉法辛和度洛西汀、米氮平是具有5-HT和去甲肾上腺素（NE）双重作用的新药，除了治疗抑郁外，在缓解患者躯体内感性不适和神经病理性疼痛方面相对有优势。米氮平可以有效改善恶性肿瘤患者的抑郁和失眠，此外，部分学者研究发现，米氮平还能改善恶性肿瘤患者恶病质、恶心和潮红等症状。国内有研究显示氟哌噻吨美利曲辛用于癌症患者，可缓解抑郁焦虑症状，该药还可以与阿片类镇痛药、常规止吐药等联用，增强镇痛、止吐疗效。表15-2列出了肿瘤患者常用的抗抑郁药物。

表15-2　肿瘤患者常用的抗抑郁药物

药物		起始剂量	维持剂量	不良反应	使用建议
选择性5-羟色胺再摄取抑制剂	舍曲林	25～50mg	50～200mg/d	用药初期可能出现胃肠反应，如恶心、呕吐等，抗胆碱能、口干、便秘、嗜睡、失眠、兴奋、焦虑；性功能障碍	注意药物的相互作用，不能和单胺氧化酶抑制剂（MAOI）合用，相互换药时需要间隔2周；肝功能异常、有癫痫病史、有出血倾向者慎用
	氟西汀	10mg	20～60mg/d		
	帕罗西汀	10mg	20～60mg/d		
	氟伏沙明	25mg	50～200mg/d		
	西酞普兰	10mg	10～20mg/d		
	艾司西酞普兰片	5mg	10～20mg/d		
三环类抗抑郁药	阿米替林	6.25～12.5mg	12.5～25mg/d	镇静，抗胆碱能等不良反应	神经病理性疼痛
SNRI	文拉法辛	18.75～37.5mg	75～225mg/d	胃肠反应，监测血压	神经病理性疼痛、内感性不适
	度洛西汀	20～30mg/d	60～120mg/d	胃肠反应	神经病理性疼痛、内感性不适
NaSSa	米氮平	7.5～15mg/d	60～120mg/d	镇静、体重增加	促进食欲、止吐，无性功能不良反应
其他	曲唑酮	25～50mg/d	60～120mg/d	头晕	伴有焦虑或失眠的轻中度抑郁者
	安非他酮	50～75mg/d	60～120mg/d	口干、失眠、恶心、便秘	无性功能不良反应，改善疲乏感
	氟哌噻吨美利曲辛片	1片	1～3片/天（通常是1～2次/天，早1片或早午各1片，或早2片、午1片）	可引起失眠，避免睡前服用	起效快，与阿片类镇痛药、止吐药联用可增强镇痛、止吐效果
	哌甲酯	5mg（早午各2.5mg）	10～60mg/d	头晕	起效快

　　注：SNRI.5-羟色胺去甲肾上腺素再摄取抑制剂；NaSSa.非选择性5-羟色胺和多巴胺逆向转运抑制剂。

三、失　　眠

失眠（insomnia）是指患者对睡眠时间和（或）质量不满足，并持续相当长一段时间，影响其日间社会功能的一种主观体验。

（一）失眠的主要临床表现

失眠的主要临床表现为入睡困难（入睡时间超过30分钟）、睡眠维持障碍（多梦、易醒、整夜觉醒次数≥2次、觉醒持续时间延长）、早醒（比往常早醒2小时以上和日间瞌睡增多）、睡眠质量下降、睡眠后不能恢复精力及总睡眠时间减少（通常少于6小时）。研究发现，癌症患者在病程的各个阶段都常伴随着不同程度的睡眠障碍，失眠是发生在癌症患者中最为常见的睡眠障碍，患病率为17%～57%，是普通人群的2～3倍。

（二）评估工具

1. 评估量表　匹兹堡睡眠质量指数（Pittsburgh sleep quality index，PSQI）主要用于评估最近1个月的睡眠质量。PSQI由19个自评条目和5个他评条目组成，其中18个条目组成7个因子，每个因子按0～3分计分，累计各因子成分得分为总分，总分范围为0～21分，得分越高，表示睡眠质量越差。

2. 辅助检查　多导睡眠图监测（polysomnogram，PSG）是在整夜睡眠过程中，连续并同步记录脑电、呼吸等10余项指标，记录次日由仪器自动分析后再经人工逐项核实。监测主要由三部分组成：①分析睡眠结构、进程和监测异常脑电；②监测睡眠呼吸功能，以发现睡眠呼吸障碍，分析其类型和严重程度；③监测睡眠心血管功能。其可以为慢性失眠的诊断、鉴别诊断提供客观依据，为选择治疗方法及评估疗效提供重要参考信息。

（三）失眠的治疗

1. 心理治疗　通常包括睡眠卫生教育、松弛疗法、刺激控制疗法及认知行为治疗（cognitive behavioral therapy for insomnia，CBT-I）等。针对失眠患者的有效行为治疗方法主要是认知行为治疗，应在药物治疗的同时进行认知行为治疗。研究表明，认知行为治疗对癌症患者的失眠是有效的，可以改善睡眠效率，缩短睡眠潜伏期，减少入睡后的觉醒时间，可持续有效至干预后6个月。

（1）松弛疗法：主要包括想象性放松、冥想放松、渐进性肌肉放松、腹式呼吸训练、自我暗示法。松弛疗法初期应在专业人员指导下进行，在整洁、安静的环境中，每天坚持练习2～3次，2～4周可见效，通常连续治疗6周以上。

（2）刺激控制疗法：加强床/卧室/就寝时间与快速而稳定的睡眠之间的联系。对于失眠者，需要做到以下几点：①只有在睡意来临时才上床；②床仅用于睡觉（或性生活）；③不要在床上做与睡眠无关的活动，如进食、玩手机、看小说、看电视等；④如果卧床20分钟不能入睡，应起床离开卧室，可从事一些简单活动，等有睡意时再上床；⑤不管前一天夜晚睡眠时间有多长，保持规律的起床时间；⑥如果没有午睡习惯，日间避免小睡，也不能延长午睡时间。

（3）睡眠限制疗法：通过缩短卧床清醒时间，增加入睡的驱动能力以提高睡眠效率。制定并遵守严格的床上休息时间。无论晚上睡了多久，是否疲倦，早上都要按时起床，养成规律的生物钟。具体内容如下：减少卧床时间以使其和实际睡眠时间相符，并且在1周的睡眠效率超过85%的情况下才可增加15～20分钟的卧床时间；睡眠效率低于80%时减少15～20分钟的卧床时间，睡眠效率在80%～85%时保持卧床时间不变。

（4）认知行为治疗：是失眠心理行为治疗的核心，强烈推荐所有成年慢性失眠患者应接受针对失眠的认知行为治疗，作为慢性失眠的初始治疗。认知行为治疗包括多个治疗部分，侧重于改变患者对睡眠的错误认识和态度，通常连续治疗6周以上。基本内容包括：纠正不切实际的睡眠期望；保持自然入睡，避免过度关注并试图努力入睡；不要担忧自己失去了控制自己睡眠的能力；不要将夜间多梦与白天不良后果联系在一起；不要因为一晚没有睡好就产生挫败感；培养对失眠影响的耐受性，不要持有夜间睡眠时间不足而采取白天多睡的补偿心理。在认知行为治疗实施过程中，患者需要每天记睡眠日记，但实施的初始1～2周可能睡眠质量并未提高，甚至变得更差，以短期代价换长效效果，只要坚持下来，70%以上的患者睡眠质量将会得到改善。

2. 药物治疗　通常参照治疗普通人群失眠的经验，根据癌症患者的躯体情况等，适当调整药物剂量，把握获益与风险的平衡。药物治疗的原则是在病因治疗和非药物治疗措施的基础上酌情给予相应的药物治疗。常用药物包括苯二氮䓬类受体激动剂、褪黑素受体拮抗剂和具有催眠作用的抗抑郁药物等。苯二氮䓬类受体激动剂分为非苯二氮䓬类药物及苯二氮䓬类药物。对于癌症患者来说，某些具有镇静作用的抗精神病药（如奥氮平、喹硫平等）可以同时改善癌症患者的食欲和恶心、呕吐等，也可参照推荐意见进行个体化治疗。表15-3列出了治疗失眠的常用药物的用法及不良反应。

表 15-3　治疗失眠的常用药物的用法及不良反应

药物	用法	不良反应与注意事项
非苯二氮草类		
唑吡坦	5～10mg 睡前口服	不良反应有眩晕、嗜睡、恶心、头痛、记忆力减退、夜寐不安、腹泻、摔倒。严重呼吸功能不全、呼吸睡眠暂停综合征、严重肝或急慢性肝功能不全、肌无力者禁用
佐匹克隆	3.5～7.5mg 睡前口服	可出现困倦、嗜睡、口苦、口干、肌无力、遗忘、好斗、头痛等不良反应。长期服药后突然停药可出现反跳性失眠、噩梦、恶心、呕吐、焦虑、肌痛、震颤。呼吸功能不全、呼吸睡眠暂停综合征、严重肝或急慢性肝功能不全、重症肌无力者禁用
右佐匹克隆	1～3mg 睡前口服	可出现头痛、嗜睡、胸痛、口中有不舒服的苦味和金属味等不良反应。失代偿呼吸功能不全、严重呼吸睡眠暂停综合征、重症肌无力者禁用
扎来普隆	5～10mg 睡前口服	可出现头痛、瞌睡、眩晕、口干、出汗及厌食、腹痛、恶心呕吐、乏力、记忆困难、多梦、情绪低落、震颤、站立不稳、复视、精神错乱等不良反应
苯二氮草类		
艾司唑仑	1～2mg 睡前口服	头晕、嗜睡、乏力，共济失调。过量急性中毒可致昏迷和呼吸抑制；长期使用者可能出现依赖或戒断症状
阿普唑仑	0.4～0.8mg 睡前口服	
劳拉西泮	0.5～1mg 睡前口服	慎用于急性酒精中毒、肝肾功能损害、重度肌无力、严重慢性阻塞性肺疾病等患者
地西泮	5～10mg 睡前口服	
氯硝西泮	1～2mg 睡前口服	
抗抑郁药及褪黑素受体激动剂		
曲唑酮	25～100mg 睡前口服	疲劳、嗜睡、易激动、口干、头晕、低血压；可见阴茎异常勃起，或持久或痛苦的勃起。肝功能严重受损、严重心脏疾病或心律失常、意识障碍者禁用
米氮平	7.5～45mg 睡前口服	嗜睡、镇静、口干、体重增加、食欲增加、头晕和疲乏；糖尿病、急性闭角型青光眼、排尿困难者使用时注意
阿米替林	12.5～25mg 睡前口服	常见抗胆碱能反应，如多汗、口干、视物模糊、排尿困难、便秘等。中枢神经系统不良反应有嗜睡，震颤、眩晕
阿戈美拉汀	25～50mg 睡前口服	可能出现头痛、头晕、嗜睡、失眠、焦虑、梦境异常、恶心，乙型肝炎病毒携带者/患者、丙型肝炎病毒携带者/患者、肝功能损伤患者或转氨酶升高超过正常上限者禁用
具有镇静作用的新型抗精神病药		
喹硫平	25～100mg 睡前口服	可出现头晕、嗜睡、便秘、心动过速等不良反应
奥氮平	2.5～10mg 睡前口服	常见的不良反应有嗜睡和体重增加，血糖、血脂升高，可引起催乳素增加

四、谵　妄

（一）概述

谵妄（delirium）是出现于食管癌术后或癌症晚期的一种精神症状。其是一种短暂的，通常可以恢复的，以认知功能损害和意识水平下降为特征的脑器质性综合征，通常急性发作，多在晚间加重，持续数小时到数天。在住院的恶性肿瘤患者中，谵妄的患病率为15%～30%，终末期患者则达到85%，谵妄被分成3种亚型：兴奋型、抑制型和混合型。谵妄的发生将影响患者的疾病进程，延长住院时间，甚至会影响其生存期，增加死亡危险，并给家属造成沉重的护理负担和心理压力。

（二）谵妄的评估

近年来有很多针对谵妄的评估工具用于肿瘤临床，但目前尚缺乏对这些评估工具受益与负担的准确评估。理想的评估工具应根据治疗目标、临床情况及使用者（医生或护士）的情况进行选择。

意识模糊评估法（confusion assessment method，CAM）是目前广泛使用的谵妄评估工具，为美国Inouye等于1990年编制的谵妄诊断量表，适合非精神科医师使用。谵妄的诊断主要依靠4个方面的特征：①急性波动性病程；②注意力障碍；③思维紊乱；④意识水平改变。同时具备①和②，以及具备③或④其中一项即可诊断谵妄。CAM量表具有良好的敏感度（94%～100%）和特异度（90%～95%），且用时短、易于理解和使用，因此备受临床青睐。

护理谵妄筛查量表（nursing delirium screening scale，Nu-DESC）常用于围术期谵妄筛选，其最大的特征是便携性和易用性，利用与患者简单交流得到的信息就能完成评估，适用于护理人员对住院患者的日常评估，但敏感度和特异度略低。

3分钟谵妄诊断量表（3-minute diagnostic interview for CAM，3D-CAM）是对CAM量表的进一步优化。该量表包含22个问题条目，平均评估时间约为3分钟，细化了评估方法和评估标准，具有较高的实用性、敏感度和特异度。目前中文版3D-CAM经过验证具有较高的信效度。

Sands等开发出仅有一个问题的筛查工具（single question in delirium，SQiD），由护理人员询问照顾者，研究表明其具有良好的信效度，可推荐用于我国肿瘤临床。

ICU意识模糊评估法（CAM-ICU）是常用于ICU患者的诊断工具，适合因气管插管和镇静不能进行语言交流的患者。该方法敏感度和特异度较高，且可靠有效，是美国危重病医学会推荐的ICU筛选诊断谵妄的方法。

（三）谵妄的干预治疗

1. 非药物预防干预　2015年Hshieh等对谵妄的多因素非药物干预的作用进行了Meta分析，结果表明非药物干预可有效减少谵妄的发病率。干预措施包括以患者为中心的、量身定制的、与患者意愿相协调的、多学科团队的医疗手段，最新版的《2018 ESMO临床实践指南：成人癌症患者谵妄的管理》明确了针对谵妄的6个核心风险因素的干预方法，包括干预认知损害、睡眠-觉醒生理周期紊乱、视觉受损、听觉受损及减少活动受限和干预脱水，但是目前，用于预防及管理肿瘤谵妄患者的研究证据有限。

2. 药物预防干预　右美托咪定可能在预防谵妄方面发挥作用，并且可以有效添加到氟哌啶醇中以治疗临床上显著的激越性谵妄，其可降低重症监护患者谵妄和躁动的发生率，降低老年人谵妄发生率。

众多指南不建议常规使用氟哌啶醇、非典型抗精神病药、右美托咪定、他汀类药物或氯胺酮预防所有危重症成年患者的谵妄。也不建议常规使用氟哌啶醇、非典型抗精神病药或他汀类药物治疗谵妄。成人术后谵妄治疗Meta分析显示抗精神病药（氟哌啶醇、利培酮、奥氮平）预防性使用不能缩短谵妄的病程、降低严重程度、缩短住院时间及ICU住院时间，也不能降低谵妄的发生率（RR=0.73；95% CI 0.33～1.59）。

晚期癌症患者中有高达88%的患者在生命的最后几周出现精神错乱。欧洲肿瘤学会（ESMO）2018年发布了成年肿瘤患者谵妄临床实践指南，其推荐意见如下（证据等级标准如下）。

在阿片类药物相关性谵妄（Ⅴ，B）的情况下，阿片类药物轮换（或转换）芬太尼或美沙酮是一种有效的策略。临床实践中阿片类药物相关谵妄的标准方法是减少剂量或改用不同的阿片类药物（阿片类药物等效剂量减少30%～50%）。

使用奥氮平、喹硫平及阿立哌唑可能有助于谵妄的症状管理（Ⅲ，C；Ⅴ，C；Ⅳ，C），哌甲酯可能改善抑制型谵妄的认知（Ⅴ，C）。

苯二氮䓬类药物可有效提供镇静和潜在的抗焦虑作用，用于急性治疗与谵妄相关的严重症状性窘迫（Ⅱ，C）。

咪达唑仑和其他苯二氮䓬类药物因多种原因被广泛用于姑息治疗，由于苯二氮䓬类药物具有镇静作用，可能引起谵妄，同时对于具有一定活动能力的人，苯二氮䓬类药物有明显的引起摔倒的风险。表15-4列出了恶性肿瘤患者谵妄的常用药物。当患者过度激越、精神症状突出或对自身及他人有潜在危险时，应给予药物治疗。氟哌啶醇是最常用的抗精神病药，有报道表明，新型抗精神病药利培酮、奥氮平等对谵妄亦有效。

表 15-4 恶性肿瘤患者谵妄的常用药物

药物	剂量范围	适应证及注意事项
抗精神病药		
氟哌啶醇	0.5～2.0mg，po，im/iv，q4～12h	镇静作用强，不良反应较少；对严重激越、精神运动性兴奋患者可 2～5mg 肌内注射或持续静脉滴注
氯丙嗪	25～100mg，po，im/iv，q4～12h	过度镇静作用，直立性低血压
利培酮	0.5～2.0mg，po，q12～24h	老年患者有效，过度镇静作用
奥氮平	2.5～10mg，po，q12～24h	对恶性肿瘤患者有效，过度镇静作用，止吐
喹硫平	12.5～200mg，po，q12～24h	合并用药安全，过度镇静
苯二氮䓬类		
劳拉西泮	0.5～2.0mg，po，im/iv，q4～12h	与抗精神病药联用有效，单药可能加重谵妄
麻醉药		
丙泊酚	10～50mg，iv，qh	快速起效，作用时间短，可持续泵入达到镇静作用
右美托咪定	配成 4μg/ml 浓度以 1μg/kg 剂量缓慢静脉滴注，输注时间超过 10 分钟	快速起效，作用时间短，可持续泵入达到镇静作用；最常见不良反应为低血压和心动过缓
咪达唑仑	先静脉滴注 2～3mg，继之以 0.05mg/（kg·h）静脉滴注维持	强镇静剂，快速起效；个体化用药；注意呼吸抑制、低血压等

注：po. 口服；im. 肌内注射；iv. 静脉注射。

第十六章　食管癌患者的机体功能康复

食管癌是目前最为常见的消化道肿瘤，其发病率、死亡率均较高，对患者及家庭的生活质量影响较大，严重影响人类健康。现阶段针对该病的处理逐步趋向多学科协作模式，主要包括肿瘤内科、肿瘤外科、放疗科、呼吸科、介入科、麻醉科、营养科、影像科、心理科等；康复医学以关注患者功能状况为核心的服务模式在临床各科室、社区、患者及家属等得到高度认可，如心肺康复、神经康复、骨科康复、社区康复、居家康复等。近年来随着国家对康复医学发展的高度重视，健康认识理念逐步转变，使人们对患病后生活质量的要求逐年提高；食管癌患者进食困难、疼痛、异物感、哽噎感、情绪障碍、放化疗不良反应等问题使生活质量不佳，亟待解决。在系统专科治疗的同时积极开展食管癌患者系统康复治疗，持续进行病情随访等对提高该类患者的生活质量有很大帮助，并为实现"人人享有康复"的宏伟目标而努力。

第一节　食管癌患者围术期的康复评定与指导

目前，食管癌的根治性方法主要有早期内镜下黏膜切除或剥离或手术切除，其中手术切除序贯放化疗最为常用。临床治疗过程中面临的问题具有多样性和复杂性的特点，通常需要肿瘤科主管医师主导，多学科协作共同参与食管癌患者的诊治、康复、宣教等工作；这是目前医学主流发展新趋势，减少了患者并发症，延长了术后生存时间，极大地提高了患者的生活质量，同时医患双方获得共赢。近年来康复医学日趋完善，在临床各学科中的应用广泛，其中围术期康复干预给各类手术患者带来了正向促进作用。

食管癌患者以进行性吞咽困难为常见症状，其也是多数患者的首诊症状，此时病情多为中晚期，常需要采取手术治疗。围术期康复通常为食管癌全周期康复介入的起点，围绕手术的全过程；从患者决定接受手术治疗开始到患者术后基本康复为止，一般为术前5～7天到术后7～12天。本阶段在患者的整个治疗周期中有举足轻重的作用，做好这一阶段患者的评估和康复指导工作，不仅可以增加治疗效果，减少并发症，还可以减少患者紧张、恐惧等心理状况，提高生活质量。

一、围术期康复评定

康复工作不同于常规的临床工作，重点关注患者的功能，如何提高患者功能是康复工作者致力解决的问题。围术期康复常面临的问题有术前焦虑、恐惧及术后疼痛、感染、胃肠道症状、肢体活动障碍、吞咽障碍等，同时包括术前心肺功能强化。围术期康复工作要想很好地开展，首先要从科学、规范、系统评定开始，只有发现影响患者生活的主要障碍，才能采用个体化的治疗方案。

（一）生活活动能力评估

卡氏功能状态评分标准（Karnofsky performance status scale，KPS）由美国东部肿瘤协作组Karnofsky提出（表16-1），并依据患者生活自理程度、病情、能否正常生活将患者的健康状况视为总分100分，10分一个等级。得分越高，健康状态越好，越能忍受治疗给身体带来的副作用，因而也就有可能接受彻底治疗；得分越低，健康状况越差，若评分低于60分，则许多有效的抗肿瘤治疗方法将无法实施。

表16-1　卡氏功能状态评分标准（KPS）

评分	体力状况	评分	体力状况
100分	正常，无症状和体征	40分	生活不能自理，需要特别照顾和帮助
90分	能进行正常生活，有轻微症状和体征	30分	生活严重不能自理
80分	勉强可进行正常活动，有一些症状和体征	20分	病重，需要住院和积极支持治疗
70分	生活可自理，但不能维持正常生活工作	10分	重危，临近死亡
60分	生活能大部分自理，但偶尔需要别人帮助	0分	死亡
50分	常需要人照料		

（二）肺功能评估

每分最大通气量（maximal voluntary ventilation，MVV）＞80%，正常；70%～79%，稍有减退；55%～69%，轻度减退；40%～54%，显著减退；20%～39%，严重减退。肺功能和手术指征：MVV实测值/预计值百分比＞70%，手术无禁忌证；50%～69%，应严格考虑；30%～49%，应尽量避免；＜30%，手术禁忌证。

（三）心功能评估

6分钟步行试验（six-minute walking test，6MWT）：在30m的平地上行走，6分钟步行距离＜150m，表明重度心功能不全；6分钟步行距离150～425m，中度心功能不全；6分钟步行距离426～550m，轻度心功能不全。

二、围术期康复指导

围术期食管癌患者，由于术前对病情认识不足及治疗效果不确定而容易产生焦虑、恐惧心理；术后手术创伤所致的疼痛、胃肠不适及可能出现的肺部感染、上肢活动障碍、进食困难等各种并发症，严重影响患者的恢复进程。术前掌握一定的锻炼方法和预防措施，术后积极开展自我康复锻炼，可有效预防并发症发生，对已经发生的并发症有很好的正向促进作用，同时可缓解患者及其家属的焦虑、紧张情绪，促使其主动配合相关治疗。

（一）术前咳嗽方法的指导

正确有效咳嗽可以帮助患者排出呼吸道分泌物，降低肺部感染概率。正确咳嗽的方法如下。

第一步：先进行深吸气，以达到必要吸气容量。

第二步：吸气后要有短暂屏气，以使气体在肺内得到最大分布，同时气管到肺泡的驱动压尽可能保持持久。

第三步：关闭声门，当气体分布达到最大范围后再紧闭声门，以进一步增强气道中的压力。

第四步：通过增加腹内压增加胸膜腔内压，使呼气时产生高速气流。

第五步：声门开放，当肺泡内压力明显升高时，突然打开声门，即可形成由肺内冲出的高速气流，促使分泌物移动，随咳嗽排出体外。

（二）术前呼吸模式的指导

手术创伤、气管插管、术后疼痛等均影响食管癌患者的有效呼吸及咳嗽排痰，进而导致术后肺部感染。指导患者掌握正确的放松方法和呼吸方法，对减少肺部感染有十分重要的意义。常用的呼吸训练方法包括放松疗法、腹式呼吸法、缓慢呼吸法和缩唇呼吸法，具体如下。

1. 放松疗法　用于放松紧张的辅助呼吸肌群，减少呼吸肌耗氧量，缓解呼吸困难症状。常用体位是前倾依靠位，即患者仰卧于床上，床头抬高20°～45°，为保持平衡，患者可用手或肘关节支撑于自己的膝关节，慢慢呼吸至少10分钟，以进入半睡眠状态为好；如果身体条件好，也可以坐于柔软有扶手的沙发或椅子上，头稍后靠于椅子或沙发背上，完全放松5～15分钟，这样可以增加膈肌的收缩力和收缩频率，增加潮气量。

2. 腹式呼吸法　指以腹部起伏为主的一种呼吸方法；常用的有双手置于上腹部法、双手分置胸腹法、下季肋部布带束胸法、抬臀呼吸法。

（1）双手置于上腹部法：患者取仰卧位或坐位，双手置于上腹部，吸气时腹部缓缓隆起，双手加压做对抗练习，呼气时腹部下陷，两手随之下沉，在呼气末用力加压，以增加腹内压，使横膈进一步抬高，反复练习增加膈肌活动。

（2）双手分置胸腹法：患者取仰卧位或坐位，一手置于胸部（两乳间），一手置于上腹部，呼气时腹部的手随之下沉并稍加压，吸气时腹部对抗此加压的手，使之缓缓隆起；呼吸过程中胸部的手基本不动。此法可以纠正不正确的腹式呼吸。

（3）下季肋部布带束胸法：患者取坐位，用宽布带交叉束于下胸季肋部，患者双手抓住布带两头，呼气时收紧布带，吸气时对抗此加压的布带而扩展下胸部，同时徐徐放松束带，反复进行。

（4）抬臀呼吸法：患者取仰卧位，双足置于床架上，呼气时抬高臀部，利用腹内器官的重量使膈肌向胸腔压，迫使横膈上抬，吸气时还原，以增加潮气量。

以上方法可以交替进行，每次练习10～15分钟，每天2～4次，一般1周左右就可掌握腹式呼吸法。

3. 缓慢呼吸法　是与呼吸急促相对而言的缓慢呼吸，这种呼吸有助于减少解剖无效腔，提高肺泡通气量；因为当呼吸急促时，呼吸必然浅快，潮气量变小，解剖无效腔所占比值增加，肺泡通气量下降，而缓慢呼吸可纠正这一现象，但过度缓慢呼吸可增加呼吸功，反而增加氧耗。因此，每分钟呼吸频率控制在10次左右，通常先呼气后吸气，呼吸方法如前。

4. 缩唇呼吸法　自然放松姿态，经鼻腔尽力吸气，经口缓慢呼气，呼气时口唇缩似吹口哨状，收紧腹部，深吸缓呼，吸呼气时间比为1：2或1：3，每分钟呼吸10次左右，如此反复训练，每次10～15分钟；在练习时，尽可能保持胸廓和肩部活动幅度最小，必要时可在呼气末双手置于腹部上方给予适当加压。此法可增加呼气时阻力，这种阻力可向内传至支气管，使支气管内保持一定压力，防止支气管及小支气管被升高的胸膜腔内压过早压瘪，增加肺泡内气体排出，减少肺内残气量，从而吸入更多的新鲜空气，缓解缺氧症状。

5. 呼吸体操　在腹式呼吸和缩唇呼吸基础上进行肢体运动，患者取坐位或仰卧位，训练下肢屈伸抬腿，每组10次，每天3次；上肢可做吸气时上举、前伸，双臂外展扩胸，呼气时双臂自然下垂训练，每次15～20分钟，每天3次。

（三）术前运动疗法的指导

运动可以加快新陈代谢，心情也能得到缓解，但不建议食管癌患者进行剧烈运动。术前建议患者进行有氧运动，如散步、练太极拳等；由于术后前3天禁食，体内有引流管固定，术前要对患者进行术后运动方法指导和训练及注意事项健康宣教。让患者了解整个治疗过程，以及在不同阶段遇到各种问题的解决方法。

（四）术后运动疗法注意事项

1. 术后康复锻炼 术后当天麻醉清醒后，手术切口会有疼痛不适，且体内引流管固定，患者此时不宜进行过度运动，但早期适量运动可以促进病情恢复，减少并发症发生。此时，可按照术前康复指导开展肺功能训练，如腹式呼吸和缩唇呼吸相结合的呼吸功能训练，频率控制在10次/分左右，每次5～10分钟，每天3次；如果身体没有其他不适，可在不引起疼痛的情况下进行双下肢股四头肌等长收缩运动，每分钟5次左右，5～10分钟为1组，每天3组；双侧踝关节屈伸活动（踝泵训练），每次活动尽可能达到最大幅度后停顿5秒左右，每分钟5次左右，5～10分钟为1组，每天3组；对于平素身体较好的患者，也可以在不引起疼痛的情况下进行双下肢主动屈伸训练及上肢缓慢屈伸外展训练。

2. 术后第2天 患者疼痛相对减轻，可以抬高床头30°～45°，在呼吸训练的基础上，增加肢体的训练内容。在疼痛可耐受范围内，进行上肢前屈90°，外展90°以内的训练，每组10～15个，每天3次；双足桥式运动，固定双足，轻轻将臀部抬起，持续5～10秒，每组5个，每天3次；抬臀运动，不仅能减少肺部感染，降低双下肢静脉血栓发生率，还可以缓解食管癌术后腹胀症状。下肢股四头肌等长收缩运动和踝关节屈伸活动（踝泵训练）继续进行。大小便时，可以在固定好引流袋的前提下床边进行。

3. 术后第3天 部分引流管拔除，此时患者可以下床活动，如绕床慢步，可原地抬腿，家人监护下完成在室内卫生间大小便。在疼痛可耐受范围内，逐步增加上肢活动范围，至术后5～7天，上肢活动可增加至正常范围。大多数患者可进食一些流质食物，但大部分食管癌手术患者会切除一段食管，吻合口位置可在颈部、胸腔，贲门舒缩功能消失，胃食管反流概率增加。勾头缩喉训练是在吞咽食物时采用低头、颈部后缩的动作配合，以减少吞咽困难和食物反流的方法；勾头缩喉训练可以增加食管曲度，减少食物反流发生。

4. 术后3～5天 指导患者进行勾头缩喉法进食训练，但不摄入食物；由于手术时间较短，不建议患者进行太多颈部活动，可在无痛范围内，逐渐进行低头、后仰、左右侧屈等主动活动，每分钟3～5次，每次5～10分钟，每天3次。

5. 术后5～7天 指导患者进行颈部抗阻训练，患者取站立位，双手交叉置于枕骨后方，头部努力后仰，维持5～10秒后放松，每分钟3次，每次5分钟，每天3次。此活动增加颈部活动力量，强化勾头缩喉训练效果，在医师、吞咽治疗师严格指导看护下进行进食摄食训练。

6. 术后1周 整体状况较好的患者可以独自如厕，进行每天慢步、踏步、呼吸体操等锻炼；摄食内容逐步增加，先流食、软食，逐步过渡到普食；2周后可以结合练太极拳、跳慢舞，但短期内不建议食管癌患者进行剧烈运动，如登山、游泳、快跑等。

（五）放疗期间肺损伤的康复

多数食管癌患者术后同步接受放化疗治疗，不同患者因性别、年龄、基础疾病、肿瘤类型及大小等不同而对放化疗的耐受不同。肺组织在接受一定剂量电离辐射后出现炎症反应、纤维化，如放射性肺炎、放射性肺纤维化、症状性放射性肺损伤。急性放射性肺炎可在放疗末或放疗结束后1～2个月时发生，机体耐受较差的患者，放疗开始后即可出现肺炎，主要表现为刺激性干咳、咳白色黏液痰、气短、发热等。急性期过后临床症状减轻，但组织学病变持续，逐渐进入纤维化期，放射性肺纤维化多发生于放疗结束2～4个月以后，对患者的预后及自我感觉有较大影响。因此，放射性肺损伤的干预应贯穿治疗的全过程。

放疗开始前应全面评估患者的放射性肺损伤发生风险，如性别、年龄、一般状况、基础内科疾病、基础肺疾病及肺功能、肿瘤大小和部位、是否已接受过化疗及所用药物等，依据基线评估制定合理的方案。另外，治疗计划制定过程中应严格限制肺的剂量-体积参数，包括低剂量区体积、全肺平均剂量、V20、V30等，都应充分考量，肿瘤过大或合并区域淋巴结转移及累及范围较广时，应根据肺的耐受剂量权衡利弊，调整治疗策略。对于高危患者，可考虑应用放射性防护剂，阿米福汀（Amifostine）是美国FDA批准的第一个广谱的细胞保护剂，有动物实验及临床研究显示其能够减少放射性肺炎发生。对于已经发生的肺损伤，应依据损伤等级积极开展针对性治疗。

1. 放射性肺损伤的分级及治疗原则 临床放射性肺炎的治疗原则是根据2014年国内放射性肺损伤临床共识所推荐的放射性肺损伤分级采取相应的治疗方案。

1级：观察。

2级：无发热，密切观察±对症治疗±抗生素；有发热、CT有急性渗出性改变或有中性粒细胞百分比升高，对症治疗+抗生素±糖皮质激素。

3级：糖皮质激素+抗生素+对症治疗，必要时吸氧。

4级：糖皮质激素+抗生素+对症治疗+机械通气支持。

2. 放射性肺损伤的呼吸康复　肺功能为其他系统提供必要的氧气以保障生命代谢进行，肺损伤必然导致呼吸功能障碍，继而引起相关系统功能问题。呼吸功能训练对提高肺功能、维持肺功能现况、延缓功能退化有很好的作用；因此在食管癌患者中积极开展呼吸功能训练及宣教对提高后续治疗效果、减少并发症、提高生活质量等有很好的促进作用。具体方法见上文相关内容。

第二节　食管癌患者常见并发症的康复治疗

食管癌患者虽经过系统、规范、科学的临床治疗，但仍不可避免地出现疼痛、吻合口狭窄、胃食管反流、放射性肺损伤、放射性食管炎、放射性脊髓病、放射性皮炎等并发症。积极对食管癌患者的并发症开展康复治疗，可有效改善患者的预后。

一、癌症疼痛

癌症疼痛是肿瘤患者的常见症状，严重影响其生活质量，持续疼痛严重干扰患者的日常生活和社会交往，引起患者焦虑、抑郁甚至产生自杀倾向。伴有疼痛的食管癌患者虽通过WHO三阶梯镇痛治疗可有效缓解症状，但仍有一半左右的患者未能获得理想疗效。针对这一状况，临床上一般通过提高镇痛药的使用剂量、频率等方式处理，除此之外尚缺乏其他有效辅助治疗手段。长期大量应用镇痛药会导致胃肠黏膜损伤、呕吐、便秘、呼吸抑制等不良反应出现，整体来看不利于食管癌患者恢复，因此完善评定，探寻新型辅助治疗方式具有重要的临床意义。

（一）癌痛评定

对疼痛进行系统、科学评估是癌痛患者得到及时有效治疗的前提，好的评估工具能快速准确评估患者的疼痛，为临床提供治疗依据和评价治疗效果。疼痛是患者的主观感受，目前临床缺少疼痛的客观评价标准，主要依靠患者对所经历的痛苦进行自我报告，尚无统一的癌痛评估工具用于姑息治疗的癌症患者，研究人员正在寻找新的令人满意的评估工具。护士作为与患者接触最密切的医务工作者，在癌症疼痛评估中起着重要作用，应与其他医务人员合作，针对不同患者，正确、及时使用疼痛评估工具，以提高癌症患者的镇痛疗效及生活质量。现阶段常用的评估工具如下。

1. 单维癌症疼痛评估工具　数字分级评分法（numerical rating scale，NRS）

是一种以0~10共11个点描述疼痛强度的评分方法，0表示无痛，10表示最痛，指导患者指出最能代表当前疼痛感受的数字来量化疼痛程度。此法便捷、简单、易懂，临床使用广泛，但该法比较粗略，有时难以准确表达疼痛程度，且不适于认知障碍和婴幼儿患者。

2. 多维癌症疼痛评估量表 可从患者躯体运动、感觉、认知、情感、行为、社会文化、精神等多个方面评估。

（1）简明疼痛评估量表（brie pain inventory，BPI）：简短、文字描述少，适用于多种语言文化，已被翻译成多种语言，在中国、法国、挪威、德国、希腊、日本、意大利等很多国家使用，用于评估癌症疼痛时具有良好的信度、效度。其可用于癌症疼痛的定量和定性分析研究，包括疼痛部位、程度、对生活的影响，将感觉、情感和评价3个因素分别量化，可评估癌症疼痛控制效果，临床应用广泛，是快速评价疼痛的方法。

（2）中国人癌症疼痛评估工具（chinese cancer pain assessment tool，CCPAT）：由香港理工大学钟慧仪教授于1998年推出，包括身体功能、药物使用、心理社交、疼痛信念、情绪及疼痛强度6个方面、6个指标，该问卷对200例乳腺癌患者进行横断面调查，显示疼痛与患者生活质量呈负相关，并具有较好的信度、效度，对临床评估癌症患者疼痛程度有较好的应用价值；但该问卷填写约需要20分钟，对于癌症疼痛患者来说，所需时间较长，目前没有在临床普遍应用。

（二）癌痛治疗

1. 针灸 我国古代针灸医籍中就有针刺治疗各种各样疼痛的记载；20世纪50年代，针刺麻醉相关研究发现针刺治疗可调节体内阿片肽类、神经递质、激素水平以达到镇痛目的。国内外大量研究也证实了针刺在镇痛方面的疗效，如48例胃癌疼痛的患者分别进行针刺、穴位注射、药物镇痛治疗，镇痛疗效相仿，患者生活质量均有所提高，增强癌症患者康复信心，调整患者的精神心理状态，对放化疗减毒增效和防治术后复发转移，延长生存时间。目前医疗机构对肿瘤患者实施多学科综合治疗时，必然运用传统医学的针灸、推拿等治疗方式，各种疗法优势互补，促进整体康复。

2. 重复经颅磁刺激治疗（repetitive transcranial magnetic stimulation，rTMS）是目前康复治疗中广泛应用的一种康复治疗手段，在肢体运动功能、感觉功能、认知功能、言语吞咽功能等方面疗效显著。近年来，rTMS也逐渐成为一种安全有效的疼痛治疗工具，用于多种疼痛的康复治疗，如纤维肌痛、脊髓损伤、偏头痛、神经性疼痛和复杂的区域疼痛综合征等；但癌症疼痛相对于其他常见疼痛，有着更复杂的发病机制，如癌细胞侵犯骨组织，压迫周围神经或血管，肿瘤生长导致器官包膜扩张，癌细胞侵犯周围软组织导致粘连、炎症等。从病理生理机制方面考虑，癌症疼痛是一种包含伤害感受性疼痛、神经病理性疼痛、慢性精神性疼痛等疼痛种类的混合型疼痛。因此，癌症疼痛相较于其他疼痛类型，治疗难度相对较大，且效果不佳。

目前临床上尚未见到rTMS治疗癌症疼痛患者的临床报道，可能原因在于rTMS的禁忌证包括恶性肿瘤患者。但恶性肿瘤患者仅为rTMS治疗的相对禁忌证，主要考虑肿瘤患者个体情况较复杂，可能会有增加诱发癫痫发作或肿瘤脑转移的风险，故在患者获益不明确的情况下，其被列为了rTMS的相对禁忌证。但晚期肿瘤患者，已存在多发转移，且为放疗或化疗术后，后期可选择的治疗手段非常有限。疼痛作为此类患者的主要功能障碍，常规镇痛疗效欠佳，采用一些缓和治疗手段对提高该类患者生活质量有益。目前，国外已有较多低频电刺激治疗癌症疼痛的报道，美国国立综合癌症网络（National Comprehensive Cancer Network，NCCN）指南的成人癌症疼痛在非药物干预措施列表中包含了经皮神经电刺激治疗。各项研究结果揭示了rTMS可能是未来临床治疗癌症疼痛的一种新型辅助治疗手段；因此，综合利弊，充分沟通，在保证安全的前提下，探索rTMS是否对癌症疼痛具有镇痛效果有一定的临床指导意义。但我们同样认为，rTMS治疗癌症疼痛应严格把握适应证。

二、吻合口狭窄

食管吻合口良性狭窄是指食管癌术后排除吻合口肿瘤复发，吻合口周围的肉芽组织增生或瘢痕等所导致的吻合口及邻近部位狭窄，是早中期食管癌患者根治性手术后最常见的并发症之一。引起食管吻合口狭窄的原因如下：①操作时缝合太近、太密，吻合器口径太小等因素增加了吻合口张力；②胃食管反流引起吻合口炎性病变，吻合口感染或吻合口瘘等；③瘢痕体质致吻合口瘢痕形成过度，管壁弹性下降；④术后放化疗的副作用；⑤肿瘤复发。

按吞咽困难程度和吻合口直径可将吻合口狭窄分为三度：①轻度狭窄，进普食有梗阻，进半流质食物无障碍，吻合口直径为0.5～1.0cm；②中度狭窄，进半流质食物有梗阻，但进流质食物无障碍，吻合口直径为0.2～0.5cm；③重度狭窄，进流质食物有梗阻或滴水不入，吻合口直径小于0.2cm或已成盲孔。内镜下狭窄部位的直径＜1cm或常规型号镜身（直径约1cm）不能通过，伴不同程度的吞咽困难，严重影响患者的进食行为和营养状态，对患者的整体病情恢复、情绪、生活质量等方面产生巨大负面影响。目前食管癌术后良性吻合口狭窄的一线治疗方法是吻合口扩张术；内镜下吻合口扩张术主要包括探条扩张和球囊扩张，球囊扩张更适合有胃大部切除史、行空肠或结肠代食管重建、有术后放疗史等的患者。因其有安全性好、定位准确、创伤小、手术并发症少、复发率低等优点，被广大患者所接受。

（一）吻合口扩张术前准备

1. 首先应排除恶性吻合口狭窄；良性狭窄多见于食管癌切除术后早期吻合口狭窄的患者，对于迟发性吻合口狭窄患者，需要进一步明确是否肿瘤复发。该类患者需要完善内镜检查，必要时从狭窄处取标本进行组织病理学检查，以明确狭窄的性质，从而避免遗漏嗜酸细胞性食管炎、恶性肿瘤等；如果内镜无法通过，可于数字减影血管造影（DSA）下行钳夹病理活检，完成病理诊断；或行PET/CT检查以明确吻合口狭窄处的病变性质。如果第一次活检阴性，但临床或内镜下不典型或高度怀疑为恶性狭窄，则需要在CT或内镜超声引导下行穿刺活检。

2. 怀疑患者有复杂吻合口狭窄时，需要进行食管造影（吞钡或服碘造影剂），从而明确食管的直径、长度、位置和节段等，判断有无狭窄、扩张或扭曲等。

3. 若合并心肺功能障碍、凝血功能障碍、活动性或未治愈的食管穿孔，则不能进行该操作；而对于存在近期愈合的食管穿孔、上消化道手术、咽部或颈部畸形的患者，需要充分权衡其受益与风险比，再决定是否进行扩张治疗。

4. 术前充分告知患者及其亲属术中可能出现的风险（如穿孔、出血等）和术后并发症（扩张后再狭窄、反流性食管炎等），同时签署手术知情同意书。

5. 需要禁食水8小时，从而保证食管和胃处于排空状态。

6. 术前1周应避免使用抗血小板药物和抗凝药物。

（二）球囊扩张

1. 扩张球囊直径的选择　根据吻合口狭窄的程度，采用不同直径的球囊进行扩张。专家组推荐：一般采用比狭窄口直径大2～4mm的球囊开始扩张，由小逐渐递增，对于重度狭窄患者，可应用小球囊进行预扩张，避免球囊扩张张力过高导致消化道撕裂、穿孔；一般建议食管球囊直径为8～15mm，贲门球囊直径为20～35mm，顽固性吻合口狭窄或反复复发的患者，建议采用直径25mm的大球囊进行扩张；体形偏胖或身材高大者，可选择直径27～30mm的球囊。DSA下进行球囊扩张时应注意不要粗暴，需要循序渐进、间歇扩张，延长扩张持续时间，直至球囊凹腰切迹完全消失，从而提高疗效。如果术前使用镇痛药和解痉剂，可减轻刺激性呃逆，从而减少食管撕裂等并发症。

2. 操作流程

（1）麻醉：患者含服利多卡因胶浆或盐酸达克罗宁胶浆，行鼻黏膜利多卡因喷雾麻醉。

（2）取左侧卧位经口进镜，胃镜下观察吻合口狭窄的数量、位置、长度及直径，确定狭窄类型。综合考虑后选取合适扩张方案，将胃镜放置于狭窄部上方。

（3）在胃镜活检通道放置导丝，循导丝插入球囊扩张导管；胃镜下观察球囊位置，使球囊中段在狭窄处。注意球囊扩张时可能滑至狭窄的近端或远端，术者可用右手拇指和示指夹持扩张球囊导管，使其固定于内镜活检通道开口处，助手控制胃镜于门齿处，防止扩张球囊在注气或注水时位置改变，影响扩张。

（4）对球囊进行注气或注液扩张，使压力表达到所需压力值；每次持续3～5分钟，重复3次；通常先采用直径小的球囊进行扩张，依狭窄口扩大情况及患者耐受情况，逐步增大扩张球囊的直径。

（5）完成扩张后需要复查胃镜，以便观察扩张的效果及有无出血、穿孔等并发症，便于及时采取相应的处理措施。

3. 扩张治疗术中、术后常见并发症及处理

（1）出血：多为狭窄的吻合口经强力扩张后，黏膜、肌腱发生撕裂伤或瘢痕纤维组织断裂所致，一般出血量不大，局部给予凝血酶、去甲肾上腺素等药物即可有效止血；如果遇到出血量较大或小动脉出血，可在内镜下进行微波、电凝、钛夹钳夹止血等。

（2）穿孔：为操作不当或导丝插入假性通道，盲目扩张所致；对于食管扩张术后出现发热、持续性胸痛、呼吸急促、心动过速、颜面潮红、颈胸部皮下气肿等临床表现者，要高度怀疑食管穿孔，应及时行胃镜检查，并尽早行内镜下闭创治疗。一旦确诊，应立即给予禁食、输液、胃肠减压和应用抗生素等治疗，术中发现穿孔者也可推荐置入覆膜金属内支架。保守治疗无效者应行手术治疗。

（3）反流性食管炎：贲门癌术后的吻合口黏膜较易被反流的胃酸、胆汁及胰液损伤，出现炎症、糜烂等情况，扩张治疗后应给予抗酸、抗反流、黏膜保护剂等药物治疗，并嘱患者少食多餐，餐后避免立即平卧，睡觉时抬高床头等。

（4）治疗后再狭窄：经扩张治疗后，狭窄段容易出现瘢痕纤维组织增生、肥厚，对于食管狭窄长度超过2cm的患者，一次扩张治疗难以达到预期效果，通常需要多次扩张，或选择其他治疗手段。

（三）球囊导尿管扩张术

食管吻合口良性狭窄部位多为单一、处于同一平面的环状瘢痕组织，扩张治疗可使瘢痕组织松解或撕裂，从而达到改善食管狭窄的目的；但食管扩张术也存在明显缺点，如扩张效果通常维持2～4周后瘢痕组织容易再次出现挛缩，绝大多数患者需要反复多次扩张治疗，容易使患者产生畏惧心理，为维持治疗效果可在食管狭窄扩张术后3天进行球囊导尿管扩张术，每天3次，疗效持续大于3个月。

操作流程：首先将导尿管外表涂一层液状石蜡（开塞露或食用油），再将导尿管从口腔插入食管（等同胃管置入术），并向下通过吻合口，然后用5ml注射器通过导尿管球囊外接口向球囊内注入生理盐水3～5ml，接着向外牵拉导尿管，当感到一定阻力后，保持适度的拉力，持续5～10分钟，最后向外用力拔出，如果拔出困难，可以再次连接注射器，从球囊内抽出部分生理盐水；同时让患者连续进软韧食物，当食物通过食管狭窄处时发挥扩张作用，以进一步巩固疗效。食管扩张术后序贯进行球囊导尿管扩张术，可促使吻合口瘢痕组织处于持续松解状态，即使患者吻合口再次出现挛缩，球囊导尿管扩张后，多数能快速得到松解，降低了食管吻合口再次狭窄的概率。

三、食管癌患者胃食管反流病

（一）食管癌患者胃食管反流病特点

胃食管反流病（gastroesophageal reflux disease，GERD）是指胃内容物反流入食管，引起一系列不适和并发症的一种疾病。食管癌患者术后食管解剖、生理发生一系列变化，导致反流发生，常见的机制如下：①食管下括约肌（lower esophageal sphincter，LES）结构功能异常，如手术切除，食管裂孔疝，腹内压升高，激素、食物、化疗药物等影响；②食管清除功能减退，如手术、食管壁僵硬、腺体分泌异常等因素导致食管推进性蠕动、唾液中和能力异常，而推进性蠕动在食管自我清除过程中最为重要；③食管黏膜屏障减弱，如术后上皮前黏液层、黏膜表面的HCO_3^-浓度改变，上皮组织的基础酸状态和血液供应情况改变，上皮细胞间连接结构和上皮运输、细胞内缓冲系统、细胞代谢功能改变等，使食管黏膜对抗损伤能力下降。

反酸和胸骨后烧灼感是食管癌患者术后胃食管反流性疾病最常见的典型症状，常在餐后1小时出现，卧位、弯腰或腹压升高时可加重；胸痛、上腹痛、上腹部烧灼感、嗳气为不典型症状。波及周围组织时，可出现哮喘、慢性咳嗽、特发性肺纤维化、声音嘶哑、咽喉炎和牙蚀症等食管外症状；严重时可表现为剧烈刺痛，酷似心绞痛，在行胃食管反流评估前需要先排除心肺疾病；若患者出现头痛、恶心或其他神经系统症状和体征，如骨痛、肝大、胸腔积液、腹水、体重明显下降、皮下结节及颈部淋巴结肿大等需要注意食管癌远处转移的可能，应行专科处理。

（二）食管癌患者胃食管反流病的诊断与评估

1. GERD问卷（GERD Questionnaire，GERD-Q） 是诊断及评估GERD最常用的工具。问卷设计基于患者就诊前1周内的症状，使用简便、诊断精确性高，且能评价GERD对患者生活质量的影响，反馈治疗效果（表16-2）。

表16-2　胃食管反流病问卷（GERD-Q）

问题 [a]	症状评分（分）			
	0天	1天	2～3天	4～7天
A. 阳性症状				
您胸骨后出现灼烧感（烧心）	0	1	2	3
您感觉有胃内容物（液体或食物）上返至咽喉或口腔（反流）	0	1	2	3
B. 阴性症状				
您感到上腹部中央疼痛	3	2	1	0
您感到恶心	3	2	1	0
C. 阳性影响				
由于您的烧心和（或）反流而难以获得良好夜间睡眠	0	1	2	3
除医师告知服用的药物外，您额外服药（如碳酸钙、氢氧化铝）以缓解烧心和（或）反流	0	1	2	3

a 询问患者就诊前1周内以下相关症状出现的天数；阳性症状指支持GERD诊断的症状；阴性症状指不支持GERD诊断的症状；阳性影响指阳性症状对患者的影响；对于初诊患者，A+B+C ≥ 8分，提示GERD诊断；C ≥ 3分，提示GERD影响生活质量。用于监测GERD治疗效果时，A与C任何一项评分 ≤ 1分，提示治疗有效；A与C任何一项评分 ≥ 2分，提示治疗方案需要调整。

2. 上消化道内镜检查　对评估术后GERD的严重程度及排除其他原因导致反流性疾病，了解食管癌术后恢复情况具有重要价值。

3. 质子泵抑制剂（proton pump inhibitor，PPI）**试验**　对于术后食管残余合并典型反流症状拟诊术后GERD或疑有反流相关食管外症状的患者，尤其是上消化道内镜检查阴性时，可应用PPI诊断性治疗。食管内反流症状患者服用标准剂量PPI，如奥美拉唑20mg、2次/天、疗程2～4周，治疗的最后1周如症状完全消失或仅有1次轻度反流症状，则可诊断为PPI试验阳性；食管外症状患者，一般疗程为4周。抗反流药物可能对部分GERD无效，故PPI试验阴性并不能完全排除GERD。

4. 残余食管反流监测　术后食管反流监测是GERD的有效检查方法，包括残余食管pH监测、阻抗pH监测和无线胶囊监测，对于未使用PPI的患者，可选择该项检查以明确残余食管是否存在酸反流并指导治疗。难治性术后GERD患者可使用残余食管阻抗pH检测判断症状持续存在的原因。采用多电极监测残余食管pH，可全面了解患者残余食管内反流情况，包括酸性或碱性物质反流，特别是对反流水平（即是否存在高位反流、咽喉反流）的评价有帮助，在分析和解读pH监测结果时，要注意反流事件和症状的关联。

5. 残余食管测压　可帮助了解残余食管体部的动力功能状态及残余食管括约肌功能。高分辨食管测压有助于了解术后胃食管结合部的解剖生理功能，指导选择治疗方案，也是评估术后GERD患者是否适合手术治疗及预测手术疗效和术后并发症的重要指标。

6. 术后直接摄食评估 对于食管癌术后有进食能力的患者，需要进行直接摄食评估。观察患者将食物送入口中的过程，应重点观察下列问题。

（1）一口量：评估患者1次安全进食和吞咽的食物量；在临床实践中，用一茶匙（5ml）液体评估患者吞咽功能是较普遍的做法。

（2）进食吞咽时间：包括一次吞咽时间和用餐总时间。

（3）呼吸和吞咽的协调情况：正常吞咽时需要瞬间暂停呼吸（喉入口关闭0.3～0.5秒），让食物通过咽部；咀嚼时，用鼻呼吸；若患者在进食过程中呼吸急促，咀嚼时用口呼吸或吞咽时瞬间呼吸，容易引起误吸，应避免此类情况发生。

（4）适合患者安全吞咽的食物性状：食物的黏稠度、松散性等在一定程度上决定了吞咽的难易程度，选择合适性状的食物可以有效提高吞咽安全性。

7. 术后口服药物评估 患者有无直接导致误吸或窒息的风险，如可否安全吞服药物（如药片、胶囊或药液），部分患者加用凝胶饮品可有助于正常吞咽。评估药物是否可引起或加重吞咽障碍（如镇静药、阿片类药物和巴比妥类药物）。

（三）食管癌患者胃食管反流病的常见并发症

1. 误吸 指患者将口咽部内容物或胃反流物吸入声门以下呼吸道的现象。当食物残渣、口腔分泌物等误吸至气管和肺，患者立刻出现刺激性呛咳、气急甚至哮喘，称为显性误吸；患者误吸当时（＞1分钟）不出现刺激性呛咳、气急等症状，称为隐性误吸，常被漏诊。日常生活自理受限、鼻饲管、气管切开、辅助通气、内镜检查等均可增加误吸风险。

2. 肺炎 误吸口咽部分泌物或胃内反流物进入肺内，导致病原菌在肺内增殖，或酸性反流物对肺造成化学性损伤，最终均可导致肺部混合性感染。吸入性肺炎和反流性肺炎的特点比较见表16-3。

表16-3　吸入性肺炎和反流性肺炎的特点比较

	吸入性肺炎	反流性肺炎
原因	误吸了口咽部的存留物	误吸了无菌的胃内容物
病理生理	细菌导致的急性肺部炎症	胃内酸性物质导致的急性肺损伤
细菌	革兰氏阳性球菌、革兰氏阴性杆菌及少量厌氧菌	最初是无菌的，随后有细菌感染的可能
危险因素	意识状态低下、吞咽困难	胃动力障碍
X线检查	局部渗透	磨玻璃样或弥漫性渗透
临床特点	呼吸急促、咳嗽、肺炎体征	无咳嗽、支气管痉挛等症状

3. 营养不良 术后吞咽障碍明显影响经口进食量，导致脱水、电解质紊乱及营养不良，同时患者误吸及肺炎的风险增加；能量、蛋白质及其他营养素摄入不足，消耗过大，对机体功能及预后产生不利影响。

4. 心理与社会交往障碍 术后患者因不能经口进食、长期佩戴鼻饲管等原因，容易产生抑郁、社交隔离等精神心理症状。

（四）食管癌患者胃食管反流病的综合干预

1. 药物治疗

（1）质子泵抑制剂（PPI）：为 GERD 治疗的首选药物，适用于症状严重、有严重反流性食管炎的患者，可选用奥美拉唑、艾司奥美拉唑、兰索拉唑、泮托拉唑和雷贝拉唑等，推荐疗程 8～12 周；单剂量 PPI 无效时可改用双倍剂量，一种无效时可换用另一种 PPI，对于出现食管裂孔疝等并发症的患者，PPI 剂量通常需要加倍。

（2）H2 受体拮抗剂（H2 receptor antagonist，H2RA）：适合于轻、中症患者。常用药物有西咪替丁、雷尼替丁、法莫替丁和罗沙替丁等，一般采用常规剂量，分次服用。

（3）促胃动力药：多潘立酮为一种作用较强的多巴胺受体拮抗剂，在基层医院应用较为普及；莫沙必利、伊托必利等为新型促胃动力药；促胃动力药多与抑酸药联合使用。

（4）黏膜保护剂：主要包括硫糖铝和三钾二枸橼酸铋，用药后少数患者可出现便秘、皮疹、消化不良、恶心等不良反应。

（5）抗抑郁或焦虑治疗：三环类抗抑郁药和选择性 5-羟色胺再摄取抑制剂可用于伴有抑郁或焦虑症状的 GERD 患者。

2. 手术治疗

（1）GERD 的内镜治疗：目前用于术后 GERD 的内镜下治疗手段主要有射频治疗、内镜下胃腔内缝合折叠治疗、内镜下注射或植入技术类。

（2）抗反流手术：能减少反流次数及控制反流症状，适用于存在病理性酸反流，药物抑酸不足或药物治疗有效但不愿意长期服用药物的患者。

3. 气道保护方法

（1）Mendelsohn 吞咽法：通过被动抬升喉，增加环咽肌开放的时间与宽度，减少误吸，改善整体吞咽的协调性。

（2）声门上吞咽法：在吞咽前及吞咽时关闭气道，吞咽后立即咳嗽，清除残留在声带处的食物，防止食物及液体进入气管。患者需要在清醒且放松状态下遵从简单指令施行。

（3）超声门上吞咽法：让患者在吞咽前或吞咽时，将杓状软骨向前倾至会厌软骨底部，并让假声带紧密闭合，使呼吸道入口主动关闭；适用于呼吸道入口闭合不全的患者，特别适合于喉声门上切除术后的患者。

（4）用力吞咽法：在咽期吞咽时，为了增加舌根向后运动而制定，多次用力吞咽，将少量残留在咽喉的食物清除。

4. 康复教育　住院期间对照顾者做好防误吸知识及基本护理技能指导是必不可少的，加强术后患者的自我管理能力、家属照顾能力培训。良好的居家照护需要知识武装与技能支持，缺乏护理常识的照顾者可能适得其反。

（1）生活方式调整：改变生活方式是治疗术后GERD的基础，且应贯穿整个治疗过程。

1）减轻体重：将BMI控制在25kg/m^{2}以下。

2）改变睡眠习惯：抬高床头15°～20°，睡前3小时不再进食。

3）戒烟、限制饮酒。

4）避免降低LES压力的食物，如浓茶、咖啡、可乐、巧克力等。

5）避免降低食管内压力和影响胃排空的药物，如硝酸甘油、抗胆碱能药物、茶碱、钙通道阻滞剂等。

6）减少引起腹压升高的因素，如肥胖、便秘、穿紧身衣、长时间弯腰劳作等。

（2）吞咽姿势的调整：吞咽时，通过头颈等部位的姿势调整，可使吞咽通道的走向、腔径的大小和某些吞咽器官组成结构（如喉、舌、杓状软骨）的位置发生改变和移动，避免误吸和残留，从而减少GERD并发症发生。其适用于颈胸部肿瘤术后等情况。吞咽姿势调整的方法及其预期作用与适用对象见表16-4。

表16-4　吞咽姿势的调整方法和预期效果及适用对象

代表性姿势	咽期障碍	姿势调节的预期效果	适应对象
头颈部伸展	咽部食团输送障碍	利用重力促进食团向咽移动，但会增加误吸危险	舌运动障碍患者 摄食吞咽障碍患者
头颈部屈曲	吞咽反射延迟，喉闭锁延迟	减少误吸风险	神经功能障碍导致的摄食吞咽障碍患者
	吞咽反射延迟，喉闭锁延迟	喉入口处狭小化等形态变化	各种原因造成的摄食吞咽障碍患者
	咽食团通过延迟	减少吞咽后咽残留 喉入口处狭小化，强化喉头闭锁，增强舌根部的驱出力等	摄食吞咽障碍患者
	喉闭锁延迟	喉闭锁功能代偿（减少误吸危险）	摄食吞咽障碍患者
	吞咽时食团通过咽的时间变化	缩短食团通过咽的时间	
	吞咽时舌压的变化	不局限躯干后倾角度，通过颈部前屈固定舌压	

续表

代表性姿势	咽期障碍	姿势调节的预期效果	适应对象
颈部旋转（障碍侧）	咽食团通过障碍	使食团通过非障碍一侧，促进食团移动	头颈部手术患者
	吞咽后梨状窦残留	通过颈部旋转使旋转对侧的梨状窦开放	吞咽后咽腔残留患者
头颈部侧屈（非障碍侧）	咽头食团通过障碍	使食团通过非障碍侧，促进食团移动	摄食吞咽障碍患者
半卧位	喉闭锁延迟	减少误吸危险	神经功能障碍导致的摄食吞咽障碍患者
躯干垂直体位		减少误吸危险	摄食吞咽障碍患者
躯干侧倾	显著的吞咽后咽残留	促进食团通过咽，减少吞咽后咽头残留	摄食吞咽障碍患者

第三节 食管癌患者吞咽障碍的康复治疗

食管癌患者出现吞咽障碍是由于唇、舌、口腔、咽腔、食管等器官的结构或功能受损，导致食物不能安全、高效性地由口进入胃内，使机体难以获得足够的水分、电解质、蛋白质、糖类、脂肪、维生素等营养成分。食管癌患者异常增生的组织位于食管内，手术后原有的食管结构发生改变使吞咽过程发生变化，部分可侵犯气管、支气管，故主要以结构性吞咽障碍为主；另外，食管癌属于恶病质类疾病，长期的各类抗肿瘤治疗、营养消耗、心理状态不佳、疼痛等因素可导致其他系统发生病变，故食管癌继发功能性吞咽障碍（神经性吞咽障碍）也较为常见。

一、食管癌患者吞咽障碍分类

（一）结构性吞咽障碍

食管癌患者病变部位多见于食管中下段，异常增生的组织使食管结构异常（管腔变小），原有的食管蠕动模式改变，导致食物通过受限，引起吞咽障碍；食管期吞咽障碍是食团通过食管困难，发生于吞咽后数秒内，通常逐渐起病，进展缓慢，吞咽固体类食物时较困难，部分患者合并胸骨后阻塞感、疼痛，或进食后呕吐；若出现周围转移，病变范围会有所扩大，可能影响贲门括约肌松弛功能；若波及气管与支气管，则易诱发咳嗽、咳痰、咯血等呼吸道症状；食管症状及呼吸道症状均可对吞咽活动造成影响。

（二）神经性吞咽障碍

神经性吞咽障碍是参与吞咽的肌肉群失去神经控制而导致吞咽活动受限，常见的疾病有重症肌无力、多发性肌炎、肌萎缩侧索硬化症、吉兰-巴雷综合征、运动神经元病、帕金森病、食管-贲门失迟缓症、癔症、脑卒中等。食管癌属于消耗性疾病，长期放化疗、营养摄入不足、贫血、免疫力低下均可导致机体抗病能力下降，心、脑、肾等重要器官损伤，中枢神经、周围神经及肌肉系统均可受到影响，进而出现神经性吞咽障碍。

食管癌患者吞咽功能障碍合并的因素较多，只有全面了解病史，深入与患者沟通，掌握疾病状况、功能水平、营养状况、心理状态、家庭支持度等信息，才能开展针对性治疗方案，提高治疗效果。

二、食管癌患者吞咽困难评定

引起吞咽障碍的因素有很多，从食物进入口腔开始至食物残渣从肛门排出的整个过程中任何一个环节出现异常均可影响吞咽功能。由于食管癌对人体的影响是全范围的，故在处理该类吞咽障碍时应做到面面俱到（图16-1）。

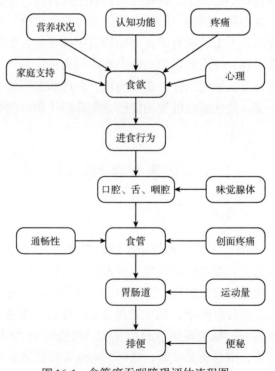

图16-1　食管癌吞咽障碍评估流程图

进食行为的启动来自大脑高级皮质及皮质下的吞咽中枢，会受到饥饿感、食物的色香味形、心理状况、全身体力、认知功能等方面的影响；神经、体液调节协调唇、齿、舌、咽、喉、食管括约肌、贲门等共同参与，还需要食物性状能够很好地适应各个部位的特点，顺利通过后到达胃内；此过程距离长、范围广、各部位特点迥异，正常情况下各系统、部位与食物协调融洽，使进食成为使人愉悦的一种积极行为。对食管癌患者来说，该过程需要注重以下问题：认知功能（简易智力状态检查量表，mini-mental state examination，MMSE；蒙特利尔认知评估量表，Montreal cognitive assessment，MoCA）、口腔腺体分泌功能（腺体分泌功能异常）、食管的通畅性（病理组织、影像学资料）、疼痛（视觉模拟评分法，visual analogue scale，VAS）、贲门括约肌功能（影像学资料）、胃肠消化能力（蠕动功能与运动的关系）、大便情况（便秘与否）、营养状况（营养风险筛查2002，nutritional risk screening，NRS 2002）、神经-肌肉状况（神经性吞咽障碍）、洼田饮水试验、吞咽造影录像检查（video fluoroscopic swallowing study，VFSS）、电视内镜吞咽功能检查（videoendoscopy swallowing study，VESS）、压力检查（咽部、食管）、心理状态（健康调查量表36，36-item short form health survey，SF-36）、家庭支持度（家族支持量表，family support scale，PSS-Fa）等。在处理结构性吞咽障碍的同时需要兼顾因食管癌继发或合并的神经性吞咽障碍，具体情况需要根据患者具体病情由康复医学科进行针对性评估与干预。

三、食管癌患者吞咽困难的康复治疗

（一）结构性吞咽障碍

1. 进食通道重塑

（1）手术治疗：食管内异常增生组织导致食管腔明显狭窄，可通过手术切除病变食管，再行吻合术，人工食管处理突入食管腔的病变组织，重塑食管通道。

（2）微创或介入手术：对于病变后期，常规手术预后不佳的患者，以改善症状为主，可通过导管疏通后行球囊扩张术、记忆合金食管支架植入术、内镜下食管扩张术、置管术、黏膜剥离术等。

（3）放疗、化疗等抗肿瘤治疗：抑制组织异常增生，缓解食管腔内狭窄，减少吞咽困难。

2. 吞咽方法与食物调整

（1）勾头缩喉吞咽法：食管癌手术根据吻合口位置分为3种（全喉全食管切除、食管次全切除和部分食管切除），对于病灶位置较高的全喉全食管切除术患者，可利用勾头缩喉法改善吞咽功能。吞咽时患者需要尽力低头，通过屈颈动作压迫咽喉，使食物顺利进入重塑食管内，防止发生误吸。对于中段切除的患者，手术部位离喉部较远，术后切开愈合后可正常吞咽。对于切除食管括约肌的患者，在进食后需要坐或站立1～2小时，以防止卧位导致食物反流。

（2）调整食物性状：狭窄的食管、放化疗或刺激食物导致的食管水肿容易导致固体类食团通过困难，产生食管内哽噎感，此时可以通过调整食物的性状协助进食，越稀的食物通过狭窄的通道越容易。首先进食适量温开水，了解食管通畅情况；根据营养师指导意见将需要进食的食物进行打碎、调糊状、调节温度等准备后再进食，同时可以弥补口腔腺体分泌不足给进食带来的困难；减少食物内的盐分、辛辣刺激类物质、温度等易引起病灶创面疼痛、咳嗽等机体应激反应的不利因素，合理搭配水果、牛奶、鸡蛋等食物的比例，优化食物味道，丰富营养成分。进食后适量饮用温水，以冲洗食管内残留的食物，减少并发症。

部分早期食管癌患者可以顺利咽下饼干、干馍片类食物，在接受手术前，放疗、化疗可以尝试采用，该类食物可给食管较强的刺激，便于食管蠕动作用于食团，利于吞咽进行。若进食后出现胸骨后疼痛（类似吞食热豆腐），需要注意是否合并食管内病灶溃疡创面，需要及时完善专科检查，以清淡半流食、流食为主，以免粗糙食物刺激导致疼痛、出血等情况出现。

（3）人工通道：对于病变波及食管较长，病程晚期的患者，多数措施难以有效再通食管，治疗期间需要通过人工通道或其他途径进行营养支持。常见的人工通道有鼻胃肠管、胃肠造瘘管、静脉营养通道等，将营养送入消化道或静脉内，以满足患者的生理需求。

3. 疼痛 是各类肿瘤患者常见的伴随症状，为肿瘤患者第五生命体征，严重影响患者的日常生活活动能力及生活质量，对患者的进食行为也有着极大的负面影响。疼痛对食管癌患者进食的影响可分为食管内创面疼痛与其他疼痛两大类。

（1）食管内创面疼痛：该类疼痛可由病理组织、放疗、手术、化疗、食物刺激、营养及免疫力低下等引起，故该类疼痛可通过合理避免食管黏膜创面受到刺激而缓解或避免；常见处理方法如下。

1）凝胶类物质覆盖创面进行保护（一种缓解食管癌患者吞咽困难和进食胸骨后疼痛的温敏凝胶）：近年来随着材料技术发展，凝胶类产品逐步增多，进食前先吞入凝胶类物质，将食管内黏膜创面覆盖，减少食物刺激，对进食时胸骨后疼痛有一定缓解作用，且使用方便。

2）避免食物对创面的刺激：为减少食物对创面的刺激，可以通过人工通道越过创面部位将食物送入胃肠。①胃管、胃十二指肠管，均可使食物越过创面，从而减少疼痛产生，但管对创面的机械刺激仍无法避免，长时间留置管道对鼻腔、咽腔也会造成不适，影响生活质量；②胃肠造瘘管，属于有创性治疗，需要综合评估病情及后续治疗方案，在专科进行。

3）调整食物性状：食物的温度、粗糙程度、盐分、辛辣刺激性物质等是创面疼痛的诱发因素，故通过调整食物的温度、性状，减少辛辣、盐等物质加入减少疼痛产生。

（2）其他疼痛

1）疼痛多由食管癌自身病变导致，治疗需要按照临床医师镇痛方案进行，规律服药，适当运动，调整情绪等。

2）若疼痛突然加重，与既往药效减退后明显不一样，需要及时到医院就诊，接受专科诊疗。

4. 放射性食管炎　在食管癌的放疗过程中，部分或全部食管不可避免地处于照射野内，引起放射性食管炎，出现吞咽疼痛、胸部不适、烧心、呃逆甚至吞咽困难等症状。发生时间多数为DT20Gy左右，主要病理表现为食管黏膜充血、水肿、渗出及糜烂，合并化疗者更甚；严重者通常需要暂停放疗而给予抗炎、镇痛及营养支持治疗，从而导致总疗程延长而影响疗效，成为胸部肿瘤放疗计划顺利完成的主要限制因素之一。然而，目前对放射性食管炎防治措施国内外尚无统一标准。

（1）放疗期间定期检查：定期进行血常规、食管X线检查，注意观察食管病变是否有龛影、穿孔等征象；保持口腔清洁，用氯己定溶液于每次饭后和睡前漱口清洁口腔，减少食管黏膜感染的概率。

（2）放疗期间饮食指导

1）鼓励患者摄取高蛋白、高维生素、高热量、低脂肪易消化饮食，放疗期间多次口服少量生茶油，或放疗前口服酸奶，每次100g，以减轻对食管黏膜的损伤。

2）定时定量进食，不宜过饱，少量多餐，进餐后适当散步或取坐位30分钟后再平卧休息，以减少食物反流加重食管黏膜炎症。

3）进食速度宜慢，食物须捣碎，或用破壁机粉碎，进食前可喝少许生茶油或鱼肝油润滑食管，以免块状食物卡在食管狭窄处；忌烟酒、酸食及过咸、辛辣刺激性食物，减少对食管黏膜的化学性刺激；忌粗纤维、硬、油炸食物，防止骨头、鱼刺等损伤食管黏膜，可进软食、半流食、流食。

4）食物温度40°左右，以免温度过高烫伤食管黏膜，或使放疗后初愈的黏膜再次损伤。

5）进食后饮少量温开水以冲洗食管，避免食物残渣滞留食管而诱发黏膜充血、水肿等。

6）维生素C是水溶性抗氧化剂，维生素E是脂溶性抗氧化剂，两者均可消除自由基，阻止其对DNA的攻击，同时增强机体对电离辐射的耐受性，增加富含维生素C、维生素E的食物摄入量对预防并发症有很好的作用。

7）放疗后1个月，若没有明显的放射性食管炎症状，可逐渐恢复正常饮食，但最好避免硬食及粗纤维食物，以免对食管黏膜造成损伤。

（二）神经性吞咽障碍

食管癌患者多数合并消化系统以外某个或多个系统病变，长期放疗、化疗及恶病质等因素的影响，均可导致心脑血管疾病发生。中枢神经系统、周围神经系统、肌肉系统损伤均可导致神经性吞咽障碍，类似于常见的脑卒中后吞咽功能障碍；故在处理该类食管癌患者吞咽问题时需要按神经性吞咽障碍处理，同时还需要兼顾食管内病变所引起的结构性吞咽障碍。

1. 口腔体操 徒手或借助简单小工具做唇、舌的训练，加强面颊运动、唇部力量、咀嚼、上下颌运动、舌的各向运动与控制，以减少食物在口腔内残留。

2. 口腔感觉刺激 应用冰勺及醋、柠檬汁等刺激性食物间断刺激舌面、舌根、软腭等，以促进腺体分泌、口腔内肌肉收缩；电动牙刷、手指等在口腔内震动刺激，增加深浅感觉刺激；K点刺激（上下后牙龈交接点），用钝面长勺直接刺激，或冰块降温后刺激。以上刺激方法以患者耐受为度，注意观察口腔内黏膜情况，避免损伤。

3. Masako训练法 吞咽时，通过对舌的制动，使咽后壁向前运动与舌根部贴近，增加咽的压力，加快食团推进。可增加舌根的力量，延长舌根与咽喉壁的接触时间，促进咽后壁肌群代偿性向前运动。

4. Shaker训练 去枕仰卧，通过屈颈动作（同站立位低头）看足趾，双肩不离开床面，重复数次；吹哨，持续至面颊略感疲劳为度，间断多次进行；发"wu"音，持续约10秒，重复约10次，每天多次。目的是提高食管上段括约肌开放的时间和宽度，促进清除吞咽后因食管上段括约肌开放不全而引起的咽部残留食物。

5. 呼吸训练与气道保护 通过腹式呼吸、缩唇呼吸、呼吸训练器训练等方法增加呼吸道气流及气道内压力；以上训练在饭后2小时或进食前进行。

6. 摄食训练 评估吞咽状况，以低头、仰头、转头的吞咽方法，减少咽部食物残留，降低误吸风险；依据功能状况选择合适黏稠度，确定一口量（液体食物1～20ml、果酱样食物5～7ml，浓稠泥状食物3～5ml）。

7. 导管球囊扩张术 完善相关检查后，明确环咽肌失迟缓，且食管癌病变远离扩张部位，综合多学科意见再行该治疗；该法旨在扩张狭窄的环咽肌，增大入口直径，加强吞咽动作的协调性和改善环咽肌功能。对于部分声带受影响的患者，可配置说话瓣膜，提高沟通能力。

建议由专业的吞咽治疗师完善评估后确定进食环境、吞咽体位、吞咽方式、进食速度、食物搭配、食物性状、必要的进食辅助手段。

（三）对食物的认知功能异常

认知功能障碍对进食行为的影响也较大，可根据需要处理的重点分为食物认知训练和认知功能训练，训练期间需要定期复评功能水平，适时调整。

1. 食物认知训练　结合患者家属提供的饮食习惯，向患者出示常见食物或食物图片（馒头、蔬菜、水果、肉、奶、蛋等），逐步激发患者对食物的兴趣与认知，增加备菜、做饭等训练任务，配合蜂蜜、醋、苦丁茶等增加味觉刺激，多感官刺激信息输入。

2. 认知功能训练　根据具体评估结果开展针对性认知功能训练，如记忆力、计算能力等，增加户外活动、人际交往等。

（四）营养状况

食管癌是营养不良发病率第一位的肿瘤；该类患者机体状况极度低下，导致体力、胃肠情况不能耐受进食行为，从而导致进食困难；及时完善营养状况评估（NRS 2002），由营养科制定针对性营养方案，合理搭配水电解质、维生素、蛋白质、脂肪、糖类，药食合用，多途径同时进行。

（五）其他

1. 康复护理　进食后清理口腔内残留食物，改善口腔卫生；协助活动不便的患者进行主要肢体功能位摆放，定期翻身，检查皮肤状况，防止压疮；定期评估营养状况，监测血糖、血压等合并疾病的相关指标。

2. 作业疗法　日常生活活动训练，工具性日常生活活动训练，轮椅应用技巧，家庭支持状况评估与调整，社会相关政策解读与宣教，职业康复与再就业。

3. 康复工程　助行器、拐杖、矫形器、轮椅、机器人、义肢等适配。

4. 运动指导　适量运动有促进胃肠蠕动，增加心肺耐力，提高机体免疫力，改善患者情绪的作用，对处理原有疾病及并发症有很好的正向促进作用；合并运动功能障碍的患者需要进行主被动关节松动、肌肉牵伸等，以减少关节挛缩等不良病变。

5. 膳食指导　按照营养师建议严格执行膳食方案，监测体重、肢体肌肉状况，定期于营养科门诊复诊；可配合中医药综合治疗。

6. 家庭支持与宣教　食管癌治疗过程漫长，合并症较多，患者自我感觉较差，内心压力巨大，需要亲朋好友、同事、家庭、社会等多方面的关怀与支持；在做好衣食住行方面事情的同时引导患者敞开心胸，充分沟通，痛其所痛，忧其所忧，将其当成"特殊的正常人"看待。

第四节　食管癌患者的运动疗法

食管癌缺乏早期特异性诊断症状，加之该肿瘤恶性程度极高，侵袭性较强，因此，通常给食管癌的早期发现、早期诊断造成巨大的困难。即使患者于食管癌早期阶段确诊并及时给予根治手术及围术期同步或序贯放化疗，总体五年生存率只有15%～20%，少数存活5年或有更多后期治疗的患者中，也有半数以上患者合并肢体活动能力受限，如屈膝/跪、站立2小时、举重/负重10磅（约4.5kg）、步行1/4英里（约0.4km）能力下降。

体育运动能够提高心肺功能，增强机体免疫力，保持躯体灵活性，加强肌力及缓解紧张情绪等，无可非议，运动对维持人类正常的生理功能有不容忽视的正向导向。流行病学调查研究也提示，体育运动水平与肿瘤的发病风险两者之间具有显著相关性，这一论断已经在乳腺、肺、结直肠、胰腺、子宫和膀胱等多种器官实体瘤中得到了验证；这些研究得出的结论一致认为，提高体育运动水平在某种程度上能够起到预防癌症发生的积极作用。另外，体育运动水平与肿瘤患者预后两者之间也存在显著相关性，积极鼓励肿瘤患者进行适当锻炼或许可以改善其预后。因此，基于这些研究证据，在肿瘤的治疗及恢复阶段，科学指导患者适时、适度、适量进行体育锻炼，可以缓解由癌症引起的疲劳、乏力感，改善躯体功能，促进身心健康，进而达到提升肿瘤患者生活质量的目的，对提高其生活质量具有非比寻常的临床价值。

随着社会-心理-医学模式的不断发展，对患者生活环境、家庭背景及心理活动方面的关注度不断增加，食管癌的治疗不再局限于改善肿瘤患者的预后，延长生存期和总生存期，而是从各个与患者相关的方面持续、综合干预，运动疗法成为不二之选。制订合理的运动处方对改善患者整体预后、提高生活质量有着非常重要的意义。

一、运动疗法

食管癌的治疗不可避免地影响着患者身体素质（心肺耐力、肌肉力量和肌肉耐力、身体成分和柔韧性）及神经肌肉控制能力。例如，手术后患者对炎症和损伤出现不同反应，手术或放射性皮炎所致瘢痕，均影响运动测试和运动处方。对食管癌患者进行运动测试和指定运动处方前明确食管癌对患者的影响很重要。推荐评估治疗后任何时间的周围神经和肌肉骨骼的继发性病变。若采用激素疗法，需要进行骨折风险评估；已知骨转移的患者在开始运动前需要评估风险；已知心脏问题的患者，需要进行运动前安全性医学评估等。然而并不推荐所有患者进行针对转移性病变和心脏毒性作用的特殊医学检查，因为这将对大多数可能没有发生转移性病变和心脏毒性作用的患者获得运动带来的公认的健康益处造成不必要的障碍。

标准的运动测试方法通常适用于经医学筛查可进行运动测试的患者，注意事项如下。

1. 理想情况下，患者应该接受所有与健康相关的体适能评估。但在开始运动之前进行全面体适能评估可能会对开始运动造成不必要的障碍。因此，不要求患者在进行小强度步行、渐进性力量练习和柔韧性练习之前进行评估。

2. 在进行健康相关体适能评估或制订运动处方之前，应了解患者的病史、合并的慢性疾病、健康状况和运动禁忌证。

3. 对于评估食管癌相关的疲劳或其他影响功能的常见症状对肌肉力量、心肺耐力的影响程度，健康相关体适能评估是有价值的。

4. 尚无证据表明食管癌患者进行症状限制性或最大强度运动负荷测试时的医务监督不同于其他人群。

5. 运动专业人士理解肿瘤治疗所致的常见毒副作用是非常重要的，包括骨折风险、心血管事件、与特殊治疗相关的神经病变和肌肉骨骼的继发性病变。

二、运动处方

（一）FITT原则

食管癌患者在治疗中和治疗后应该避免体力活动不足的状态。美国运动医学学会（American College of Sports Medicine，ACSM）运动指导专家团队指出：有充分的证据表明，所有恶性肿瘤患者在治疗中和治疗后进行运动是安全的。值得注意的是，遵循FITT原则[频率（frequency）、运动强度（intensity）、运动时间（time）和运动类型（type）]向恶性肿瘤患者推荐的运动处方仅基于很少的参考文献，FITT原则需要根据患者情况进行调整，制定个性化运动处方（表16-5）。

表16-5　食管癌患者的FITT原则

	有氧	抗阻	柔韧性
频率	每周3～5天	每周2～3天	每周≥2～3天，每天进行更有效
强度	中等（40%～59% VO$_2$R；64%～75% HRmax；RPE 12～13）到最大强度（60%～89% VO$_2$R；76%～95% HRmax；RPE 14～17）	从低强度（如30% 1-RM）开始，小幅度增加	在可以忍受的情况下在关节活动范围内活动

	有氧	抗阻	柔韧性
时间	每周 150 分钟中等强度后 75 分钟较大强度运动，或两者相结合的等量运动	至少 1 组 8～12 次重复次数	静力性拉伸保持 10～30 秒
方式	动用大肌群的、长时间的、有节奏的活动（如步行、骑车、游泳等）	自由重量、抗阻器械或自身体重的功能活动（如坐站转换），活动所有大肌群	所有大肌群的拉伸或 ROM 的运动。明确因类固醇、放射性或外科手术治疗引起的关节或肌肉受限的特定区域

注：1-RM（repetition maximum）.1 次最大重复次数；HRmax. 最大心率；ROM. 关节活动范围；RPE. 主观疲劳感觉；VO$_2$R. 储备摄氧量。

（二）注意事项

1. 需要意识到运动对接受治疗的患者症状的影响是可变的。

2. 与健康人相比，食管癌患者需要延缓运动进度。如果运动进度导致疲劳或其他不良反应增加，运动处方的FITT需要降低至患者可耐受的水平。

3. 已完成治疗的患者在不加重症状或副作用的情况下，可以逐渐增加运动时间，有氧运动的频率逐渐增加至每周3～5次。

4. 如果可以耐受，没有出现症状加重或副作用时，运动处方与健康人群一样。

5. 最近的研究指出，因为个体的安静心率和最大心率不同，用储备心率监测之前或目前接受治疗的患者的有氧运动强度可能不太可靠，可以教育患者用自我感觉用力程度或用最大心率的百分比监测运动强度。

6. 患者应考虑进行有监督的抗阻训练计划。

7. 每天几次短时间的运动比一次较长时间的运动可能更有益。

8. 90%以上的患者在某些时间段经历过肿瘤相关的疲劳。在接受化疗和放疗的患者中疲劳很常见，可能会影响或限制运动能力。在一些病例中，治疗结束后的疲劳会持续数月或数年。

9. 骨是食管癌患者常见转移部位，为了减少骨脆性和骨折风险，发生骨转移的患者需要调整运动处方（如减少撞击性运动、降低强度和减少运动量）。

三、食管癌患者稳定期运动策略

食管癌治疗的难题之一是癌细胞转移，其中食管壁内扩散较常见。癌细胞常沿食管固有膜或黏膜下层的淋巴管浸润，也可以直接浸润邻近的器官，侵犯肺、胸膜、气管及支气管、心及心包、主动脉、甲状腺及咽喉、脊柱等处；亦可经淋巴管转移，累及纵隔、腹部、气管及气管旁、肺门及支气管等；血行转移多见于晚期患者，常转移至肺、肝、骨、肾、肾上腺、脑等。临床上，虽然手术和放疗仍是关键的治疗手段，但随着抗肿瘤药物的不断涌现，以及对药物作用原理及肿瘤细胞增殖动力学认识的深化和完善，药物治疗在用药方法上进行了改进，治疗效果得到了提高，已成为重要治疗方法之一，并逐步由姑息治疗向根治过渡。随着人们对康复医学的认识不断深入，康复运动疗法在癌症患者的综合干预中发挥重要角色，对提高患者生活质量、治疗效果，调畅情绪，改善预后等有很好的作用。

1. 运动介入意义　①改善食管癌患者的生活质量；②延长食管癌患者的生存时间；③改善食管癌患者的身体功能和心理状况。

一次完整的运动治疗包括了热身运动、正式运动及整理运动三部分，热身运动形式以慢走、大肌肉群的肌肉拉伸和伸展运动为主，时间一般为5～10分钟，也可依据患者身体状况进行个体化调整。正式运动时间为30～60分钟，结束后应进行整理运动，如原地踏步、拍打或拉伸运动等，时间一般为5～10分钟。具体每部分运动时间如下。

2. 各种运动的持续时间　见表16-6。

表16-6　推荐运动项目及时间

项目	时间（分钟）	项目	时间（分钟）
热身运动	5～10	跑步	30～40
正式运动	30～60	远足、爬山	30～60
有氧运动	20～60	有氧操	10～20
步行	20～30	瑜伽	90
静止性功率车	30～60	八段锦	20～40
骑自行车	30～60	气功	20～40
跑步机	30～60	太极拳	20～40
固定自行车	40～60	抗阻运动	15～30
爬楼梯	24～30	整理运动	5～10

3. 体力活动项目频率　见表16-7。

表16-7　推荐运动项目频率

项目	频率（次/周）	项目	频率（次/周）
步行	3～5	远足、爬山	3～5
静止性功率车	3～5	有氧操	2次/天，2次/周
骑自行车	3～5	瑜伽	2
跑步机	3～5	八段锦	5～7
固定自行车	3～5	气功	3～5
爬楼梯	3～5	太极拳	5～7
跑步	3～5	抗阻运动	2～3

4. 体力活动前的准备事项

（1）运动前着装以宽松舒适为主，选择宽敞安全的环境运动。

（2）运动前限制摄入任何含有咖啡因和酒精的食物或饮料。

（3）正式运动前要进行5～10分钟的热身运动。

（4）应预防由休息不足所致的过度疲乏等运动伤害。

5. 运动中突发事件的终止指标内容

（1）存在手术伤口所致的全身感染。

（2）在运动过程中出现头晕、恶心、疼痛、心悸、难以忍受的气促、眩晕等症状，或其他不适，如呼吸困难、面色苍白、大汗淋漓等，立即停止运动。

6. 合并周围神经病变患者的运动注意事项

（1）在参加运动前，应评估身体稳定性、平衡性和步态。

（2）根据指征考虑进行平衡训练。

（3）如果神经病变影响稳定性，应考虑其他的有氧运动（静止性功率自行车、水中有氧运动），而不是步行。

（4）抗阻运动建议：进行抗阻运动时，建议在进行手持举重的抗阻训练时，监测手部的感觉状况；考虑使用有软物衬垫涂胶的哑铃或戴衬垫手套（如骑行手套）；考虑使用抗阻力训练机。

7. 体力活动的其他注意事项

（1）考虑骨折风险增加，骨转移患者可能需要调整他们的锻炼计划。

（2）对于有心脏问题的患者，应调整运动处方并增加医务监督力度以避免骨折。

（3）对于接受过放疗的癌症患者，应避免长期到含氯的游泳池锻炼。

（4）目前正接受化疗、放疗或免疫功能受损者，使用公共场所健身器材时要注意预防感染。

（5）免疫功能受损者在白细胞计数恢复到安全水平以前应避免去公共场所进行运动。

（6）有多种或不受控制合并症的患者需要与他们的医生协商，考虑调整他们的锻炼计划。

（7）除日常生活活动外，严重贫血的患者应该延迟运动，直到贫血得到改善。

（8）因治疗而感到严重疲乏的患者可能不想参加运动计划，因此可以鼓励他们每天进行5～10分钟的轻度锻炼。

（9）体内留置导管、中心静脉置管或饲管的患者应谨慎或避免游泳，以及导管区域肌肉的阻力训练以避免移位。

8. 体力活动的相对禁忌证

（1）合并严重的肺部疾病：严重的肺动脉高压、未处于稳定期的慢性阻塞性肺疾病、急性肺栓塞或肺梗死等。

（2）合并严重的心脑血管疾病：存在不稳定型心绞痛；过去3个月内有心肌梗死或进行过冠状动脉重建术；未控制的冠心病；未控制的高血压[安静状态下收缩压＞180mmHg和（或）舒张压＞110mmHg]；未控制的心律失常；有临床意义的心脏瓣膜病；有已知的主动脉瘤，严重的动脉狭窄；未控制的心力衰竭；窦性心动过速、室性心律不齐、三度房室传导阻滞且未植入起搏器；活动性心包炎或心肌炎；夹层动脉瘤。

（3）肢体功能障碍、合并严重肌肉或骨关节疾病：严重的肢体肿胀，如淋巴水肿；计划进行髋关节或膝关节置换；近期脑卒中伴偏瘫；高骨质疏松风险；外周动脉功能不全。

（4）未控制的代谢性疾病：糖尿病。

（5）已发生远处转移或腹壁、盆腔等弥漫性种植者。

（6）全身状况较差、处于急性感染期。

（7）极度疲乏、重度贫血和共济失调者不能进行运动。

（8）手术伤口愈合期（8周以内）不能进行高强度运动。

（9）影响运动功能或运动导致恶化的非心肺疾病：严重肾脏疾病（包括透析、肾移植、肾衰竭）、出血、急性血栓性静脉炎、新近形成的血栓、高度视力障碍急性甲状腺炎、低血钾、高血钾或血容量不足（未得到适当处理前）、精神疾病或严重认知障碍、意识障碍、心理障碍等。

第十七章　食管癌患者的护理

护理人员在为食管癌患者提供护理服务时，需要综合考虑患者的病情、身体状况、心理需求等多方面因素，制订个性化和科学的护理方案。在此过程中，护理人员需要与其他医疗团队成员紧密合作，确保治疗的连贯性和效果。护理的重点在于提高患者的生活质量，减轻治疗过程中的不适和并发症，并鼓励患者积极参与自我护理和康复过程。食管癌专科护理的最终目标是促进患者全面康复，提升治疗效果，并帮助患者重拾生活的信心和希望。

第一节　内科护理

一、病　情　监　测

（一）观察要点

1. 每周称体重，观察患者的营养状况和饮食摄入量是否充足，监测患者营养状况好转或恶化的化验指标。

2. 观察患者胸骨后疼痛程度及有无出现口咽干燥、干咳等症状。

3. 观察患者焦虑的程度，关注患者焦虑的行为和语言表现。

4. 观察患者照射野皮肤。

5. 监测患者白细胞计数、体温变化。

（二）主要护理诊断/问题

1. 营养失调：低于机体需要量　与疾病消耗、食欲减退有关。

2. 体液不足　与吞咽困难、水分摄入不足有关。

3. 焦虑　与对癌症的恐惧和担心疾病预后等有关。

（三）护理措施

1. 评估患者的饮食习惯、营养状况和饮食摄入的情况，根据疾病的饮食要求，制订合理的饮食计划。

2. 指导患者进食高蛋白、高热量、富含维生素的食物，多摄入新鲜蔬菜，以及优质蛋白食物，如鸡、鱼和豆类等，少量多餐。

3. 创造清洁、舒适的进餐环境。

4. 禁食期间适当补充液体、电解质或提供肠内、肠外营养。

5. 长期不能进食或一般情况差者，可遵医嘱补充水、电解质或提供肠内、肠外营养。

6. 能进食者，鼓励患者进食高热量、含丰富维生素及蛋白质、易消化的流质或半流质饮食。

7. 进食时感到食管黏膜有刺痛时，可给予清淡无刺激的食物。

8. 护士应注意加强与患者及其家属沟通，了解患者的心理状况，耐心实施心理疏导。

9. 讲解治疗与护理的意义、方法、大致过程、配合及注意事项，尽可能减轻其不良心理反应。

10. 为患者营造安静舒适的环境，保证患者充分休息。

二、健 康 教 育

（一）预防指导

改善易引起癌变的因素，如改良饮用水，防霉去毒；应用预防药物；积极治疗食管上皮增生；避免进食过烫、过硬食物等；加大防癌宣传教育，在高发区人群中做普查和筛检。

（二）用药指导

1. 尽量深静脉置管，使用留置针时，如果注射部位有刺痛、烧灼或水肿，则提示药液可能外渗，需要立即告知医务人员进行处理。静脉炎发生后早期，一般药物可行局部冷敷（注射用奥沙利铂除外），以后可热敷，按血管走向外涂多磺酸粘多糖（喜辽妥）或肝素钠乳膏（海普林软膏）。

2. 化疗药物应用后常见副作用的护理

（1）化疗引起的常见消化道反应有厌食、味觉改变、恶心呕吐、口干、口腔炎、腹泻、便秘等。

1）厌食：饭前散步，少量多餐，进食高蛋白、高热量食物，食物多样化，创造一个优美舒适安静的进食环境，两餐之间饮用蛋奶饮料。

2）味觉改变：在食物中加入各种调味品，吃自己喜欢吃的食物，使用符合国家质量标准的塑料餐具代替金属质地的餐具，或吃温凉食物（使用奥沙利铂化疗的患者除外），对金属味道有极大改善，对酸甜味不敏感的患者则推荐尽量将食物推至软腭，因此处味蕾细胞极为丰富。

3）恶心呕吐：少量多餐，避免饱食感，尽量在晚饭时不饮水不喝汤，进餐前后1小时尽量少喝水或饮料，细嚼慢咽，低脂饮食，饮料中不加糖，温度宜低。

4）口干：禁烟酒，适量饮水，可进食少量酸性食物，以刺激唾液分泌。

5）口腔炎：忌食刺激性食物，禁烟酒，不用过多调味品，尤其是盐，进少渣软食及凉食，如有剧烈疼痛，可在饭前用局部麻醉药漱口。

6）腹泻：禁食产气和易引起腹泻的饮料、食物，如碳酸饮料、玉米、卷心菜，豆类及糖类，禁食油腻食物及乳制品，少渣低纤维，纠正水、电解质紊乱。

7）便秘：选用高纤维食物，多食蔬菜、水果，多饮水，每天至少2000ml，适当活动，顺时针按摩腹部。

（2）骨髓抑制护理：在接受化疗期间，定时进行血细胞计数和骨髓项目检查。保持室内空气新鲜，定时通风。

1）如白细胞低下，应避免与感冒患者接触，陪护限制一人，必要时戴好口罩、穿隔离衣；所吃食物、水果等，要消毒处理后再食用；禁食酸奶制品、酱类等发酵食物。进食后须用氯己定溶液等漱口。

2）如血小板低下，应注意避免磕碰，拔针后增加按压时间；防止鼻黏膜干燥，可增加室内湿度，戴口罩，避免用力擤鼻，或用手抠鼻痂，避免外力撞击鼻部；使用软毛牙刷刷牙，忌用牙签剔牙，当血小板$< 20 \times 10^9$/L时，禁止刷牙，改用漱口液漱口。避免食用煎炸、带刺或骨头的食物，质硬的坚果或水果（如甘蔗等），进食时要细嚼慢咽，避免口腔黏膜损伤；进食高蛋白、高维生素、易消化食物，保持大便通畅，排便不可过于用力。

（3）黏膜皮肤反应及护理：某些化疗药物的毒性亦表现在黏膜上，尤其是大剂量应用时，常引起严重的口腔炎及口腔糜烂、坏死等。为此，化疗期间要多饮水，保持口腔清洁，在口服化疗药物时，应先用纱布擦去显露在胶囊外的粉末，口服后反复漱口、多次饮水。口腔炎发生后应用氯己定溶液漱口。不要使用牙刷，改用棉签轻轻擦洗口腔牙齿。

（4）泌尿系统毒性反应及护理：水化能保证药物快速从体内排出，故除医嘱静脉应用外，应多次饮水，保证每天饮水量在4000ml以上，尿量在3000ml以上。此外还应重点观察有无膀胱刺激征（尿频、尿痛、尿急），以及排尿困难或血尿等。

（三）生活指导

指导患者合理选择饮食，保持良好的营养状况，保持充分的休息与活动。注意劳逸结合，少吃刺激性、腌制的食物。注意保暖，预防感冒。

（四）心理指导

安慰患者，适当解释病情，及时开导，主动向患者介绍病情好转的信息，使患者坚定战胜疾病的信心。

（五）饮食指导

1. 可选择流质饮食，如面汤、牛奶、冲鸡蛋（先将鸡蛋充分打散，再用开水冲散）。

2. 可食用饼干、酥饼、烤馍片等较硬的食物。

3. 不能食用软质食物，如馒头、包子、水饺、面条、香蕉、橘子等。

4. 注重营养均衡全面，每天至少进食4个鸡蛋、4袋牛奶、100g肉类，以及蔬菜、水果等。

5. 建议家属使用豆浆机将肉、蔬菜、水果、面条、馒头等打成流食后再给患者食用。

6. 化疗中或化疗后，患者可多食用含有大量高分子多糖、高含铁量食物，如黑木耳、银耳等，增加白细胞计数，提高机体免疫力。多食用猪肉、鸡蛋、豆制品等。日常饮食必须保证清淡，以容易消化食物为主，尽量食用粗粮、新鲜水果与蔬菜等，严禁食用辛辣刺激性食物，避免引起肠胃不适。

（六）出院指导

1. 保证充分休息和睡眠时间足够，保持情绪稳定、乐观，根据体力情况逐渐增加活动量，以不疲劳为宜，增强体质。

2. 食欲恢复后，应加强营养，进食高蛋白（瘦肉、鱼、蛋、牛奶、豆类等）、高维生素（新鲜蔬菜、水果）、清淡易消化食物，品种多样，以保证营养全面。

3. 继续服用升白细胞药物，1周后复查血常规，有异常时及时与主管医生联系或到本院肿瘤专科门诊咨询。

4. 养成良好的生活习惯，尽量少去公共场所，避免接触上呼吸道感染患者，以防感染。

5. 遵医嘱定期复诊或有异常情况及时来院就诊。

第二节 外科护理

一、病情监测

（一）观察要点

1. 观察生命体征，评估心、肺等重要器官的状况。

2. 评估营养、进食情况，监测营养指标。

3. 观察有无贫血、脱水、腹水、胸腔积液、锁骨上淋巴结肿大和肝肿块。

4. 术前观察患者有无吞咽哽噎感、声音嘶哑、胸骨后不适感及咳嗽咳痰情况。

5. 术后观察患者伤口、引流、有效排痰、咳嗽及肺复张、排气、排便情况。

6. 术后观察患者有无并发症出现，如出血、肺炎、肺不张、肺水肿、吻合口瘘等。

（二）主要护理诊断/问题

1. **气体交换受损**　与手术、麻醉、呼吸道分泌物潴留有关。

2. **清理呼吸道无效**　与术后痰液黏稠、不能进行有效咳嗽、术后疼痛有关。

3. **营养失调：低于机体需要量**　与进食量少或禁食、消耗增加有关。

4. **疼痛**　与术后伤口有关。

5. **有脱管的危险**　与术后留置管路多、未有效固定有关。

6. **有体液不足的危险**　与炎性渗出、出血、禁食、补液量不足有关。

7. **体温过高**　与感染有关。

（三）护理措施

1. 术前护理

（1）心理护理：食管癌患者通常对进行性加重的吞咽困难、日渐减轻的体重焦虑不安；对所患疾病有部分认识，求生欲望十分强烈，迫切希望能早日手术，恢复进食；但对手术的效果及疾病预后等表现出紧张、恐惧，甚至明显情绪低落、失眠和食欲下降。医护人员应注意加强与家属沟通，了解患者的心理状况，耐心实施心理疏导。家属通过向医护人员了解各种治疗与护理的意义、方法、大致过程、配合与注意事项，尽可能减轻患者不良心理反应。亲属在心理上、经济上的积极支持和配合，一定程度上解除患者的后顾之忧。

（2）营养支持和维持水、电解质平衡：大多数食管癌患者因不同程度吞咽困难而出现摄入不足、营养不良及水、电解质紊乱，使机体对手术的耐受力下降。营养支持对维持患者营养健康状态，避免营养不足、营养过剩有重要作用，能帮助患者维持稳定良好的营养健康状态，故术前应保证营养素摄入，根据患者的进食情况，提供充足营养。能进食者，鼓励患者进食高热量、高蛋白、丰富维生素、易消化的流质或半流质饮食；若进食时感觉食管黏膜有刺痛，可给予清淡无刺激的食物。长期不能进食或一般情况差者，可遵医嘱补充水、电解质或提供肠内、肠外营养。

（3）呼吸道准备：对于吸烟者，术前严格戒烟2周。指导并训练患者有效咳嗽、咳痰和腹式深呼吸，以减少术后呼吸道分泌物、有利排痰、增加肺部通气量、改善缺氧、预防术后肺炎和肺不张发生。

（4）胃肠道准备

1）饮食：术前禁食12小时，禁饮6小时。

2）必要时术前一晚行清洁灌肠后禁食。

2. 术后护理

（1）病情观察：术后24小时内，严密监测患者的心率、血压及呼吸频率、节律等生命体征变化，维持生命体征平稳。

（2）体位：患者未清醒前取平卧位，头偏向一侧，以免呕吐物、分泌物吸入而致窒息或并发吸入性肺炎。患者麻醉清醒，保护性反射恢复时，可改为半卧位（床头抬高30°～45°），以利于呼吸和引流。

（3）饮食护理

1）术后早期吻合口处于充血水肿期，需要禁饮、禁食3～4天，其间尽量勿将唾液或痰液咽下，以减少食管吻合口感染发生。

2）禁食期间持续胃肠减压，给予肠内和肠外营养支持。

3）停止胃肠减压24小时后，观察患者有无呼吸困难、胸内剧痛、患侧呼吸音减弱及高热等吻合口瘘的症状，经消化道造影检查吻合口愈合良好，可开始进食。先试饮少量水，术后5～6天可进全清流质饮食，每2小时给100ml，每天6次。术后3周患者若无特殊不适可进普食，应遵循少食多餐、细嚼慢咽的原则。

4）避免进食生、冷、硬食物（包括质硬的药片和带骨刺的鱼肉、花生、豆类等），以防后期吻合口瘘。

5）食管癌、贲门癌切除术后，可发生胃液反流至食管情况，患者可有反酸、呕吐等症状，平卧时加重，嘱患者进食后2小时内勿平卧，睡眠时将床头抬高。

6）食管-胃吻合术后患者，可由于胃拉入胸腔、肺受压而出现胸闷、进食后呼吸困难，应建议患者少食多餐，1～2个月后，症状多可缓解。

（4）呼吸道护理：食管癌术后患者易发生呼吸困难、缺氧，并发肺不张、肺炎甚至呼吸衰竭。其主要与下列因素有关：高龄的食管癌患者常伴有慢性支气管炎、肺气肿、肺功能低下等；开胸手术破坏了胸廓的完整性；肋间肌和膈肌切开，使肺的通气泵作用受损；术中对肺较长时间的挤压牵拉造成一定的损伤；术后迷走神经功能亢进，引起气管、支气管黏膜腺体分泌增多；食管-胃吻合术后，胃拉入胸腔，使肺受压，肺扩张受限；术后切口疼痛、虚弱致咳痰无力。对此类患者的护理措施如下。

1）密切观察呼吸形态、频率和节律，听诊双肺呼吸音是否清晰，有无缺氧征兆。

2）气管插管者，及时吸痰，保持气道通畅。

3）术后第1天鼓励患者深呼吸、吹气球、使用深呼吸训练器锻炼，促使肺膨胀。

4）痰多、咳痰无力者若出现呼吸浅快、发绀、呼吸音减弱等痰阻塞现象，应立即行鼻导管深部吸痰，必要时行纤维支气管镜吸痰或气管切开吸痰。

（5）胃肠道护理

1）胃肠减压的护理

A. 术后3～4天持续胃肠减压，妥善固定胃管，防止脱出。待肛门排气、胃肠减压引流量减少后，拔除胃管。

B. 严密观察引流液的量、性状及颜色并准确记录。术后6～12小时可从胃管内抽吸出少量血性或咖啡色液体，以后引流液颜色逐渐变浅。若引流出大量鲜血或血性液体，患者出现烦躁、血压下降、脉搏增快、尿量减少等，应考虑吻合口出血，需要立即通知医师并配合处理。

C. 定时挤压胃管，定期用少量生理盐水冲洗并及时回抽，避免管腔阻塞，胃液引流不畅使胃扩张，导致吻合口张力增加和胃液反流，并发吻合口瘘。

D. 胃管脱出后应严密观察病情，不应盲目插入，以免戳穿吻合口，造成吻合口瘘。

2）肠内营养的护理：患者术后常规留置鼻肠管，护理措施如下。

A. 管道护理：选择管径适宜的鼻肠管，管径越粗，对食管下括约肌的扩张作用越大，胃内容物反流的概率也越大；妥善固定鼻肠管于鼻翼及面颊部；确定管端位置，输注前观察管道在体外的标记有无变化，判断管道是否移位。

B. 安置合适体位：进行肠内营养支持时，抬高床头30°～45°，取半卧位有助于防止营养液反流和误吸。

C. 加强观察：若患者突然出现呛咳、呼吸急促或咳出类似营养液的痰液，疑有误吸可能。鼓励和刺激患者咳嗽，排出吸入物和分泌物，必要时经鼻导管或气管镜清除误吸物。

3）提高胃肠道耐受性

A. 输注环节的调控：输注时应循序渐进，开始时采用低浓度、低剂量、低速度，逐渐增加。经胃管给予：开始即可用全浓度，速度约为50ml/h，每天给予500～1000ml，3～4天后逐渐增加速度至100ml/h，达到总需要量2000ml。经肠管给予：先用1/4～1/2全浓度（即等渗液），速度宜慢（25～50ml/h），从500～1000ml/d开始，逐日增加速度、浓度，5～7天达到患者能耐受的总需要量。用肠内营养专用输注泵控制输注速度为佳。输注时保持营养液温度接近体温，室温较低时可使用恒温加热器。

B. 防止营养液污染：营养液应现配现用，配制时遵守无菌操作原则；暂不用时置于4℃冰箱保存，24小时内用完；每天更换输注管或专用泵管。

C. 加强观察：倾听患者主诉，注意有无腹泻、腹胀、恶心、呕吐等胃肠道不耐受症状。若患者出现上述不适，应查明原因，针对性采取措施，如减慢速度、降低浓度，或遵医嘱应用促胃肠动力药物，若对乳糖不耐受，则应改用无乳糖配方营养制剂。

D. 支持治疗：伴有低蛋白血症者，则遵医嘱输注白蛋白或血浆等，以减轻肠黏膜组织水肿导致的腹泻。

4）避免黏膜和皮肤损伤：经鼻置管常引起患者鼻咽部不适，可采用细软材质的鼻肠管，用油膏涂拭鼻腔黏膜起润滑作用，防止鼻咽部黏膜长期受压而产生溃疡。

（6）并发症的护理

1）出血

原因：①消化道内出血，大多是吻合口的毛细血管渗血，一般经过止血药物治疗可以缓解；②胸腔内出血或腹腔内出血，根据出血量多少采取保守治疗或二次手术，观察确定出血位置，进行止血治疗。

表现：术后早期从胃管、纵隔引流管或胸腔闭式引流管引流出大量鲜血，若引流量持续2小时超过4ml/（kg·h），且有血凝块，患者会有烦躁不安、血压下降、脉搏增快、尿少等失血性休克表现。

护理：①严密监测血压及心率变化，计算休克指数（休克指数=脉率/收缩压，休克指数≥1.0提示休克，>2.0提示严重休克），预防低血容量性休克；②遵医嘱使用止血药、补液、输血及监测血常规、凝血功能等，监测中心静脉压，协助做好床旁B超及X线检查；③密切观察切口敷料有无出血或渗血，引流管引出液体的颜色、性状和量，若短期内引流出大量的鲜红色血性液体，应考虑有活动性出血，需要及时报告医师处理；④若不能有效止血，遵医嘱做好二次手术准备。

2）吻合口瘘：颈部吻合口瘘对患者生命不造成威胁，经引流多能愈合。胸内吻合口瘘死亡率较高，多发生于术后5～10天，死亡率高达50%。

原因：吻合口瘘主要与以下因素有关。①食管的解剖特点，如无浆膜覆盖、肌纤维呈纵行走向易发生撕裂；②食管血液供应呈节段性，易造成吻合口缺血；③吻合口张力太大；④感染、营养不良、贫血、低蛋白血症等。

表现：患者出现呼吸困难、胸痛、胸腔积液，以及全身中毒症状，如高热、寒战甚至休克等。

护理：积极预防感染、营养不良、贫血、低蛋白血症等，保持胃肠减压管通畅，避免吻合口张力过大；术后应密切观察患者有无吻合口瘘的临床表现；一旦出现上述症状，应立即通知医师并配合处理，包括：①嘱患者立即禁食；②协助行胸腔闭式引流并常规护理；③遵医嘱予以抗感染治疗及营养支持；④严密观察生命体征，若出现休克症状，应积极抗休克治疗；⑤需要再次手术者，积极配合医师完善术前准备。

3）乳糜胸：食管癌、贲门癌术后并发的乳糜胸是比较严重的并发症。

原因：乳糜胸多为术中误伤胸导管所致。

表现：乳糜胸多发生于术后2～10天，少数患者可在2～3周后出现。患者出现胸闷、气急、心悸甚至血压下降。术后早期由于禁食，乳糜液含脂肪甚少，胸腔闭式引流液可为淡血性或淡黄色液，但量较多；恢复进食后，乳糜液漏出量增多，大量积聚在胸腔内，可压迫肺及纵隔并使之向健侧移位。由于乳糜液中95%以上是水，并含有大量脂肪、蛋白质、胆固醇、酶、抗体和电解质，若未及时治疗，可在短时期内造成全身消耗、衰竭而死亡。

护理：应积极预防和及时处理。①禁食，给予肠外营养支持；②若诊断明确，迅速协助放置胸腔闭式引流管，必要时低负压持续吸引，以及时引流胸腔内乳糜液，使肺膨胀；③需要行胸导管结扎术者，积极配合医师完善术前准备。

4）血栓

原因：血栓多为术后未早期活动和应用止血药物造成血流瘀滞及高凝状态所致。

表现：肢体肿胀、疼痛及浅静脉曲张、发热等。

护理：加强术前患者静脉血栓栓塞（VTE）筛查，根据评分进行针对性VTE健康教育指导（基本预防、药物预防、机械预防）；术前及术后健康教育，根据患者手术特点制订术后活动锻炼计划；告知患者及其家属术后早期活动方法。

A. 早期活动要做到下床四部曲：平躺30秒—坐起30秒—站立30秒—行走30秒。活动应遵循循序渐进、两平一早的原则，即生命体征平稳，各项生理指标平稳，可早期下床活动。

B. 被动运动：术毕即可按摩比目鱼肌和腓肠肌，被动运动踝关节。按摩方法：患者小腿部正面、后面、内侧面、外侧面4个方向，由远心端向近心端依次按摩。按摩时间：每个方向各按摩1分钟，腓肠肌及比目鱼肌着重按摩2分钟，单侧下肢6分钟，双下肢12分钟。

C. 主动运动：术后6小时麻醉清醒后主动做踝泵运动及股四头肌功能锻炼。

a. 踝泵运动：平卧或坐于床上，大腿放松，然后做踝关节屈伸运动，即在无痛感或微疼痛的范围内，最大限度向上勾足尖，让足尖朝向自己，保持3～5秒，再最大限度向下绷足尖，保持3～5秒，以上动作为一组，双腿可交替或同时进行。踝关节环绕运动：以踝关节为中心做踝关节360°环绕。踝关节屈伸运动每天3～4次，每次20～30组。环绕运动频次和屈伸运动相同。运动频次可根据患者的活动耐受能力适当调整。

b. 股四头肌功能锻炼的方法：绷腿锻炼，仰卧，绷直双腿，膝关节尽量伸直，大腿前方的股四头肌收缩，踝关节尽量背伸，保持10秒，再放松休息10秒，以上动作为一组；双腿可交替或同时进行。抬腿锻炼，仰卧，伸直腿，抬高下肢至20cm左右高度，维持5秒，缓慢直腿放下，以上动作为一组；双腿可交替或同时进行。绷腿锻炼和抬腿锻炼，每天3～4次，每次20～30组；运动频次可根据患者的活动耐受能力适当调整。

D. 患肢出现肿胀、疼痛、压痛和发热、浅静脉曲张、股青肿（最严重）等急性期临床表现时，应绝对卧床休息，每天测量腿围周径（下肢周径的测量方法：小腿髌骨下缘10cm，大腿髌骨上缘15cm）。患肢抬高、制动，禁止热敷、按摩，防止血栓脱落。患肢应高于心脏平面20～30cm，促进静脉回流并降低静脉压以减轻肢体水肿及疼痛，必要时应用镇痛药。病情缓解后，可进行轻便活动。离床活动时应穿医用弹力袜或应用弹力绷带。

二、健康教育

（一）预防指导

1. 避免接触引起癌变的因素，如个人可应用过滤器或净水机改良饮用水（减少水中亚硝胺及其他有害物质），防霉去毒。

2. 应用预防药物（维A酸类化合物及维生素等）；积极治疗食管上皮增生；避免过烫、过硬饮食等；加大防癌宣传教育，在高发区人群中做普查和筛检。

（二）用药指导

遵医嘱使用抗生素、祛痰药物及进行营养支持治疗。

（三）生活指导

1. 术后早期不宜久蹲排大小便，以免发生直立性低血压或血栓脱落。

2. 根据不同术式，向患者讲解术后进食时间，合理选择饮食。

3. 保持室内空气新鲜，每天定时通风，尽量避免去人员密集的公共场所，预防感冒。

4. 保证充足睡眠，戒烟、劳逸结合，逐渐增加活动量。

5. 避免进食刺激性食物及碳酸饮料，多进食营养丰富的食品及新鲜的蔬菜、水果，保持大便通畅。每次饭后2小时内勿平卧，要坐或站立活动半小时，睡眠时取半卧位，避免食物反流。有些患者进食时呕吐，重者应禁食，给予胃肠外营养支持，待吻合口水肿消退再进食；若术后3～4周再次出现吞咽困难，可能为吻合口狭窄，应及时就诊。

（四）心理指导

进行个性化健康宣教，给予耐心、主动、热情的护理，制订相应的护理措施，消除紧张和恐惧心理。

（五）出院指导

1. 注意劳逸结合，逐渐增加活动量，并适当做力所能及的家务劳动。

2. 继续做恢复肺功能及肺活量的功能锻炼，如深吸气、吹气球、有效咳嗽及咳痰。若有血痰、气急、胸痛、头痛、视力改变、肝痛、骨痛、锁骨上淋巴结肿大、肝大等表现，应及时去医院就诊。

3. 定期复查

（1）食管癌患者术后的复查频率

1）低危患者：应每3个月检查1次CT，1年后改为6个月复查1次CT和肿瘤标志物，3年后每1年复查1次CT和肿瘤标志物，直至5年；胃镜复查每年至少1次，5年后每年检查1次。

2）中高危患者：应每3个月检查1次CT和肿瘤标志物，持续1年改为6个月复查1次CT和肿瘤标志物，3年后每1年复查1次CT和肿瘤标志物，直至5年；胃镜复查每年至少2次，5年后每年检查1次。

（2）复查项目

1）常规检查项目：询问饮食、消化、营养、精神、体力状况，体格检查。

2）血常规、肿瘤标志物、上消化道造影、胸部及上腹部CT平扫或增强、胃镜检查。

3）必要时可行PET/CT检查。

第三节　内镜治疗的护理

一、内镜下消化道黏膜剥离术护理

（一）护理措施

1. 术前护理

（1）心理护理，增强患者的信心，促进患者恢复、减少术后并发症。

（2）积极配合医生完善各项辅助检查。

（3）术前禁食水6～8小时以上，体质虚弱者经静脉营养支持。

（4）术前30分钟，建立静脉通路，执行术前用药。

2. 术中护理

（1）安全核查：核对患者身份，确定手术名称，确定知情同意书已签署。

（2）摆放体位：根据手术需要协助患者摆放体位，做好术中压疮预防。

（3）术中监护：连接心电监护仪监测血压、脉搏、呼吸及血氧饱和度。发现异常时，应提醒操作医生暂停治疗，并准备急救药品、器材协助医师进行抢救。

（4）用物处理：用物系统分类，打包、消毒，避免造成交叉感染。

3. 术后护理

（1）给予心电监护、吸氧，严密监测生命体征变化。

（2）饮食护理：禁食水72小时，胃肠减压管拔除后先试饮水，如无咳嗽、发热等不适，可进流食，2～3天后过渡为半流食，逐渐过渡到普食。

（3）用药护理：遵医嘱给予补液、止血、抑酸、抗感染及营养支持等治疗。观察用药效果及有无不良反应，做好护理记录。

（4）管道护理：妥善固定胃肠减压管，保持引流管通畅，避免扭曲、折叠。观察记录引流液的颜色、量等，如有异常，及时汇报医生给予处理。

（二）并发症护理

1. 出血

（1）密切观察生命体征变化；观察大便颜色、性状；根据胃肠减压管引流出的胃液颜色、性状等情况评估有无出血。

（2）及时发现出血征象：腹痛、黑便、便血、胃肠减压引出血性液等。

（3）发现出血症状时，安慰患者，遵医嘱禁食水，给予止血药物；伴休克指征者，给予抗休克、保暖等措施。

2. 穿孔 密切观察患者病情变化，如有腹痛、腹胀现象，及时上报医生，遵医嘱给予胃肠减压、补液、止血、抑酸、抗感染及营养支持等治疗。保持胃肠减压引流管通畅，观察引流液的量、颜色。如需要手术修补，做好术前准备。

3. 感染 注意观察患者有无发热、寒战、咳嗽、腹部疼痛加重等不适现象。给予抗感染治疗。

二、微波氩气刀治疗护理

（一）护理措施

1. 治疗前护理

（1）护理评估：于术前一日对患者进行一般临床评估，包括生命体征、饮食情况、有无不适症状及依从性。

（2）术前访视：向患者及其家属介绍本手术的目的、意义、方法、手术操作过程及患者在术中需要配合医生的事项。告知患者治疗前去除金属物。佩戴心脏起搏器患者不宜行高凝电切治疗。

（3）术前指导：呼吸道治疗的患者应进行呼吸训练，患者取平卧位，平静呼吸下屏气10～15秒，使其术中可以正确配合医生口令，确保手术安全。

（4）术前准备

1）备齐近期增强CT或增强MRI检查影像学资料。

2）术前禁食水6～8小时。

3）手术当日上肢建立静脉通路；执行术前用药；测量生命体征，如有异常，及时汇报医生；做好相关记录。

2. 治疗中护理 同内镜下消化道黏膜剥离术。

3. 治疗后护理

（1）给予心电监护、吸氧，严密监测生命体征的变化及血氧饱和度。

（2）嘱患者卧床休息，必要时吸氧。

（3）禁食48～72小时。根据病情改为半流食，逐渐过渡到软食、普食。

（4）遵医嘱给予补液、止血、抑酸、抗感染及营养支持等治疗。

（二）并发症护理

1. 出血、穿孔、感染 同内镜下消化道黏膜剥离术并发症观察及护理。

2. 窒息 治疗后出血与坏死组织脱落有关。密切观察患者生命体征、血氧饱和度、发绀及缺氧情况。如有异常，及时报告医生，积极配合抢救。

三、光动力治疗的护理

（一）护理措施

1. 治疗前护理

（1）病房准备

1）病房窗户安装遮光窗帘。

2）床头备小夜灯（≤60W）。

3）患者转运需要轮椅、遮光布。

（2）患者准备

1）一切生活起居及治疗护理均需要在严格避光条件下进行。将患者提前转入避光病房进行暗适应。

2）治疗前禁食水8～12小时。

3）注射光敏剂前需要留置静脉通路。

（3）输注光敏剂血卟啉的注意事项

1）血卟啉需要密闭、低温冷藏（-8～-5℃）保存，使用前从冰箱提前取出，放置在阳光不可照射的地方，静置复温至液体状态。

2）给药前行皮肤过敏试验，取原液在患者前臂做皮肤划痕试验，观察15分钟，皮试如无红肿硬结等过敏现象，按医嘱给药。

3）输注过程中患者绝对避光，严禁体液外渗。

4）观察光敏剂使用过程中患者的病情变化。

2. 治疗中护理 同内镜下消化道黏膜剥离术的护理。

3. 治疗后护理

（1）一般护理

1）给予心电监护、吸氧，严密监测生命体征变化及血氧饱和度。

2）禁食48～72小时。

3）遵医嘱给予补液、止血、抑酸、抗感染及营养支持等治疗。

（2）避光护理

1）1周内避光护理：①远离能照进阳光的天窗或未拉窗帘的窗户，避免暴露在阳光下；②如看电视，距离大于2m，并佩戴墨镜，不可使用手机、计算机等电子产品；③外出检查时需要遮光布全身覆盖。

2）2周内避光护理：①逐渐增加室内光线，可逐步恢复正常室内照明；②白天保持在室内，夜间可户外活动；③如不慎暴露皮肤在阳光下，发生刺痛、灼烧或红肿，应立即隔离避光并就诊。

3）3周至1个月内避光护理：①慢慢接受阳光直接照射，逐步恢复到正常状态；②至少3个月不宜接受日光浴、眼部检查等。

（3）饮食指导：以丰富维生素、清淡易消化饮食为主，忌烟酒、辛辣刺激性食物。避免食用海带、菠菜、火龙果等以免加重光敏反应。

（二）并发症护理

1. 光敏反应 皮肤被紫外线照射后，出现的暴露部位晒伤样改变，如疼痛、红肿、水疱或溃疡等。一旦发生光敏反应，立即避开阳光，冷湿敷；可局部涂抹激素类药膏，或口服抗过敏药物。

2. 胸骨后疼痛 为食管癌光动力治疗常见并发症，对于面积较大的病灶，可常规给予皮质醇激素以减轻水肿反应。根据医嘱给予镇痛药。

3. 穿孔与食管瘘 是光动力治疗最为严重的并发症之一，食管癌患者多见。一旦发生穿孔，立即禁食水，建立胃肠外静脉营养等。

4. 出院指导 30天后要进行光敏感试验，将手放在2cm洞的纸袋内，阳光下照射10分钟，如皮肤没有瘙痒或疼痛感觉等症状，可逐渐恢复接触阳光。反之需要继续避光2周，直至重复光过敏试验皮肤没有反应可解除避光。

四、食管狭窄扩张/支架置入术护理

（一）护理措施

1. 术前护理

（1）根据术前医嘱完善造影或内镜、心电图、血常规、凝血功能等各项检查。

（2）暂停抗凝药物治疗。

（3）术前2～3天，患者进食流食，扩张当天禁食水。

（4）告知注意事项及术中可能出现的现象，取得患者配合，签订知情同意书。

（5）术前30分钟建立静脉通路，执行术前用药。

2. 术中护理

（1）患者采取左侧卧位。

（2）配合医生选择合适的内镜。

（3）协助医生进行逐步扩张，以免用力过度。

3. 术后护理

（1）心理护理，消除焦虑。

（2）应禁食6～8小时，无特殊不适可进少量水及流食，之后逐渐改为半流食及正常饮食。少量多餐，温度不宜过高。

（3）餐后2小时或睡眠时应抬高床头15°～30°防止食物反流。

（4）避免用力咳嗽、提取重物及过多活动，以免加重出血。

（5）向患者解释可能在1～2天会有短暂的咽痛及咽后壁异物感，症状可缓解或自行消失，加强口腔卫生、清洁。

（6）密切观察血压、脉搏、呼吸、意识、呕血与黑便及一般情况变化，注意患者有无胸痛、咳嗽、发热，便于及时发现出血、感染、穿孔等。

（7）患者进食时梗阻症状改善程度和治疗后体重增加可作为疗效评估的重要指标，如吞咽困难症状再次出现，可再次行扩张术。

（二）并发症护理

1. 穿孔 为最严重的并发症。发生穿孔时患者突然感到剧烈胸痛持续不能缓解，继而出现畏寒、发热、继发性纵隔感染等，小的穿孔可禁食保守治疗及肠外营养支持，穿孔较大时立即行手术。

2. 出血 为常见并发症。一般出血量少时无须处理；扩张过度，黏膜撕裂过深，或支架移位后与食管摩擦均可导致大出血，术后24小时内密切观察血压、脉搏的变化及呕吐物和大便的颜色。

3. 感染 患者出现体温升高，咽部疼痛加重等不适，注意观察患者有无发热、寒战、咳嗽等症状，防止感染。

4. 食管-气管瘘　如出现呕吐、呼吸不畅或窒息等症状，警惕食管-气管瘘发生，及时报告医生。

5. 支架移位、脱落或断裂　饮食禁忌冰冷、高热及强酸性食物。注意体位，避免做大幅度后仰拉伸及低头弯腰动作。如支架移位或脱落发生在24~48小时，协助医生在胃镜下取出，如放置时间超过1周，不建议取出。

6. 支架阻塞　多为进食粗纤维、高黏稠饮食引起，或由于支架腔内新生物生长。嘱患者进食粗纤维饮食时应剁碎或剪细后再细嚼慢咽，尽量食用少渣或无渣饮食，餐间、餐后及时饮汤或饮水冲洗。如出现阻塞，配合医生胃镜下处理。

第四节　放疗的护理

一、心理护理

食管癌患者进食易受情绪的影响，要保障进食环境优越，保持室内空气流通。患者进食时不要打扰、不做操作，让家人陪伴，进食前给予支持和安慰，进食后给予鼓励和肯定。治疗期间患者的营养支持非常重要，要保证能量及营养供给，以达到放疗的最佳效果。

二、口腔护理

注意口腔卫生，保持口腔清洁，每天早、晚刷牙，每餐后漱口，以免口腔细菌随吞咽侵入食管黏膜；餐后饮用少量温开水冲洗食管，减少或减轻食管黏膜的炎症反应。口腔黏膜破溃者给予口腔护理。

三、饮食护理

放疗开始后控制所进食食物的温度、进食的速度及量，根据患者的饮食习惯，提供饭菜，鼓励多进食高蛋白、高维生素、低脂肪易消化的食物，并多食用水果、蔬菜等富含各种维生素的食物，保证患者放疗期间的营养需要，以利于正常组织修复。同时注意不吃糯米团等黏性食物，以免梗阻；避免食用过冷、过热、过咸、油炸、硬、辛辣、粗糙刺激性食物；严禁烟、酒刺激，防止骨头、鱼刺等刺伤食管；调节饮食习惯，少量多餐，细嚼慢咽，以免块状食物卡在食管狭窄处；将三餐分为5~6次进食，进食后不要马上平卧，可适当散步；卧床患者饭后半坐位或坐位30分钟，以免食物及消化液反流，减少食物在食管表面滞留的时间，减轻黏膜充血水肿和炎症反应；睡前不宜进食，清空肠道。

若出现吞咽不畅，进食前可少量饮用芝麻油或蓖麻油以润滑食管，在饮食中适当添加藕汁、梨汁、甘蔗汁、枇杷汁等甘凉、生津、滋阴的食物以利于进食。口腔食管分泌物多时，粥中可加入生萝卜汁同食；吞咽困难和疼痛时，可从半流食过渡到流食，必要时禁食，给予肠内营养、肠外营养支持，保证营养均衡。

四、对症处理

（1）对于出现轻度放射性食管炎症状的患者，给予庆大霉素16万U、利多卡因200mg加入生理盐水500ml中混匀后口服，口服时指导患者每天少量多次服用，应先含在口内，躺下后再慢慢咽下，去枕平卧30分钟以上，使食管黏膜表面较长时间与药物接触，达到较好的镇痛效果。

（2）对于出现中度放射性食管炎症状的患者，给予庆大霉素16万U、地塞米松10mg、利多卡因200mg加入生理盐水500ml中混匀后平卧口服，方法同上。

（3）对于重度症状患者，每天给予庆大霉素16万U、利多卡因200mg、地塞米松15mg、维生素B_{12} 20mg混匀分3次平卧口服（方法同上），同时静脉应用抗生素及营养药物。

（4）对于放射性食管炎合并疼痛的患者，除上述口服药物镇痛外，还可给予吲哚美辛栓50mg直肠给药，效果不佳者，可给予吗啡缓释片口服，每12小时1次。

（5）对于出现放射性食管炎症状严重甚至滴水不进者，必要时可给予置入胃造瘘管提供营养，保证治疗不中断，确保放疗效果。

五、健康教育

1. 休息指导　因放疗期间全血细胞减少、机体消耗大，宜多休息，少活动。

2. 照射野皮肤保护指导　穿全棉、柔软、宽大、吸湿性内衣，避免摩擦皮肤，保持皮肤干燥清洁。照射野皮肤禁用肥皂水擦拭，避免阳光直接照射和吹风，避免用过冷或过热的水、盐水等清洗，以免刺激皮肤。皮肤干燥和瘙痒时，避免抓挠，可轻拍皮肤给予安抚，或在医生的指导下外用冰片、滑石粉、痱子粉、复方地塞米松乳膏等对症处理。

3. 保护好定位标记线　放疗前医生会在放射部位的皮肤上画上一些标记线，这些线是定位标记线，不能擦洗，如标记线变淡或模糊不清，要及时告诉医生。放疗过程中为了保证治疗的准确性，医生摆位后不要随便移动身体，保持固定姿势，直至放疗结束。

第五节　中心静脉置管的护理

一、输液港植入术后的护理

（一）病情观察

输液港（implantable venous access port，PORT）植入术后应行胸部X线片检查确认导管位置，同时保留底片供以后对比。向手术医生详细了解手术过程，监测患者生命体征；观察植入部位有无肿胀、渗血、血肿、感染、浆液囊肿及器材扭转等并发症；观察伤口敷料是否干燥，询问患者有无肢体麻木、疼痛等症状。

（二）预防出血和血肿

术后用沙袋压迫伤口6小时，同时减少术侧肩关节活动。血肿形成一般在植入后3天内，也有研究报道血肿在植入24小时内形成，局部可见明显的肿胀，有紧绷感，皮肤呈青紫色，一旦发生上述情况，及时报告医生处理。

（三）预防感染

1. 要求　皮肤消毒首选2%葡萄糖酸氯己定乙醇溶液（年龄<2个月婴儿慎用），也可用有效碘浓度不低于0.5%聚维酮碘或2%碘酊溶液和75%乙醇。

2. 无损伤针、伤口敷料、正压接头和纱布更换时间　连续输液时，无损伤针、透明敷料和正压接头应每7天更换1次，纱布敷料每隔2天更换1次；敷料出现潮湿、松动、污染或完整性受损时应立即更换，接头脱落、污染、受损时立即更换。如果纱布敷料垫在无损伤针下，且在透明敷料下没有妨碍穿刺部位观察，则更换频率与透明敷料相同。

（四）疼痛护理

术后患者有时会感觉伤口局部胀痛不适，可能与输液港刺激局部组织有关，一般1～2天后自行消除，术后24小时内减少术侧肢体活动，术后3天内植入处疼痛明显者可给予镇痛药。

（五）心理护理

给予患者安慰和鼓励，保证舒适和良好睡眠，解除焦虑情绪；积极镇痛，做好心理护理。

（六）静脉输液港植入术后健康指导

1. 保持局部皮肤清洁、干燥，防止破溃。

2. 适度活动，防止静脉血栓形成。

3. 避免剧烈的肩部运动，如打球、游泳等。

4. 植入部位避免硬物撞击，以免输液港移位或损坏。

5. 若植入部位出现疼痛、发红、肿胀等异常情况，应立即到医院就诊。

6. 定期到医院进行维护：不输液时，每28天维护1次。

（七）相关并发症的观察及护理

输液港在临床使用中可能会出现导管阻塞、感染、血栓形成、导管夹闭综合征、导管与泵体分离、泵体翻转等并发症。

1. 导管阻塞　是最常见的并发症，分为血栓性和非血栓性导管阻塞。导致血栓性阻塞的原因可能为腔内血栓、导管顶端血栓和纤维蛋白鞘形成；非血栓性阻塞主要是机械性因素或药物沉淀所致，主要表现为输液缓慢、输液停止、不能抽回血。一旦发生导管阻塞，要给予排除导管受压、尿激酶溶栓等处理，正确冲封管可有效预防血栓及药物引起的阻塞。

2. 感染　是严重影响输液港使用寿命的并发症，包括皮肤、隧道、囊袋及港体内感染。皮肤、囊袋、隧道感染时，应暂停输液港使用和维护，如有渗液，应进行细菌培养和药敏试验，给予局部清创和全身抗感染治疗，待感染控制后再使用和维护。

3. 静脉血栓形成　当植入侧颈部、手臂肿胀，应进行血管超声检查以排除腋静脉及锁骨下静脉血栓形成，一旦确诊，应遵医嘱进行溶栓等治疗。溶栓过程中要观察有无出血倾向。

4. 导管夹闭综合征　是最严重的并发症。当临床出现抽回血困难、输液时有阻力及需要患者改变体位时，要考虑该并发症，立即通知医生进行处理。

5. 导管与泵体分离　出现该情况时应根据原因如夹闭综合征或单纯断管等采取拔除导管或通过手术行导管修剪后再与港体连接。

6. 泵体翻转　该并发症的发生率极低，当出现泵体翻转时，需要行手术切开重新调整泵体位置。

二、经外周静脉穿刺的中心静脉导管、中心静脉导管、输液港的维护

（一）冲管及封管

1. 经外周静脉穿刺的中心静脉导管（peripherally inserted central catheter, PICC）、**中心静脉导管**（central venous catheter, CVC）、**输液港**（implantable venous access port，PORT） 输注药物前宜通过回抽血液确定导管在静脉内。PICC、CVC、PORT的冲管和封管应使用10ml及以上注射器或一次性专用冲洗装置。给药前后用生理盐水脉冲式（推—停—推）冲洗导管，如果遇到阻力或抽吸无回血，应进一步确定导管的通畅性，不应强行冲洗导管。输液完毕应用导管容积加延长管容积1.2倍的生理盐水或肝素盐水正压封管。

2. 肝素盐水的浓度 PORT可用100U/ml肝素盐水，PICC及CVC可用生理盐水或10U/ml肝素盐水。

3. 连接PORT时应使用专用的无损伤针穿刺，持续输液时无损伤针应每7天更换1次。PORT在治疗间歇期应至少每4周维护1次，PICC导管在治疗间歇期应至少每周维护1次。

（二）敷料的更换

应每天观察穿刺点及周围皮肤的完整性。无菌透明敷料应至少每7天更换1次，无菌纱布敷料应至少每隔2天更换1次；若穿刺部位发生渗液、渗血，应及时更换敷料；穿刺部位的敷料发生松动、污染或完整性受损时应立即更换。

（三）输液

经输液接头（或接口）进行输液及推注药液前，应使用消毒剂多方位擦拭各种接头（或接口）的横切面及外围并待干。PICC、CVC、PORT附加的肝素帽或无针接头应至少每7天更换1次；肝素帽或无针接头内有血液残留、完整性受损或取下后，应立即更换。

（四）导管的拔除

PICC留置时间不宜超过1年或遵照产品使用说明书。CVC留置时间不应超过1个月或遵照产品使用说明书。静脉导管拔除后应检查导管的完整性，穿刺点用无菌敷料覆盖24小时后揭除。

（五）静脉治疗相关并发症处理原则

1. 导管相关性静脉血栓形成 可疑导管相关性静脉血栓形成时，应抬高患肢并制动，不应热敷、按摩、压迫，立即通知医师对症处理并记录。应观察置管侧肢体、肩部、颈部及胸部肿胀、疼痛、皮肤温度及颜色、出血倾向及功能活动情况。

2. 导管阻塞 静脉导管阻塞时，应分析阻塞原因，不应强行推注生理盐水。确认导管阻塞时，PICC、CVC、PORT应遵医嘱及时处理并记录。

3. 导管相关性血流感染 可疑导管相关性血流感染时，应立即停止输液，暂时保留PICC、CVC、PORT，遵医嘱给予抽取血培养等处理并记录。

食管癌治疗后应采取什么样的随访/监测策略目前还没有统一的共识。大部分（约90%）的疾病复发发生于局部治疗（手术、放疗）后的2年以内。潜在可治疗的复发通常发生于局部治疗后5年内。

随访和监测的目的是发现还可以接受以根治为目的的治疗手段的复发转移，即如果疾病复发，患者经评估仍然可以接受以根治为目的的治疗手段，这些手段包括内镜下治疗、针对内镜切除失败及根治性放化疗（definitive CRT）后复发的尽早挽救性手术。这些措施可能有助于延长患者的生存时间，而如果患者身体状况不允许接受复发后的抗肿瘤治疗，没有相关研究证据表明常规的随访、监测能改善生存期，因此不主张对这类患者进行常规肿瘤随访、监测，而是主张根据病情及时给予支持、对症、姑息治疗及护理。推荐食管癌随访、监测流程如图18-1所示。

中国临床肿瘤学会（CSCO）食管癌诊疗指南推荐早期（Ⅰ期）食管癌经内镜术后的第1～2年，每3～6个月复查1次；内镜切除术后3～5年，每6～12个月复查1次；若无残留复发，此后每年复查1次。复查内容包括症状、体征、影像学、内镜（活检），必要时可选择超声内镜、PET/CT等；根据需要进行血液学检查。食管癌根治术后（R0切除术后）或放化疗后的患者第1～2年，每3～6个月复查1次；术后/放化疗后3～5年，每6个月复查1次；第5年后每年复查1次。复查内容推荐症状、体征、影像学[上消化道造影、（颈）胸腹CT增强扫描、颈部超声]、内镜（活检）。

欧洲肿瘤学会（ESMO）食管癌指南指出，局部进展期（分期为cT2～4或cN1～3M0）的患者有手术治疗的机会，除了可以选择同步放化疗后手术、手术后免疫治疗等治疗模式外，这部分患者另一可选的治疗策略是根治性同步放化疗，尤其适合于不具备手术指征或不愿意手术的患者。根治性同步放化疗后达到完全缓解（complete response）的患者，推荐每隔3个月复查内镜、内镜下取活检做病理检查及CT检查，以便发现能手术挽救的早期复发病灶。

食管切除或放疗后的患者可能会产生多种治疗相关并发症和心理社会支持需求。因此，随访的重点应该包括症状、营养状况和心理社会支持。例如，手术和放疗后出现食管狭窄、吞咽困难，可通过球囊或导管进行扩张治疗以保证进食充足；手术后的胃酸反流可以通过避免完全平躺及尝试使用质子泵抑制剂类药物改善。一个多学科参与的团队通常在随访阶段的作用十分关键，此时常由了解患者病情的内科医师发挥多方协调的作用，同时需要专业的营养师、放疗科医师、内镜医师、心理医师提供协助。

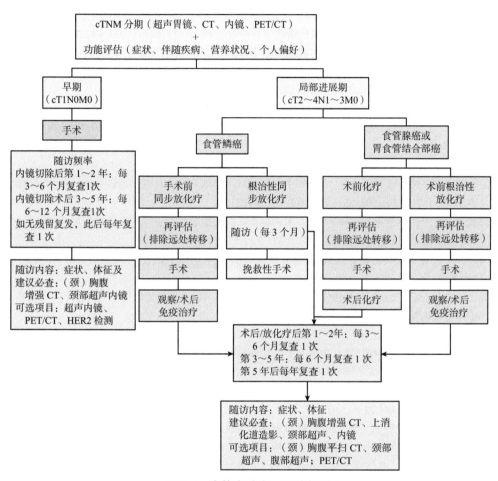

图18-1　食管癌随访、监测流程图

参 考 文 献

常远，洪梅，2022. 预测食管癌患者放疗后放射性食管炎风险列线图模型的建立. 肿瘤学杂志，8（3）：212-218.

陈俊强，康明强，2019. 食管癌临床康复. 北京：人民卫生出版社.

陈强，张利，邱忠民，2022. 胃食管反流性咳嗽的诊治：共识与争议. 中华结核和呼吸杂志，

45（1）：6-9.

陈卫銮，周纯华，陈楚君，2014. 食管癌病人放化疗后焦虑状况的调查分析. 全科护理，12（31）：2885-2886.

陈文静，陈雪，张卫民，2014. 主动呼吸训练对食管癌术后患者肺功能及生活质量的影响. 中华物理医学与康复杂志，36（10）：769-773.

陈志军，曹克鑫，甘绍印，等，2021. 食管癌围手术期上消化道出血的防范与处理. 心肺血管病杂志，7（9）：960-962.

陈志军，高亚丽，2010. 食管癌患者的情绪障碍分析. 肿瘤基础与临床，23（3）：268-269.

崔久嵬，卓文磊，黄岚，等，2016. 肿瘤免疫营养治疗指南. 肿瘤代谢与营养电子杂志，3（4）：224-228.

董翼，徐辉，杨明，等，2020. 内镜下放置食管镍钛记忆金属带膜支架姑息治疗晚期食管癌吞咽困难. 西部医学，32（9）：1354-1357，1362.

董元鸽，张晓菊，陆箴琦，等，2020. 化疗致味觉改变评估及护理的最佳证据总结. 护理学杂志，35（12）：33-37.

窦祖林，2017. 吞咽障碍评估与治疗. 2版. 北京：人民卫生出版社.

高浪丽，谢冬梅，董碧蓉，等，2018. 中文版3D-CAM谵妄量表在老年患者中使用的信度和效度研究. 中华老年医学杂志，37（10）：1073-1077.

何武剑，黎子生，刘永利，等，2020. 术前综合呼吸功能锻炼结合术后振动排痰促进食管癌患者术后康复效果. 中华实验外科杂志，37（3）：576-577.

胡志伟，汪忠镐，吴继敏，2021. 胃食管反流病的外科手术治疗. 外科理论与实践，26（5）：399-403.

黄子成，黄安业，2015. 食管癌伴吞咽困难患者行经皮内镜下胃造瘘肠内营养的临床效果观察. 中华消化内镜杂志，32（1）：52-53.

姜中华，王霞虹，唐金玲，2021. 内镜下探条扩张联合复方倍他米松局部注射治疗食管癌术后吻合口狭窄的随机对照研究. 中华胸心血管外科杂志，7（6）：367-371.

蒋朱明，蔡威，2000. 临床肠外与肠内营养. 北京：科学技术文献出版社.

靳海荣，英静静，高赛，2014. 微信式延续护理在预防食管癌术后吻合口狭窄中的应用. 实用临床医药杂志，18（22）：51-54.

李露，高欣源，李剑华，等，2017. 呼吸训练对食管癌患者术后呼吸功能、生活质量及住院时间的影响. 中华物理医学与康复杂志，39（1）：61-64.

李玉翠，2014. 社区群体康复对老年食管术后化疗患者癌因性疲乏和生活质量的影响. 中华老年医学杂志，（6）：616-618.

林表君，2020. 恶性肿瘤患者焦虑、抑郁、睡眠质量状况及其影响因素分析. 广州：广州医科大学.

刘威，曲福玲，徐琳，等，2020. 重复外周磁刺激治疗疼痛的研究进展. 华西医学，35（1）：93-97.

刘志敏，2021. 内镜联合DSA透视食管支架植入治疗晚期食管癌吞咽困难的临床价值. 中国当代医药，7（6）：55-57.

卢美玲，罗志芹，张秀秀，等，2019. 中青年晚期癌症患者心理痛苦现况分析. 天津护理，27（3）：253-256.

陆周林，2021. 基于马斯洛需要层次理论的心理护理对食管癌吞咽障碍患者癌因性疲乏程度及希望水平的影响. 中国医学文摘（耳鼻咽喉科学），7（2）：179-181.

吕兰，罗荣刚，杨家英，等，2022. 围手术期肺康复对胸腹腔镜联合食管癌根治术后肺部并发症的影响. 中国康复医学杂志，37（3）：343-347.

梅伟，刘尚昆，张治国，等，2010. 中文版护理谵妄筛查量表的信度和效度研究. 中华护理杂志，45（2）：101-104.

邱海波，曹素梅，徐瑞华，2022. 基于2020年全球流行病学数据分析中国癌症发病率、死亡率和负担的时间趋势及与美国和英国数据的比较. 癌症，41（4）：165-177.

石汉平，许红霞，李薇，2015. 临床能量需求的估算. 肿瘤代谢与营养电子杂志，2（1）：1-4.

石汉平，赵青川，王昆华，等，2015. 营养不良的三级诊断. 肿瘤代谢与营养电子杂志，2（2）：31-36.

石汉平，李薇，齐玉梅，2014. 营养筛查与评估. 北京：人民卫生出版社.

石汉平，李薇，王昆华，2013. PG-SGA肿瘤患者营养状况评估操作手册. 北京：人民卫生出版社.

唐丽丽，2020. 中国肿瘤心理临床实践指南2020. 北京：人民卫生出版社.

汪瑞，夏广鑫，2022. 食管癌患者调强放疗发生急性放射性肺损伤影响因素分析. 中华肿瘤防治杂志，29（18）：1330-1333，1372.

王贝蒂，2013. PHQ-9和GAD-7在恶性肿瘤患者中的应用研究. 长沙：中南大学.

王娇，2010. 食管癌放疗中对患者心理影响的评估. 济南：山东大学.

王进华，裴蕾，王世英，2007. 心理干预在临床护理中的重要性及应用现状. 解放军护理杂志，24（14）：28-29.

王龙平，曾斌，白文芳，等，2019. 食管癌围手术期的物理治疗进展. 中国康复理论与实践，25（10）：1168-1171.

王艳莉，周秀耕，冯晔，等，2021. 食管癌术后感染性并发症的影响因素分析. 肠外与肠内营养，28（5）：290-295.

吴晓丹，张美芬，张俊娥，等，2013. 食管癌术后化疗患者症状困扰与焦虑抑郁的相关性研究. 护理学杂志，28（6）：72-75.

许丹，2020. 术前术后护理配合对内镜下黏膜剥离术治疗早期胃癌患者的疗效分析. 中外女性健康研究（15）：130-131.

许德巧，2016. 综合护理干预在行内镜黏膜下剥离术治疗早期上消化道肿瘤患者中的应用. 中西医结合护理（中英文），2（10）：106-107，110.

杨东强，李亚洲，杨光，等，2022. 数字减影血管造影引导下梯度逐级球囊扩张治疗食管癌术后吻合口狭窄的临床研究. 实用医学杂志，8（17）：2185-2190.

杨家君，黄学军，邓俊晖，等，2017. PG-SGA在常见消化道恶性肿瘤患者中的应用研究. 肿瘤代谢与营养电子杂志，4（2）：189-193.

叶芊，单春雷，2013. 认知功能对吞咽障碍的影响初探. 中华物理医学与康复杂志，35（12）：958-960.

于永魁，马军，魏秀峰，等，2019. 食管癌术后早期进食显著改善患者的"疲劳/疼痛"型和"吞咽困难"症状. 胃肠病学和肝病学杂志，28（2）：179-182.

于振涛，2015. 食管癌围手术期营养治疗. 肿瘤代谢与营养电子杂志，2（2）：19-22.

余振，于磊，陈晓红，等，2022. 基于倾向性评分匹配的LTE术式与CTLE术式治疗Ⅰ～Ⅲ期颈段食管癌的围手术期及远期疗效比较. 中华医学杂志，102（5）：357-362.

岳恺，张成辉，魏艳霞，等，2018. 吞咽功能训练联合电针对食管癌术后并发吞咽障碍患者吞咽功能及生活质量的影响. 中华物理医学与康复杂志，40（12）：913-915.

张彩萍，孙彩虹，杜素萍，等，2018. 透明质酸修护膜对乳腺癌和食管癌患者放射性皮炎的辅助防护作用. 中国皮肤性病学杂志，32（11）：1348-1351.

张文惠，2021. 心理护理对食管癌手术患者免疫功能和生活质量的影响观察. 黑龙江中医药，7（1）：356-357.

赵清玲，刘玉栋，2012. 心理状态和社会支持对癌症康复期患者生存质量的影响. 中华护理教育，9（5）：230-232.

曾诗颖，宋阳阳，朱渊，2018. 食管性吞咽困难症状评估工具的研究进展. 解放军护理杂志，35（23）：37-41，46.

中国康复医学会肿瘤康复专业委员会，江苏省整合医学研究会，2023. 以功能障碍为中心的中国癌症患者运动康复专家共识. 中国康复医学杂志，38（1）：1-7.

中国抗癌协会肿瘤营养与支持治疗专业委员会肿瘤营养通路学组，2018. 中国恶性肿瘤营养治疗通路专家共识（2018）. 北京：人民卫生出版社.

中国抗癌协会肿瘤营养专业委员会，国家市场监管重点实验室（肿瘤特医食品），北京肿瘤学会肿瘤缓和医疗专业委员会，2022. 中国恶性肿瘤患者运动治疗专家共识. 肿瘤代谢与营养电子杂志，9（3）：298-311.

中华护理学会静脉输液治疗专业委员会，2019. 临床静脉导管维护操作专家共识. 中华护理杂志，54（9）：1334-1342.

周亚魁，2004. 恶性肿瘤病人的营养支持. 临床外科杂志（5）：259-260.

Berney A，Stiefel F，Mazzocato C，et al.，2000. Psychopharmacology in supportive care of cancer: a review for the clinician. Ⅲ. Antidepressants. Support Care Cancer. 8（4）：278-286.

Bosaeus I，Daneryd P，Svanberg E，et al.，2001. Dietary intake and resting energy expenditure in relation to weight loss in unselected cancer patients. Int J Cancer，93（3）：380-383.

Bruera E，Neumann C M，1998. The uses of psychotropics in symptom management in advanced cancer. Psychooncology，7（4）：346-358.

Buclin T，Mazzocato C，Berney A，et al.，2001. Psychopharmacology in supportive care of cancer: a review for the clinician. IV. Other psychotropic agents. Support Care Cancer，9（4）：213-222.

Bush S H，Lawlor P G，Ryan K，et al.，2018. Delirium in adult cancer patients: ESMO Clinical Practice Guidelines. Ann Oncol，29（Suppl 4）：iv143-iv165.

Cai Y，Zhao J，Li W，et al.，2023. The effects of Managing Cancer and Living Meaningfully（CALM）on psychological distress in esophageal cancer patients. Future Oncology，19（19）：1357-1366.

Cao Y，Chen X，Xie H，et al.，2017. Correlation between electroencephalogram alterations and frontal cognitive impairment in esophageal cancer patients complicated with depression. Chin Med J（Engl），130（15）：1785-1790.

Cheng Z，Johar A，Nilsson M，et al.，2022. Cancer-related fatigue after esophageal cancer surgery: impact of postoperative complications. Ann Surg Oncol，29（5）：2842-2851.

Cuijpers P，Karyotaki E，Weitz E，et al.，2014. The effects of psychotherapies for major depression in adults on remission，recovery and improvement: a meta-analysis. J Affect Disord，159：

118-126.

Deng W，Lin S H，2018. Advances in radiotherapy for esophageal cancer. Ann Transl Med，6（4）：79.

Ding J，Cai X，Chen M，et al.，2016. The effect of comprehensive intervention on the quality of life of esophageal cancer patients treated with radiotherapy. Medicine，24（8）：230-235.

Ely E W，Inouye S K，Bernard G R，et al.，2001. Delirium in mechanically ventilated patients：validity and reliability of the confusion assessment method for the intensive care unit（CAM-ICU）. JAMA，286（21）：2703-2710.

Fann J R，Sullivan A K，2003. Delirium in the course of cancer treatment. Semin Clin Neuropsychiatry，8（4）：217-228.

Ferrandina G，Mantegna G，Petrillo M，et al.，2012. Quality of life and emotional distress in early stage and locally advanced cervical cancer patients：a prospective，longitudinal study. Gynecol Oncol，124（3）：389-394.

Fisch M J，Loehrer P J，Kristeller J，et al.，2003. Fluoxetine versus placebo in advanced cancer outpatients：a double-blinded trial of the Hoosier Oncology Group. J Clin Oncol，21（10）：1937-1943.

Gleason O C，2003. Delirium. Am Fam Physician，67（5）：1027-1034.

Haj Mohammad N，Walter A W，van Oijen M G，et al.，2015. Burden of spousal caregivers of stage Ⅱ and Ⅲ esophageal cancer survivors 3 years after treatment with curative intent. Support Care Cancer，23（12）：3589-3598.

Hamai Y，Hihara J，Emi M，et al.，2021. Prospective randomized trial of early postoperative enteral and total parenteral nutrition for treating esophageal cancer. Anticancer Res，41（12）：6237-6246.

Han H，Pan M，Tao Y，et al.，2018. Early enteral nutrition is associated with faster post-esophagectomy recovery in Chinese esophageal cancer patients：a retrospective cohort study. Nutr Cancer，70（2）：221-228.

Han Y，Yuan J，Luo Z，et al.，2013. Determinants of hopelessness and depression among Chinese hospitalized esophageal cancer patients and their family caregivers. Psycho-oncology，22（11）：2529-2536.

Harbin M M，Lutsey P L，2020. May - Thurner syndrome：History of understanding and need for defining population prevalence. J Thromb Haemost，18（3）：534-542.

Hart S L，Hoyt M A，Diefenbach M，et al.，2012. Meta-analysis of efficacy of interventions for elevated depressive symptoms in adults diagnosed with cancer. J Natl Cancer Inst，104（13）：990-1004.

Henssen D，Giesen E，van der Heiden M，et al.，2020. A systematic review of the proposed mechanisms underpinning pain relief by primary motor cortex stimulation in animals. Neurosci Lett，719（1）：134489.

Hshieh T T，Yue J，Oh E，et al.，2015. Effectiveness of multicomponent nonpharmacological delirium interventions：a meta-analysis. JAMA Intern Med，175（4）：512-520.

Inouye S K，van Dyck C H，Alessi C A，et al.，1990. Clarifying confusion：the confusion assessment method. A new method for detection of delirium. Ann Intern Med. 113（12）：941-948.

Jacobsen P B，Donovan K A，Weitzner M A，2003. Distinguishing fatigue and depression in patients with cancer. Semin Clin Neuropsychiatry，8（4）：229-240.

Jiang P，Li M J，Mao A Q，et al.，2021. Effects of general anesthesia combined with epidural anesthesia on cognitive dysfunction and inflammatory markers of patients after surgery for esophageal cancer：a randomised controlled trial. J Coll Physicians Surg Pak，31（8）：885-890.

Joshi N，Breibart W S，2003. Psychopharmacologic management during cancer treatment. Semin Clin Neuropsychiatry，8（4）：241-252.

Kim S W，Shin I S，Kim J M，et al.，2008. Effectiveness of mirtazapine for nausea and insomnia in cancer patients with depression. Psychiatry Clin Neurosci，62（1）：75-83.

Kim S W，Yoo J A，Lee S Y，et al.，2010. Risperidone versus olanzapine for the treatment of delirium. Hum Psychopharmacol，25（4）：298-302.

Laoutidis Z G，Mathiak K，2013. Antidepressants in the treatment of depression/depressive symptoms in cancer patients：a systematic review and meta-analysis. BMC Psychiatry，13：140.

Liu L，Liu Q W，Wu X D，et al.，2020. Follow-up study on symptom distress in esophageal cancer patients undergoing repeated dilation. World J Clin Cases，8（16）：3503-3514.

Marcantonio E R，Ngo L H，O'Connor M，et al.，2014. 3D-CAM：derivation and validation of a 3-minute diagnostic interview for CAM-defined delirium：a cross-sectional diagnostic test study. Ann Intern Med，161（8）：554-561.

McKenzie S，Mailey B，Artinyan A，et al.，2011. Improved outcomes in the management of esophageal cancer with the addition of surgical resection to chemoradiation therapy. Ann Surg Oncol. 18（2）：551-558.

McNair K M，Zeitlin D，Slivka A M，et al.，2023. Translation of Karnofsky Performance Status （KPS）for use in inpatient cancer rehabilitation. PMR，15（1）：65-68.

Meader N，Moe-Byrne T，Llewellyn A，et al.，2014. Screening for poststroke major depression：a meta-analysis of diagnostic validity studies. J Neurol Neurosurg Psychiatry，85（2）：198-206.

Meagher D，2009. Motor subtypes of delirium：past，present and future. Int Rev Psychiatry，21（1）：59-73.

Meyer F，Fletcher K，Prigerson HG，et al.，2015. Advanced cancer as a risk for major depressive episodes. Psychooncology，24（9）：1080-1087.

Mitchell A J，2010. Short screening tools for cancer-related distress：a review and diagnostic validity meta-analysis. J Natl Compr Canc Netw，8（4）：487-494.

Moyer A，Sohl S J，Knapp-Oliver S K，et al.，2009. Characteristics and methodological quality of 25 years of research investigating psychosocial interventions for cancer patients. Cancer Treat Rev，35（5）：475-484.

Ng K T，Shubash C J，Chong J S，2019. The effect of dexmedetomidine on delirium and agitation in patients in intensive care：systematic review and meta-analysis with trial sequential analysis. Anaesthesia，74（3）：380-392.

Okura K，Suto A，Sato Y，et al.，2023. Preoperative inspiratory muscle weakness as a risk factor of postoperative pulmonary complications in patients with esophageal cancer. J Surg Oncol，128（8）：1259-1267.

Palakshappa J A, Hough C L, 2021. How we prevent and treat delirium in the ICU. Chest, 160(4): 1326-1334.

Pereira J V, Sanjanwala R M, Mohammed M K, et al., 2020. Dexmedetomidine versus propofol sedation in reducing delirium among older adults in the ICU: A systematic review and meta-analysis. Eur J Anaesthesiol, 37(2): 121-131.

Riechelmann R P, Burman D, Tannock I F, et al., 2010. Phase Ⅱ trial of mirtazapine for cancer-related cachexia and anorexia. Am J Hosp Palliat Care. 27(2): 106-110.

Sands M B, Dantoc B P, Hartshorn A, et al., 2010. Single Question in Delirium(SQiD): testing its efficacy against psychiatrist interview, the Confusion Assessment Method and the Memorial Delirium Assessment Scale. Palliat Med, 24(6): 561-565.

Schnell F M, 2003. Chemotherapy-induced nausea and vomiting: the importance of acute antiemetic control. Oncologist, 8(2): 187-198.

Schrijver E J M, de Vries O J, van de Ven P M, et al., 2018. Haloperidol versus placebo for delirium prevention in acutely hospitalised older at risk patients: a multi-centre double-blind randomised controlled clinical trial. Age Ageing, 47(1): 48-55.

Song C, Cao J, Zhang F, et al., 2019. Nutritional risk assessment by scored patient-generated subjective global assessment associated with demographic characteristics in 23, 904 common malignant tumors patients. Nutr Cancer, 71(1): 50-60.

Stiefel F, Berney A, Mazzocato C, 1999. Psychopharmacology in supportive care in cancer: a review for the clinician. I. Benzodiazepines. Support Care Cancer, 7(6): 379-385.

Subramaniam B, Shankar P, Shaefi S, et al., 2019. Effect of intravenous acetaminophen vs placebo combined with propofol or dexmedetomidine on postoperative delirium among older patients following cardiac surgery: the DEXACET randomized clinical trial. JAMA, 321(7): 686-696.

Sullivan S S, 2010. Insomnia pharmacology. Med Clin North Am, 94(3): 563-580.

Taioli E, Schwartz R M, Lieberman-Cribbin W, et al., 2017. Quality of life after open or minimally invasive esophagectomy in patients with esophageal cancer-a systematic review. Semin Thorac Cardiovasc Surg, 29(3): 377-390.

Takesue T, Takeuchi H, Ogura M, et al., 2015. A prospective randomized trial of enteral nutrition after thoracoscopic esophagectomy for esophageal cancer. Ann Surg Oncol, 22(Suppl 3): S802-S809.

Trauer J M, Qian M Y, Doyle J S, et al., 2015. Cognitive behavioral therapy for chronic insomnia: a systematic review and meta-analysis. Ann Intern Med, 163(3): 191-204.

van Deudekom F J, Klop H G, Hartgrink H H, et al., 2018. Functional and cognitive impairment, social functioning, frailty and adverse health outcomes in older patients with esophageal cancer, a systematic review. J Geriatr Oncol, 9(6): 560-568.

Wakefield C E, Butow P N, Aaronson N A, et al., 2015. Patient-reported depression measures in cancer: a meta-review. Lancet Psychiatry, 2(7): 635-647.

Wilson S, Anderson K, Baldwin D, et al., 2019. British Association for Psychopharmacology consensus statement on evidence-based treatment of insomnia, parasomnias and circadian rhythm disorders: an update. J Psychopharmacol, 33(8): 923-947.

Zeng X，Li L，Wang W，et al.，2021. Rehabilitation nursing intervention can improve dysphagia and quality of life of patients undergoing radiotherapy for esophageal cancer. J Oncol，2021：3711699.

Zhao J，Dai T，Ding L，et al.，2023. Correlation between neutrophil/lymphocyte ratio，platelet/lymphocyte ratio and postoperative cognitive dysfunction in elderly patients with esophageal cancer. Medicine（Baltimore），102（10）：e33233.

附　　录

附录1　GAD-7筛查量表

在过去的2周中，你生活中以下症状出现的频率是多少？把相应的数字总和加起来。

序号	项目	没有	有几天	一半以上时间	几乎每天
1	感到不安、担心及烦躁	0	1	2	3
2	不能停止或无法控制担心	0	1	2	3
3	对各种各样的事情担忧过多	0	1	2	3
4	很紧张，很难放松下来	0	1	2	3
5	非常焦躁，以至无法静坐	0	1	2	3
6	变得容易烦恼或易被激怒	0	1	2	3
7	感到好像有什么可怕的事会发生	0	1	2	3
总分：					
		没有困扰	有些困扰	很多困扰	非常困扰
如果发现自己有如上症状，他们影响到你的家庭生活、工作、人际关系的程度是：					

注：GAD-7积分规则及意义如下。计算总分：0～4分没有焦虑症（注意自我保重）；5～9分可能有轻微焦虑症（建议咨询心理医生或心理医学工作者）；10～13分可能有中度焦虑症（最好咨询心理医生或心理医学工作者）；14～18分可能有中重度焦虑症（建议咨询心理医生或精神科医生）；19～21分可能有重度焦虑症（一定要看心理医生或精神科医生）。

附录2　医院焦虑抑郁量表

指导语：

情绪在大多数疾病中起着重要作用，如果医生了解您的情绪变化，他们就能给您更多的帮助。请您阅读以下各个条目，在其中最符合您上个月以来的情绪评分上画上一个圈。对这些问题不要作过多的考虑，立即做出的回答会比考虑后再回答更切合实际。

序号	题目	分值			
1	我感到紧张（或痛苦）（A）	几乎所有时候，3	多数时候，2	有时，1	根本没有，0
2	我对以往感兴趣的事情还是有兴趣（D）	肯定一样，0	不像以前那样多，1	只有一点儿，2	基本上没有了，3
3	我感到有点害怕，好像预感到有什么可怕事情要发生（A）	非常肯定和十分严重，3	是有，但并不太严重，2	有一点，但并不使我苦恼，1	根本没有，0
4	我能够哈哈大笑，并看到事物好的一面（D）	我经常这样，0	现在已经不大这样了，1	现在肯定是不太多了，2	根本没有，3
5	我的心中充满烦恼（A）	大多数时间，3	常常如此，2	时时，但并不经常，1	偶然如此，0
6	我感到愉快（D）	根本没有，3	并不经常，2	有时，1	大多数，0
7	我能够安静而轻松地坐着（A）	肯定，0	经常，1	并不经常，2	根本没有，3
8	我对自己的仪容（打扮自己）失去兴趣（D）	肯定，3	并不像我应该做到的那样关心，2	我可能不是非常关心，1	我仍像以往一样关心，0
9	我有点坐立不安，好像感到非要活动不可（A）	确实非常多，3	是不少，2	并不很多，1	根本没有，0
10	我对一切都是乐观地向前看（D）	差不多是这样做的，0	并不完全是这样做的，1	很少这样做，2	几乎从来不这样做，3
11	我突然发现恐慌感（A）	确实很经常，3	时常，2	并非经常，1	根本没有，0
12	我好像感到情绪在渐渐低落（D）	几乎所有的时间，3	经常，2	有时，1	根本没有，0
13	我感到有点害怕，好像某个内脏器官变坏了（A）	根本没有，0	有时，1	经常，2	大多数时间，3
14	我能欣赏一本好书或一项好的广播或电视节目（D）	常常，0	有时，1	并非经常，2	很少，3

注：按原作者推荐标准，焦虑抑郁亚量表分如下。0～7分为无表现；8～10分属可疑；11～21分属有反应。HADS包括两部分，共14个条目，其中焦虑亚量表7个条目，抑郁亚量表7个条目，每条分4级计分（0、1、2、3分）。国内常用的中文版医院焦虑抑郁量表是由叶维菲等在1993年翻译并校对，在我国综合医院患者中应用显示以9分为分界点时，焦虑和抑郁分量表敏感度均为100%，特异度分别为90%和100%。

附录3　PHQ-9筛查量表

在过去的2周中，你生活中以下症状出现的频率是多少？把相应的数字总和加起来。

序号	项目	没有	有几天	一半以上时间	几乎每天
1	做事时提不起劲或没有兴趣	0	1	2	3
2	感到心情低落、沮丧或绝望	0	1	2	3
3	入睡困难、睡不安或睡得过多	0	1	2	3
4	感觉疲倦或没有活力	0	1	2	3
5	食欲不振或吃太多	0	1	2	3
6	觉得自己很糟或觉得自己很失败，或让自己、家人失望	0	1	2	3
7	对事物专注有困难，如看报纸或看电视时	0	1	2	3
8	行动或说话速度缓慢到别人已经察觉？或刚好相反——变得比平日更烦躁或坐立不安，动来动去	0	1	2	3
9	有不如死掉或用某种方式伤害自己的念头	0	1	2	3

注：PHQ-9计分规则及意义。总分，0～4分没有抑郁症（注意自我保重）；5～9分可能有轻微抑郁症（建议咨询心理医生或心理医学工作者）；10～14分可能有中度抑郁症（最好咨询心理医生或心理医学工作者）；15～19分可能有中重度抑郁症（建议咨询心理医生或精神科医生）；20～27分可能有重度抑郁症（一定要看心理医生或精神科医生）。核心项目分：项目1、4、9，任何一题得分＞1分（即选择2、3），需要关注。项目1、4，代表着抑郁的核心症状；项目9代表有自伤意念。

附录4　贝克抑郁自评量表

指导语：

每组有4句陈述，每句都有一定数值为等级分。你可根据1周来的感觉，选择最适合自己情况的那句话。请放心填写。

序号	题目			
1	1. 我不觉得悲伤	2. 很多时候我都感到悲伤	3. 所有时间我都感到悲伤	4. 我太悲伤或太难过，不堪忍受
2	1. 我没有对未来失去信心	2. 我比以往更加对未来没有信心	3. 我感到前景黯淡	4. 我觉得将来毫无希望，且只会变得更糟
3	1. 我不觉得自己是个失败者	2. 我的失败比较多	3. 回首往事，我看到一大堆的失败	4. 我觉得自己是一个彻底的失败者

序号	题目			
4	1. 我和过去一样能从喜欢的事情中得到乐趣	2. 我不能像过去一样从喜欢的事情中得到乐趣	3. 我从过去喜欢的事情中获得的快乐很少	4. 我完全不能从过去喜欢的事情中获得快乐
5	1. 我没有特别的内疚感	2. 我对自己做过或该做但没做的许多事感到内疚	3. 在大部分时间里我都感到内疚	4. 我任何时候都感到内疚
6	1. 我没觉得自己在受惩罚	2. 我觉得自己可能会受到惩罚	3. 我觉得自己会受到惩罚	4. 我觉得正在受到惩罚
7	1. 我对自己的感觉同过去一样	2. 我对自己丧失了信心	3. 我对自己感到失望	4. 我讨厌我自己
8	Ａ 与过去相比,我没有更多地责备或批评自己	2. 我比过去责备自己更多	3. 只要我有过失,我就责备自己	4. 只要发生不好的事情,我就责备自己
9	1. 我没有任何自杀的想法	2. 我有自杀的想法,但我不会去做	3. 我想自杀	4. 如果有机会我就会自杀
10	1. 和过去比较,我哭的次数并没有增加	2. 我比过去哭得多	3. 现在任何小事都会让我哭	4. 我想哭,但哭不出来
11	1. 我现在没有比过去更加烦躁	2. 我现在比过去更容易烦躁	3. 我非常烦躁或不安,很难保持安静	4. 我非常烦躁不安,必须不停走动或做事情
12	1. 我对其他人或活动没有失去兴趣	2. 和过去相比,我对其他人或事的兴趣减少了	3. 我失去了对其他人或事的大部分兴趣	4. 任何事情都很难引起我的兴趣
13	1. 我现在能和过去一样作决定	2. 我现在作决定比以前困难	3. 我作决定比以前困难了很多	4. 我作任何决定都很困难
14	1. 我不觉得自己没有价值	2. 我认为自己不如过去有价值或有用了	3. 我觉得自己不如别人有价值	4. 我觉得自己毫无价值
15	1. 我和过去一样有精力	2. 我不如从前有精力	3. 我没有精力做很多事情	4. 我做任何事情都没有足够的精力
16	1. 我没觉得睡眠有什么变化	2. 我的睡眠比过去略少,或略多	3. 我的睡眠比以前少了很多,或多了很多	4. 我根本无法睡觉,或我一直想睡觉
17	1. 我并不比过去容易发火	2. 与过去相比,我比较容易发火	3. 与过去相比,我非常容易发火	4. 我现在随时都很容易发火
18	1. 我没觉得食欲有什么变化	2. 我的食欲比过去略差,或略好	3. 我的食欲比去过去差了很多,或好很多	4. 我完全没有食欲,或总是非常渴望吃东西
19	1. 我和过去一样可以集中精神	2. 我无法像过去一样集中精神	3. 任何事情都很难让我长时间集中精神	4. 任何事情都无法让我集中精神